·核心技能培训教材·

实用
中國保健推拿

编著　范立伟

中国劳动社会保障出版社

图书在版编目(CIP)数据

实用中国保健推拿/人力资源和社会保障部教材办公室组织编写. —北京：中国劳动社会保障出版社，2009

ISBN 978－7－5045－7499－2

Ⅰ. 实…　Ⅱ. 人…　Ⅲ. 保健-按摩疗法（中医）　Ⅳ. R244. 1

中国版本图书馆 CIP 数据核字(2009)第 022926 号

中国劳动社会保障出版社出版发行

（北京市惠新东街 1 号　邮政编码：100029）

出 版 人：张梦欣

*

北京北苑印刷有限责任公司印刷装订　新华书店经销

787 毫米×1092 毫米　16 开本　23 印张　383 千字

2009 年 2 月第 1 版　　2009 年 4 月第 2 次印刷

定价：39.00 元

读者服务部电话：010－64929211

发行部电话：010－64927085

出版社网址：http：//www.class.com.cn

序 一

中医学的古代经典著作《素问·四气调神大论》中说："是故圣人不治已病治未病，不治已乱治未乱，此之谓也。夫病已成而后药之，乱已成而后治之，譬犹渴而穿井，斗而铸锥，不亦晚乎！""治未病"是中医学中一个极其重要的理念。由于中医学认识疾病、指导治疗重视整体观念、辨证施治，所以将当今所谓的养生、保健、医疗康复融汇于一体，根据人得病萌芽、发生、发展、转归的不同时期，采取不同的措施，使其"各得其所宜"（见《素问·异法方宜论》）。推拿是中医的外治法，在中医对待疾病的不同阶段，分别发挥着养生保健、治病康复的积极作用。

目前，医学已分为四大部分，即预防医学、保健医学、临床医学和康复医学。同时，医学模式也已从"生物"医学模式转变为"生物—社会—心理"医学模式。世界卫生组织对"健康"的定义已确定为不仅是"没有疾病和虚弱"，而是"身体、精神和社会生活方面都处于一种完全良好的状态。"这样，中医学"治未病"的理念及其运用内服外治的手段，越益显示出积极合理的意义。于是，中医保健医学随势得到了迅速的发展，成为一门独立的学科。中医保健推拿，也为此应运而生。范立伟先生就是当代此领域的一位优秀开拓者。本书《实用中国保健推拿》及先前出版的《实用推拿保健学》和专题片《中国保健推拿》，是他几十年医疗实践和悉心研究的成果。

范立伟的《实用中国保健推拿》，我拜读后体会，有三个特点：

其一，源深。范立伟的保健推拿，发自于几千年的中医推拿及其近代上海的三大推拿学术流派，注重对保健对象的“辨证”，强调推拿手法施术的“功力”。

其二，达变。中医推拿在医疗过程中，面对的是“病”，将这些方法应用到保健对象时，不能依葫芦画瓢，要有一个“扬弃”和“创新”的过程。范立伟的这一套保健推拿方法，脱胎于传统推拿，又不同于医疗推拿，可以说：既是变有宗，又是变出新。

其三，随俗。这里所说的俗，不是庸俗，而是世俗。保健推拿的推行和发展应紧贴当前的市场经济和商品社会的要求。范立伟的保健推拿不是象牙塔里的展览品，有很大的实用性，尤其适用于亚健康状态的防治。

现在，保健推拿已充斥着我们这个社会。有时，我们感到有些“滥”。且不论其中有碍风俗的问题，就以休闲放松保健的技能来说，也不乏有粗制滥造者。因此，我建议从理论知识、技能训练、组织管理、经营服务几个方面，以《实用中国保健推拿》等规范著作作为实训教材，对保健推拿技术人员和经营管理人员进行分阶段的培训，是使保健推拿健康发展的重要途径，让推拿的“治未病”发挥更大的作用。

正出于这样的感触，并对该书价值的认识，我乐此作序。

中华中医药学会推拿分会主任委员
上海市中医药研究院推拿研究所所长　严隽陶

序 二

当今，人们成熟的理性消费和主动的保健意识不断增强，对休闲保健的认识水平也随之不断提高，国家启动的治未病健康工程的理念逐渐深入人心，这些无疑都为以体育健身和保健推拿为主体的健康保障服务产业带来了蓬勃发展的生机。

体育健身和保健推拿密切结合历来为强身养生主力军，古名导引。近十年来引进的现代健身同传统保健推拿相结合形成的健康保障体系新模式，已经引起国内外保健文化爱好者关注。现代健身和传统推拿碰撞所产生的火花，从中折射出“预防重于治疗，休闲贵在保健”这一健康保障主题，这必然会强化人们对自然保健、绿色消费的向往。

如今，具有深厚中华文化底蕴的中医学正风靡全球，作为中医学法宝的推拿按摩，业已成为具有中国特色的休闲保健行业发展的核心要素，深受国内外公众的认可和欢迎。中国保健推拿属于纯自然绿色养生法术，可以强身健体，提高机体活力，缓解亚健康状态，进而提高人们的生活质量。在健康保障服务产业迅速发展时期，《实用中国保健推拿》应运问世，作为致力于推动中国健康保障服务产业的企业家，我为此而欣慰。

《实用中国保健推拿》将通常的商务休闲提升至高层次的养生保健新格局，并在继承博大精深的中医推拿精髓中深挖技能服务细节的附加值，促使中国养生保健文化真正意义上融入健康保障服务产业发展的市场经济洪流。产业推动者可引以此书为技术指导的标准，专业研究者可用以此书为实践创新的源泉，而广大的读者则可从此书中学到保健推拿基本的知识和技能，提高自身生活质量。

《实用中国保健推拿》倾注了范立伟先生从事中医推拿医疗保健和教学工作近50年所积累的丰富经验，更是他通过长期理论研究与实践探索，根据市场需求，在养生防患、疾病防治和功能康复保健推拿诸方面的创新成果，是他为规范传统保健文化，传播中华医学文明作出的贡献。从事商业保健推拿各级专业人员，可以从中获取相关理论和技能的提升。接受保健推拿服务的白领、商务人士可以通过更多针对性的强身养生保健，及时消除亚健康状态，增强健康体质。我深信在健康投资、绿色消费的保健理念趋势下和全民健身的热潮中，更多的人通过本书可以零距离接触中国推拿精华，获取教益。

由衷欣喜于本书为提高国民生活质量贡献了力量，是为序。

上海企业管理协会副会长
一兆韦德（上海）健身管理有限公司董事长　金宇晴

写在卷首

始于本能、根植民间的中国保健推拿，堪称中华国粹、人类遗产，是由古代按摩导引演化发展而来，并已突破保健医学的范畴，成为现代健康保障服务体系的一支主流。传承与弘扬中国保健推拿是时代赋予我们的神圣职责。

国家倡导治未病健康工程，社会企望高层次保健体系。进一步健全和发展商业保健推拿市场，需要建立和完善技能实施、教学实训和经营服务密切结合的统筹管理长效机制。本书着重基础，强化探索，为从事高层次中国保健推拿技能实施、教学实训和经营服务的相关人员提供必须具备的导向性创意理论和规范化模式技能。

保健推拿以手法为本。本书运用科学发展观理论，阐明保健推拿概念、史略、法则、作用、原理等基本理论知识；运用阴阳学说对立统一的理论思想，解读手法技能的完整结构、总体要素、分类规范，提出手法技巧动作的整体规范和内涵功力的柔刚辨证运用等论观；运用经络学说营卫气血理论，解读手法技能和经络系统结构的相应吻合关系，提出手法作用原理中气和力的传递效应与运转机制等论观。

保健推拿贵在技能应用，强调宏观运筹方略、微观辨证施术。本书提出研究以消除疲劳、延缓衰老、调整体质偏颇、改善亚健康状态和促进功能康复为主体的养生保健推拿新思路，整理规范不同群体强身养生、康复养生和内功养生保健推拿系列的常规模式。

保健推拿重于正本责实，倡导超一流健康保障阳光工程。本书率先提出集保健推拿技能、教学和经营为一体的高级人才培养创意，整体规范保健推拿技能实施、实训教学和经营服务密切结合的统筹管理模式。

受国家人力资源和社会保障部教材办公室委托，编写这部核心技能培训教材，旨在提升技能培训教学格局。全书强调实用与创新，既可作为大、中专院校推拿专业学生和各级保健按摩师从事保健推拿就业上岗、在岗进修的实训教材，也可供相关院校、培训班开设保健推拿课程作教学参考之用。

本书在所及的理念探究和模式践行过程中，承蒙中华中医药学会推拿分会和一兆韦德（上海）健身管理有限公司鼎力相助。更为有幸的是，当代中医推拿学科带头人严隽陶教授和中国健康保障服务产业开拓者金宇晴先生为本书作序，为此深表感谢。

范立伟

2008 年 10 月

目　录

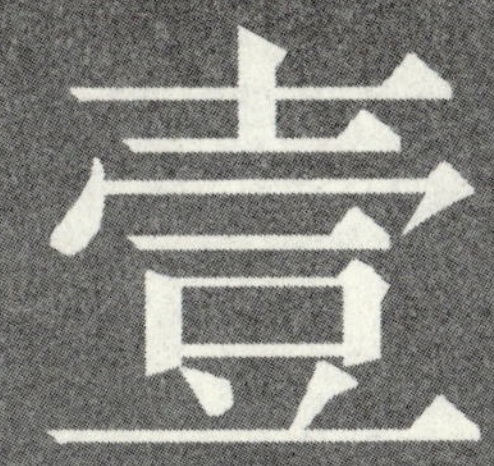

第一篇 基础理论

中国保健推拿脱胎于推拿保健学，归属保健文化门类，也是健康保障体系的重要组成部分。

中国保健推拿基础理论是以中医学理论体系为主体，密切指导手法技能及其实践应用。其阐述内容主要包括以下方面：运用科学发展观的理论，解读保健推拿概念、史略、法则、作用原理等基本理论知识；运用阴阳学说对立统一的基本理念，解读手法技能技巧的整体规范实施和内涵功力的柔刚辨证运用；运用经络学说营卫气血理论，解读推拿手法技能和经络系统结构的应合关系，提出手法作用原理中气和力传递效应与运转机制的理念。

第一章　中国保健推拿概论

萌生于华夏文明的中国保健推拿，堪称“中华国粹”，被列为“人类非物质文化遗产”。它以悠久的发展历史、科学的基础理论、丰富的手法技能、广泛的适应范围及卓著的医疗保健功效，饮誉古今，蜚声中外。

第一节　中国保健推拿概述

一、基本概念

（一）推拿

推拿，古名按摩。中国推拿是由古代按摩导引演化而来的。清代张言礼说：“推拿者，即按摩之异名也”（见《推拿名家朱春霆学术经验集》）。按摩一词最早见于中国医学现存最早的一部经典著作《黄帝内经》：“形数惊恐，经络不通，病生于不仁，治之以按摩醪药”（见《素问·血气形志篇》）。此外，还有“按跷”（见《素问·异法方宜篇》）、“乔摩”（见《灵枢·病传》）、“案杌”（见《史记·扁鹊仓公列传》）等别名。“推拿”一词首见于明代龚云林的《小儿推拿方脉活婴秘旨全书》。名称的变迁在于不同的历史时期所用手法的侧重不同，也反映了这门保健医学的发展趋势。如今我国有些地区还出于习惯沿用古名“按摩”，而其实质内容已经超越了古按摩的原意。以历史发展观点，并有别于西方按摩（常称 massage）。目前启用规范化的现名推拿及其译名“Tuina”（通常可译为 traditional Chinese manipulation），也有通称为推拿按摩。

史料表明，中华民族是人类社会中最早运用手法技能这一古老的医疗保健方法来防治疾病的。据载，“按摩创于岐伯，至达摩大备”（见《辞海》），先师朱春霆认为一指禅推拿是古中国按摩同古印度瑜伽、天竺国按摩密切结合所成（见《推拿名家朱春霆学术经验集》）。早在 1000 多年前，中国推拿就传入日本、法国，对现代西洋按摩的形成和发展有着极大的影响。“按摩”一词由阿拉伯语

“mMass”（即轻压）和古希腊语“massein”（即揉、捏）而来。古埃及、罗马、波斯、希腊、印度等国家均有不少有关按摩的文字记载。在20世纪50年代，西洋按摩中又有一种逐渐脱胎形成的独立治疗手段，称“手法治疗”。可见，中国推拿同西洋按摩关系相当密切，并有不少相似之处，两者都是运用各种手法，以力的形式作用于人体引起机体反应，达到防治疾病之目的。两者常用手法中又有不少相类似的手法，如推、捏、按、摩、揉、击等法。但中国推拿和西洋按摩的基本指导理论则是两个不同的理论体系，现将中国推拿和西洋按摩的基本区别以表1—1叙述。

表1—1　中国推拿和西洋按摩的基本区别

	中国推拿	西洋按摩
指导理论	以传统医学基础理论为指导，强调整体观念和辨证论治，着重于补虚泻实，扶正祛邪的基本原则	以现代医学解剖生理等基础理论为指导，着重于局部作用、神经反射作用和体液流通作用
手法技能	手法丰富、流派繁多，常用规范手法有推、一指禅推、拿、按、摩、㨰、振、击、扳、拔、摇等11种 注重手法“以意领气、以气行手”，强调技巧动作整体规范实施和内涵功力柔刚辨证运用	一般以按摩、摩擦、揉捏、叩打、振颤等5种手法为主，多用揉捏法
操作规律	注重“走经络、推穴道”。应用经脉、穴位、皮部、经筋等经络组织，施行点、线、面、体交替结合操作	在一定部位上沿血管、淋巴循环，施行向心性或离心性操作
实践应用	在强身养生、疾病防治等医疗保健方面均可应用，适应范围大、适应病症广	以保健为主，多用于四肢部位，达到放松肌肉的效果

现在，按摩在西方保健医学中也有着重要的地位，西洋按摩理论和技能也都有所发展和提高。20世纪70年代起，国外按摩技术也反馈进入中国，开展国际交流。我们应该通过广泛学术交流，相互取长补短，进一步提升中国推拿的总体水平。

归纳起来，推拿的完整含义可以概括为：原始养生法术、古老医学技能和传统医疗保健学科。具体地说：

其一，推拿最初是由具有较大程度本能性质的简单动作逐渐形成的原始养生保健方法。这一操作简单，流传于民间并侧重于自身的养生强身，如各种形式的自身保健推拿、结合气功的保健功、眼保健操等。

其二，推拿是一门以手法技能为主，从体表施术操作的中医外治法。传统的推拿医学强调在一定的经络、部位，运用规范化的手法技能，是中国传统医学中不可分割的重要组成部分。古时按摩归属于导引门类，现代推拿归属于传统医学范畴，也有被列入为物理疗法、自然疗法、非特异性应变疗法之内。

其三，推拿是一门论述和研究运用手法技能，进行疾病防治的中医临床专业学科。其主要内容为推拿手法技巧动作、内涵功力及其作用原理和实践应用，同时，随着科学实验、学术研究的不断深入，推拿同其他相关学科联系也更为重要。因此，中西医结合整理、总结和研究推拿的基本理论，手法技能及其实践应用，是进一步发掘推拿医学精华，发展和提高推拿学科总体水平的合理思路和正确途径。推拿从一种医术逐步发展形成一门医学学科，显示了它的顽强生命力和严密科学性。

（二）保健

保健，古时称养生。养生一词最早见于《黄帝内经》——“主明则下安，以此养生则寿”（见《素问·灵兰秘典论》），又有“摄生”（见《道德经》）、“保生”（见《保生秘要》）、“道生”（见《素问·上古天真论》）等别名。“养生”原意为“保持生命”，类似现代所说的“卫生”，也就是根据人类生命规律，采用相应方法，进行健身防病、延年益寿。晋代张湛《养生要集》中列十项养生内容：啬神、爱气、养形、导引、言语、饮食、房屋、反俗、医药和禁忌。随着时代的发展，养生保健内容更为全面丰富，也更趋向于科学性。保健的完整含义可以理解为：以强身养生、保障健康为主体，注重增强体质、预防疾病、消除疲劳、延缓衰老，进而调整体质偏颇、改善亚健康状态并贯通治疗与康复，成为一种综合性的医学措施。现代保健的理念已突破保健医学的范畴，溶入保健文化发展成为健康保障体系重要组成部分。现代保健的内容相当广泛，现实意义非常突出。人们喜闻乐见的养生保健方法主要有：气功、推拿、拳术、方药、食疗、针灸、健身、文艺欣赏等。《抱朴子》载述：“凡养生者，欲令多闻而体要，博见而善择。偏修一事，不足必赖也”，指出养生保健应根据本身条件，选择相宜的方法。

中医学历来主张“防患于未然”，早在《黄帝内经》中就载有“圣人不治已病治未病”（见《素问·四气调神大论》）。所谓“治未病”，就是未病先防、防微杜渐，也包括既病防变和病后防发等多层次、全方位的预防。“治未病”始终贯穿于无病与未病状态、疾病隐而未显、蕴而未成、发而未传、病后未复发的全过程。强身养生是人类保健最基本的手段，是“治未病”之根本基础，养生保健的本质就是“治未病”，而预防是改善亚健康的关键，是“治未病”的重点。广义说，所有养生保健方法都是以预防疾病、保健益寿为目的，强调顺应自然的整体观念，重视调动内因的正气作用，主张动静结合的方式方法。也只有掌握和应用正确的养生保健方法并持之以恒，才能真正达到“恬淡虚无，真气从之”“阴平阳秘、精神乃治”之理想健康境界。“正气存内，邪不可干”（见《素问·刺法论》），“邪之所凑，其气必虚”（见《素问·评热病论》）。疾病和早衰的根本原因在于人体自身的正气盛衰与否：未病先防，有利于维护正气；抗御邪气，有利于保持健康状态；既病防变，有利于防止并阻断疾病的发展和传变；病后防发，有利于促使病后及早康复，以免旧病复发。可见，未病主动防患，已病积极防变，病后及时防发，就是中医“治未病”这一预防思想的充分体现。

重视养生保健、提高生存质量、延长生存时间是目前医学科学和人类社会关注的问题，相关研究资料和调查结果都在不同程度上印证了中医预防思想的科学性和合理性。“治未病”健康保障工程是项长期的相关民生的系统工程，旨在思路、方法、机制及服务形态等方面探索和建立完善的健康保障体系——融合健康文化，健康管理和健康保险为一体；促进和形成先进的预防保健服务理念和模式——连贯健康状态辨识、检测、评估、指导、干预等环节。

（三）保健推拿

保健推拿全称为中国保健推拿，中国保健推拿是运用推拿手法技能，进行强身养生、疾病防治和功能康复，借以维护健康、延年益寿的传统保健方法，广泛应用于用以未病先防、既病防变和病后防发。专门研究与论述保健推拿基本理论、手法技能和实践应用的学科，称推拿保健学。推拿保健学是中医推拿学的分支学科，也是中医养生保健学科系列的重要组成部分，是一门初露端倪的边缘学科，其与有关学科的联系，如图1—1所示。脱胎于推拿保健学的中国保健

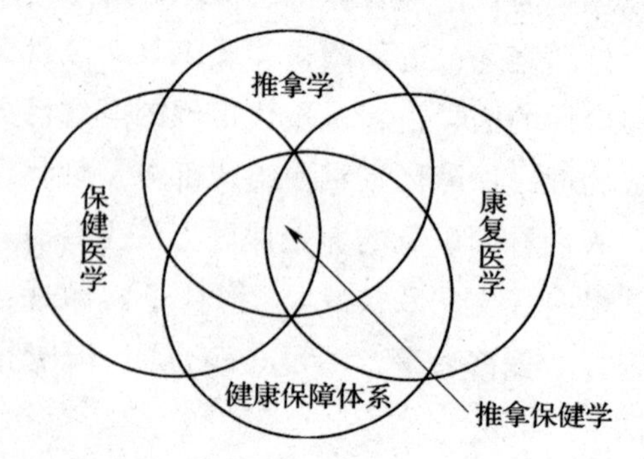

图1—1　中国保健推拿同有关学科联系示意图

推拿，而今溶入保健文化范畴，并成为健康保障体系一支主流。治未病健康工程，首务中国保健推拿。

着重于强身养生健身，也贯通疾病防治的保健推拿是以中医基础理论为依据，注重手法技能的内涵功力，刚柔相济和手法操作过程中点、线、面、体交替结合，强调阴阳学说、经络学说的指导作用，“以气行手，以手调气”。通过规范的手法技能刺激体表的特定部位，形成气和力的传递效应与运转机制；注重气一元论的整体观和调整观；强调求本与扶正。统筹全身，突出局部，因人而施，因病而治，因部位而异。通过动静合宜、内外相应、身心共养，促使经络通畅，气血运行，肌肤濡润、筋骨理顺、脏腑充实、精力充沛，乃至维持与恢复阴阳动态平衡。也就是说，保健推拿是防患于未然，从总体上维持和调整机体功能，提高人体的自然抗病能力，增强体质，改善亚健康状态，促进功能康复。实现理想的健康状态，达到延长生命时限和提高生活质量的健康长寿目的。

二、基本特点

同西洋按摩和其他医疗保健方法相比较，中国保健推拿完全可同步介入治未病，有效干预亚健康。中国保健推拿在大量实践应用中充分体现出自身的实用价值和积极意义，其基本特点有下列几项：

（一）整体调整、辨证施法

中国保健推拿是以中医学基础理论为指导，注重气一元论的整体观和调整观。在实践应用中强调调摄精神、顺应自然、适度适量；统筹全身、突出局部；因人而施、因病而治、因部位而异，辨证结合辨病；根据经络学说理论遣方施法、选经取穴，并涉及经络的经筋、经脉、皮部等组织。

（二）手法丰富、技能荟萃

中国保健推拿手法繁多、技能精巧，且注重手法技能的内涵功力（即意识、技巧和力的有机融合）；注重手法技能的刚柔相济，以柔和为贵和点、线、面、体交替结合。

（三）安全可靠、简便可行

中国保健推拿具有相对的舒适性和不扰乱人体正常生理功能的安全性。它既可避免针刺之痛与服药之苦，又能防止由针药产生的毒副反应，也不受环境、设备、时间、形式等严格限制，具有简、便、廉、验等优点。

（四）实用见效、应用广泛

中国保健推拿实用性较强，有着广泛的适应对象和范围。不同年龄、职业，不同状况的体质、病证，通常都可酌用适宜其自身的保健推拿处方。对于养生健身、疾病防治和功能康复，具有显著的、甚至是手术与药物难以达到的功效。特别是消除疲劳、延缓衰老及防治一些常见的非器质性慢性疾病，尤有独到的功效。

三、基本法则

中国保健推拿在实践应用中，必须严格遵循以中医学基础理论为指导思想的中国保健推拿基本法则，合理运用手法技能，准确选取经络穴位，方能保证实践功效。

归纳起来，中国保健推拿基本法则大致如下：

（一）注重求本与扶正

中医学强调“治病必求其本”（见《素问·阴阳应象大论》），认为“肾为先天之根，脾为后天之本”（见清·沈金鳌《杂病源流犀烛·胃病源流》），扶助、加强正气是防御或祛除病邪的关键。养生强身、既病防变和功能康复必须强调求本与扶正。保健推拿用于养生强身的求本与扶正，在于健脾补肾、扶固正气，以致未病先防；用于既病防变和功能康复的求本与扶正，在于针对致病的根本原因，根据正邪盛衰的具体情况，实施扶助正气、祛除病邪，达到目的。

（二）统筹全身、突出局部

中医学认为人是有机的整体，全身各部位应相互协调，保健推拿应注重整体和局部的辩证统一关系，在遣方施法中必须从整体出发，统筹全身，同时突出局部。在分析与综合局部和整体相结合的基础上，全面地把握养生健身、疾病防治和功能康复的规律，并指导实践应用。顺序常规操作过程中联系局部情况，进行着重施术。

（三）因人而施、因病而治、因部位而异

中医学认识并治疗疾病，是既辨病又辩证，并注重辨证论治。“法虽有定，变通在人”，保健推拿在实践应用中则根据辨别客体的年龄、性别、体质、病证和操作部位等不同情况立方施法，酌选相应的手法及其相宜的强度和用量。

(四) 调摄精神、调顺气息、调理气血和调节脏腑功能的结合

中医学认为，“一阴一阳谓之道，偏阴偏阳谓之疾”（见宋·成无己《注解伤寒论·辨脉法》），阴阳失去平衡则会发生疾病。故应“谨察阴阳所在而调之，以平为期”（见《素问·至真要大论》）。保健推拿促使机体组织形态和气血脏腑得以调理整治，同时注重结合精神情志的调摄和呼吸气息的调顺。通过松、顺、动三者结合的补偏救弊措施，达到调整阴阳，维持心身平衡之目的。

(五) 顺应自然、适度适量

中医学认为，“善言天者，必有验于人”（见《素问·举痛论》），“人与天地相参”（见《灵枢·经水》），认为人与自然界是一个整体，人体与自然界息息相通、密切相关，并指出人体的生理过程与自然界有共同规律，这就是中医学天人相应的理论。保健推拿在参与促进和改善人的生命活动过程中，应该顺应自然季节、天地环境和周围条件的变化立方施法，包括手法的强度和用量、应用的介质等，都应该因时、因地的变化而有所改变。保健推拿在参与促进和改善机体内外环境平衡过程中，根据体情和病症的具体状况，既要运行气血、活动肢节，又要有一定的节制与限度，也就是动而中节。把握适度和适量，包括手法强度和用量，疗时和疗程，都应严格控制在其生理所能承受负荷，病理所能承受的范围和限度之内。必须指出，在手法操作过程中，手法强度和用量太过或不及都是有弊而无利的。

四、主要内容

中国保健推拿由基本理论、手法技能和实践应用三部分内容组成，主要论述和阐明保健推拿的基本原理、基本原则和基本规律等问题。

(一) 基本理论

中国保健推拿的基本理论是以中国传统医学基础理论及其在推拿学科中的应用，生理、解剖等现代医学基础理论为核心内容。其中除了同阴阳学说、经络学说和营卫气血理论关系密切外，还包括其他有关的科学理论知识（如生物力学等）及保健推拿的作用原理、文献史料、特点原则等理论知识。

(二) 手法技能

中国推拿手法技能是保健推拿的实践基础，主要研究其完整概念、总体结

构、分类规范和基础训练、内涵功力的柔刚辨证运用训练等概念、原则和方法问题。手法技能可分为基本技能和操作技能两部分，即手法技能前期和后期两个阶段。基本技能包括分类规范、技巧结构、力学性质、动作要领、分化衍变、复式组合和作用功效等；操作技能包括意识、技巧和力结合运用的方法规范（主要是运气意识的自觉练养与控制，手法的合理选择与合成，手法强度和用量的掌握）以及手法操作规程的模式规范。

（三）实践应用

实践应用是保健推拿应用于养生防患、却病祛痛和功能康复实践的原则、方法，也是基本理论和手法技能结合运用于保健实践的理、法、方、术。在保健推拿实践应用中，注重手法技能整体观念、优化组合和内涵功力柔刚辨证运用基本原则。保健推拿处方内容主要有选用手法、操作规程、取用经络腧穴及拟定强度用量等。近年来，随着人们对高层次保健推拿市场需求的不断提升，促使形成不同群体消除疲劳、延缓衰老、改善亚健康和促进功能康复的保健推拿系列，包括强身养生、康复养生和内功养生保健推拿系列理论知识和常规模式，进一步丰富、完善和发展了保健推拿实践应用的内容和方法。

根据保健推拿实践应用的特点，可以因不同的手法操作形式、应用群体对象和应用目的意义，对象目的意义，划分不同应用类别及其适应范围，详见表1—2。

表1—2　　保健推拿实践应用的划分、类别和适用范围

划分依据	类别名称	适用范围
手法操作形式	自身保健推拿（自我保健推拿）	自身保健推拿是自身施行手法而活动肢体和自身领受手法而感应功效的密切结合，有明显的主观能动性和灵活机动性。由于肢体活动范围有限，所以自身保健推拿也有一定的局限性，如背部手法操作就很不方便。自身保健推拿多用于自身养生健身，也可用于未病先治与却病祛痛
	客体保健推拿（被动或他人保健推拿）	客体保健推拿多用于被动性的强身养生、疾病防治和功能康复。可帮助力不从心或力不能及的客体，弥补其知识、技能上的缺乏，掌握手法能力不够，体力不足及其某些部位手法操作不便等局限性。在实践应用中，可以根据不同年龄、体质、病情与部位等特点，选用相宜形式的保健推拿

续表

划分依据	类别名称	适用范围
应用群体对象	小儿养生保健推拿	着重于适合小儿生理特点的强身保健，以助长发育、预防疾病
	男子、妇女养生保健推拿	根据不同生理状况，着重于自身强身养生，以防治男、女科疾病的发生和发展
	老年养生保健推拿	着重于适合老年人生理、心理特点的自身和客体形式的强身养生保健，使之老而不衰、延年益寿
	运动养生保健推拿	适用于从事运动实践前后的准备活动和整理活动，以克服运动实践所引起的身心疲劳和功能失调，防治运动伤病
应用目的意义	强身养生保健推拿	着重于未病先防，强调整体性和综合性
	精摩养生保健推拿	源于“膏摩”，以现代天然精油之类介质取代油膏，可濡润肌肉，舒缓身心
	手足养生保健推拿	着重于“走经络，推穴道”，手足并重，手法技能配合中药熏洗浸泡，用于消劳除累、抗衰延寿
	消除疲劳保健推拿	着重于消除过度疲劳，包括劳力、劳神、劳目、劳嗓及房劳过度等所引起的疲劳，解除超越生理负荷的疲劳饱和状态
	延缓衰老保健推拿	着重于未老先防，包括头面华容法、肾脾固本法、任督通调法等，使之标本共养、表里共荣
	既病防变保健推拿	着重于既病防变、病后防发，积极配合医疗，及时有效阻断疾病的发生及减缓其病理过程
	功能康复保健推拿	着重于因伤病、衰老等引起的机体功能障碍，促使健康复原，恢复其生活与工作能力

在保健推拿实践应用中，务必提请注意保健推拿禁忌范围，以免发生意外事故。诸如急性传染病者（如肝炎、结核病），恶性肿瘤的局部，危急重症、严重消瘦虚弱者，皮肤感染、灼伤、破坏及其他皮肤病的局部，有出血倾向和严重血液病者，关节脱位、骨折、骨髓炎，严重的骨质疏松症者，严重的精神病者，孕妇和经期妇女的小腹、腰骶部位，过度饥饿、饱胀及酒醉状态者等。出现上述情

况均不能进行任何形式的保健推拿。

保健推拿实践应用历来重视职业道德和服务态度，应该指出，其优劣程度同技术水平高低一样涉及保健推拿实践功效。

当前由于市场经济活跃而产生一种负面影响，各种层次、形式的冠名保健的推拿按摩滥充市场，以致鱼目混珠、泥沙俱下。商业欺诈行为、变相色情活动均有见闻，本正源清的保健推拿蒙受尘浊。因此，避免服务误区、纯化保健导向已成为发展保健推拿事业面临的重要问题，值得引起所有从事保健推拿专业的志士同道高度重视，把握自身导向，自爱、自重、自强，绝不可途入误区。

时代进步和科学发展，必然会强化人们对自然保健的向往，国家倡导的治未病健康工程和健康保障服务体系的建立与不断完善，更促使民众深化预防重于治疗，休闲贵在保健的理念。中国保健推拿现已突破保健医学的范畴、成为介于医学与文化之间的保健文化领域和健康保障体系重要组成部分，同步介入治未病，干预亚健康。为适应治未病健康工程发展和高层次保健推拿市场需要。通过实践不断研究，提出以消除疲劳、延缓衰老、调整体质偏颇、改善亚健康状态和促进功能康复为主体的保健推拿新理念，不同群众强身养生、康复养生和内功养生保健推拿系列常规新思路，以及集保健推拿技能实施、教学实训和经营服务为一体的统筹管理新模式。

第二节　中国保健推拿发展史料略述

“欲知大道，必先知史”。源远流长的中国传统保健推拿的发展历史，大致可分为起源与形成、兴盛与广传、振兴与崛起三个阶段。目前有关按摩导引发展史料相对贫乏，通过对保健推拿发展史料的学习和研究，可以正本清源、知往鉴今，有助于对中国推拿有全面、系统的认识；可以温故知新、学史明志，特别是可以从中汲取前人的经验，对于探索这门传统医学的精华、真谛，有所启迪和教益。

一、起源与形成

人类的双手和大脑是保健推拿的本源基础，史料表明，推拿源于人的本能行为与生活实践。有人认为摩擦生热在实践上是史前的人就已知道的了，因为他们也许在十万年前就发现了摩擦可以取火，而且他们在更早就用摩擦来使冻冷了的肢体温暖“人类用摩擦的方法来使冷冻了的肢体变暖，要比用摩擦起火早得多”（见恩格斯《自然辩证法》），因而推拿起源应当比针灸、药治为先。从我国历史上最早有文字可考的殷代相关甲骨卜辞来推算，推拿的历史至少也在3 000年以上。人类通过不自主的按抚摩擦动作和长时间的实践积累，逐渐演变为有意识的推拿手法技能，进而发展成为一门以手法命名的中国传统推拿医学。

上述可见，中国推拿手法发展进程遵循着科学发展观基本理念：始于本能行为（无意识）⟶进化为生活动作（无意识与有意识交叉）⟶演化为手法技巧（强化意识）⟶衍化为手法技能（意念＋技巧动作＋力）⟶深化为高级手法技能。

保健推拿中的自身保健推拿（又称自我推拿），古时归之于导引，《一切经音义》载有“凡人自摩自捏，伸缩手足，除劳去烦，名为导引”。客体保健推拿（又称他人推拿），古称“折枝”。《孟子》中有“为长者折枝”之说，即为长辈的疲劳四肢施行保健推拿。

长沙马王堆出土的西汉帛画《导引图》描绘的44种导引姿势中，就有捶背、抚胸、按腰等动作图形，这是目前有关自身保健推拿最早的描述。秦汉时期问世的《黄帝内经》中共有29篇40余条经文论述推拿，内容涉及发源地域、手法操作、作用原理、辨证运用及适应禁忌等方面，这是我国现存最早一部论述推拿的文献记载。它的问世，不仅确立了推拿在中医学中的地位，而且为后世中医推拿学理论体系的形成奠定了基础。如《素问·异法方宜论》载有“中央者，其地平以湿……其病多痿厥寒热、其治宜导引按蹻。故导引按蹻者，亦从中央出也”。这里的所谓“中央”，系指今河南洛阳一带。可见，推拿的发源与形成同当时地理位置、发病情况等因素关系密切，而且常同导引法配合应用，统称“导引按摩”，多数应用于养生健身、防治疾病。《汉书·艺文志》所提及的《皇帝岐伯按摩经十卷》（已佚），则是同《黄帝内经》并存的一部载述养生保健推拿的专著。《金匮要略》载有：“若人能养慎，不令邪风干忤经络，适中经络，未流传脏腑，即医治之。四肢才觉重滞，即导引、吐纳、针灸、膏摩，勿令九窍闭塞”。可见，张仲景已将推拿的膏摩法同导引等法并列应用，作为养生保健之法。

史料表明，推拿在春秋战国之前已形成医术，秦汉时期前后盛行，后世养生家则发展为自身推拿用以防病延年。

二、兴盛与广传

保健推拿在晋、隋、唐时期发展甚快，并有不少相关记载。其中如晋代葛洪的《抱朴子》载有“腹痛者……亦还以自摩，无不愈者”。隋代巢元方《诸病源候论》，每卷末都附有导引按摩之法，主要论述自身养生保健推拿，有栉头、摩面、摩腹等，用以防治疾病。如“摩手掌令热，以摩面，从上下二七止。去肝气，令面有光。又，摩手令热，从体上下，名曰干浴，令人胜风寒时气、寒热头痛，百病皆愈”。该书中还有很多有关摩腹操作方法的论述。

唐代孙思邈十分重视保健推拿，他在《千金要方·养性》中明确提出：“每日须调气补泻，按摩导引为佳，勿以康健便为常然，常须安不忘危，预防诸病也。”特别强调：“非但老人须知服食、将息、节度，极须知调身按摩、摇动肢节，导引行气。行气之道，礼拜一日勿住，不得安于其处，以致壅滞，故流水不腐，户枢不蠹，义在斯矣。”还提出老年养生保健推拿的作用意义及其具体方法：“每食讫，以手摩面及腹，令津液通流。食毕，当步行踌躇，计使中数里来。行毕，使人以粉摩腹上数百遍，则食易消，大益人，令人能饮食，无百病。”以及“小有不好，即按摩挼捺，令百节通利，泄其邪气。”孙思邈《备急千金要方·少小婴孺方》中载有“小儿虽无病，早起常以膏摩其囟上及手足心，甚辟风寒”，提出小儿养生保健推拿的方式方法。孙思邈还在《摄养枕中方·导引》中载有“常以两手摩拭一面上，令人有光泽，斑皱不生”“卧起，先以手内着厚帛，拭项中四面，及耳后周匝，热，温温如也，顺发摩顶良久”“常以手按两眉后小穴中，三九过。又以手心及指摩两目及颧上。又以手旋耳，各三十过，皆无数，时节也。毕，以手递乘额上三九过，从眉中始，乃上行入发际中”。此外，他还载有不少诸如“治面黑黧瘦、面皮粗涩、令人不老”的膏摩方作为保健推拿的介质，这些养生保健推拿方法给后世以极大的启发。孙思邈还特别在他的著作《备急千金要方》中详细介绍了称作“天竺国按摩，此是婆罗门法”的古印度导引按摩术和中国古代的“老子按摩法”，十分推崇这两套自我按摩术的养生保健功效。这两种养生保健推拿方法，一随佛教传入，一从道教产生。陶弘景的《养性延命录》汇集了众多养生学家的养生观，并有“导引按摩篇”详论养生保健推拿，如熨眼、搔目、挼耳、漱咽、摩面、干浴、摩腹、梳头等。其主张保健推拿与导引、服气（气功修炼方法之一）密切结合，形成一套完整的养生保健功法。这些方法一直被后人所效法。王焘的《外台秘要》载有“用两手相摩令热，以摩腹令气下”。司马承祯的《天隐子》载有“澡身者非汤浴去垢而已。盖其法在节食调中、摩擦畅外者也……手掌摩擦皮肤温热去冷气，此所谓畅外者也”。欧阳询的《艺文类聚》、慧琳的《一切经音义》等都载及导引按摩作为养生保健之法。可见，晋隋唐时期是推拿发展鼎盛阶段，民间盛行自身养生保健推拿和膏摩，并整理了不少应用于养生健身和防治疾病的经验方法，随着对外文化交流的发展，推拿医学技能开始传入朝鲜、日本与法国等，也有古印度的“婆罗门法”传入我国。隋唐太医署有关按摩专科及其人员等级职称的设置，为确认推拿在中国医学中的地位、开创推拿医学教育乃至促进推拿医学的发展奠定了基础。

宋元时期，保健推拿更加广泛流传于民间，不少医学著作与诗文反映了以推拿治病养生的宝贵经验。如《太平圣惠方》记载了近百首推拿手法操作过程中应用的膏摩方和药摩方，堪称为历代之最，对后世膏摩的发展影响极大；《圣济总录》精辟概括了推拿的作用机理，提出“以开达抑遏为义”的论点，充分肯定保健推拿的养生防病功效，指出“养生法，凡小有不安，必按摩挼捺，令百节通利，邪气得泄”。

宋代诗人陆游和大文豪苏东坡都以诗文称颂保健推拿功效。如《陆游集》中“抚摩尚有道，四境皆耕桑，我亦以治疾、不减玉函方”（见《疾小愈纵笔伏短章》），“病减停汤熨，身衰赖按摩”（见《病减》），“解衣摩腹西窗下，莫怪人嘲作饭囊”（见《早饭后戏作》），“晨兴袖手观空寂，饭罢宽腰习按摩”（见《自叹》）等；苏东坡在《苏沈良方》中称：“其效初不甚觉，但积累百余日，功用不可量，比之服药，其效百倍。久欲献之左右，其妙处非言语文字所能形容，然亦可道其大略，若信而行之，必有大益”。此外，张道安的《养生要诀》、张君房的《云笈七签》、法贤泽的《延寿经》、《寿亲养老新书》（邹铉续增）等都载述了导引按摩用于养生保健的方法。金代张从正在《儒门事亲》中认为导引按摩具有发汗解表作用，并提出将其列入汗法。

明代有关保健推拿论著更为多见。诸如龚应园的《红炉点雪》、胡文焕校辑的《格致丛书》和《寿养丛书》，其中有“真人曰：发多栉，去风明目，不死之道也……发宜多栉，手宜在面，齿宜数叩，津宜常咽，气宜精炼。此五者，所谓子欲不死，修昆仑耳”（见《三元参赞延寿书·卷二》），“按摩者，开关利气之道，自外而达内者也，故医家行之以佐宣通，而摄生者贵之，以泄壅滞”（见《摄生要义·按摩篇》），“陈抟睡功治色痨：侧卧，头枕右手，左拳在腹，上下往来擦摩，右腿在下微卷，左腿压右腿，存想调息，习睡收气三十二口在腹，如此运气十二口，久而行之，病自痊”（见《修真秘要》）等。聂尚恒的《医学汇涵》载述了治遗精泄泻的自身推拿方法——“以手兜托外肾，一手摩擦脐轮，左右轮换，久久擦之。不惟可以止精愈泄，且可暖中寒，补下元，退虚潮。无是病着，每早临起，亦可行之，更擦肾俞、胸前、肋下、中脘、涌泉，但心窝忌擦”。蒋学成的《尊生秘旨》中的“随病祛治导引之图”之九，载有“以两手交捶臂及膊，反捶背上连腰股，各十四。可以祛四肢胸臆之邪”。周履靖的《夷门广牍》载有“先闭目叩齿三十六下，以惊身神毕，以手指捏目大小眦，兼按鼻左右，旋耳及摩面目，为真人起居之法，更随时加以导引，以宣畅关节”。曹士衍的《保生秘要》所及的保健推拿方法，后世引用更多，如“坐定擦手足心极热，用大指节仍擦摩迎香二穴，以畅肺气，静定闭息，存神半晌，次擦手心，摩运脐轮”“掌心无事任擦搓，早晚摩两肋、肾俞、耳根、涌泉，令人搓一百四十回，固精多效”等。高濂的《尊生八笺》载有“真西山先生卫生歌”，其云“食后徐徐行百步，两手摩肋并腹肚，须臾转手摩神堂，谓之运动水与土……摩热手心熨两眼，仍更揩擦额与面，中指时将摩鼻频，左右眼耳擦数遍，更能干浴遍身间”。此外，还有罗洪的《万寿仙书》、冷谦的《修龄要旨》等都有不少有关保健推拿方法的载述。随着小儿推拿的兴盛，明代也开始重视小儿保健推拿，所形成独特的手法和处方，至今还对于防治小儿常见病症产生积极的作用。

以明末推拿的重新兴起为契机，清代的保健推拿，特别是民间自身保健推拿取得显著成就。自身保健推拿应用于养生防病，也用于治病，这主要表现在《动功按摩秘诀》和各类养生导引著作等书之中。如尤乘的《寿世青编》中汇集擦鼻、摩面、兜肾、擦脐、叩齿、摩丹田等，形成动静结合的健身特色。徐文弼的《新编寿世传真》介绍了全身各部位的自我推拿健身功法，认为自身保健推拿配合导引，能达到耳聪目明、美容润肺、健步泻火、固肾除积等功效。王祖源的《内功图说》（重印潘蔚的《卫生要术》时更改书名）载录了9种以自身推拿胸腹部为主的方法——“延年九转法”，载有摩胸、腹、脐和捏腰，方法简便易行且有效。该书“全图说”认为自身保健推拿“摩腹之法，以动化静，以静运动。合乎阴阳，顺乎五行，发其生机，神其变化。故能通和上下，分理阴阳，去旧生新，充实五脏，驱外感之诸邪，消内生之百症。补不足，泻有余，消长之道，妙应无穷。何须借药烧丹，自有祛病延年之实效耳”。被尊为“外治之宗”的吴师机在《理瀹骈文》中列出按摩补五脏法、导引去五脏风邪积聚法。指出“晨起擦面，非徒为光泽也，和气血而升阳益胃也……梳发，疏风散火也；饭后摩腹，助脾运免积滞也”，使自身保健推拿的作用机制从理论上得以升华。此外，汪昂的《勿药元诠》、曹若水的《万寿仙书》、孟日寅的《养生揽要》、张映汉的《尊生导养编》、曹廷栋的《养生随笔》等都是这一时期注重自身保健推拿内容的养生著作。自身保健推拿的盛行，还表现在清代许多医著中常提及的养生要诀。如：面常擦、鼻常揩、发常梳、耳常弹、腹常摩、足常搓、目常运（熨）、肢常摇、齿常叩等内容，至今仍为人们广泛引用。

综上所述，保健推拿历来被养生学家引为寿世健身之妙法而广为推崇。这一传统的保健方法，通过民间长期实践、广泛流传与不断总结，得以久盛不衰。

三、振兴与崛起

随着时代的更新、社会的进步，推拿医学现已进入一个蓬勃发展的新时期。近 50 余年来，中国推拿已逐渐作为一门由流散于民间的医疗保健方法而形成的中医临床学科，并在医疗、教学、科研等方面取得很大成就，其学术地位已经得到社会的认可。值得一提的是，中国推拿在漫长的发展过程中，流派纷争，积累了不少民间防治疾病的技能方法，其中颇有影响的近代各派以手法技能见长的推拿学派有萌生形成于清末民初河南李鑑臣传承达摩一指禅，创立的一指禅推拿，通过丁凤山、王松山、朱春霆等几代人开拓发展，形成“一指禅推拿学派”；上海丁季峰传承“一指禅推拿”并在其基础上发展而形成并于 40 年代即蜚声沪上创立的“㨰法推拿学派”；20 世纪 20 年代，山东马万起师承李树嘉，并传胞弟马万龙及其弟子李锡九形成以擦法为主，配合内功锻炼的“内功推拿学派”，这三大学术流派富有特色的流派手法及其学术经验，是近代推拿发展史上手法技能历史性的突破。先人创新技能形成的经典手法，至今仍以独有的优势在国际手法领域保持领先地位，为当今中国推拿的新兴与发展奠定了基础，同时也为中国推拿在国际医学界的崛起，作出了不可低估的贡献。

保健推拿作为分支学科的形成与新兴，是推拿学科振兴与发展的必然结果。现代保健推拿更趋实用性、科学性、综合性与趣味性，其重要特征是：以手法为主，结合气功、拳操、药物等为辅；以养生为主，防治兼用，并扩展到抗衰防老、功能康复等范围，如华容头面，消除疲劳以及男、妇、老、幼，运动前、后的养生保健等；以自身推拿为主，也辅以客体（相互、被动、他人）推拿，有利于进入家庭、社会，协调人际关系，也有利于走向世界各国，促进人类卫生保健事业的发展。而今，保健推拿已经成为人们追崇返璞归真、休闲养生保健的时尚，国家倡导“治未病”健康保障工程体系的热点。

现代保健推拿著作大多偏向于普及型，且以传统理论知识、经验方法见长，对于普及推广保健推拿产生了积极作用。主要著作有曲祖贻的《按摩新编》，李志明的《小儿捏脊》，李业甫、白效曼的《自我保健穴位推拿》，金义成、彭坚的《中国推拿》等。范立伟编著拍摄的电视教学片《中国保健推拿》（中央电视台）和专著《实用推拿保健学》是目前国内较为系统完整的保健推拿姊妹篇，在推拿手法学和推拿保健学方面提出了系列富有创见的论观。

综上所述，中国保健推拿源始于先秦时期、兴盛于隋唐年代，延续于明清民国，发展于中华人民共和国。

中国推拿名称衍变，也顺应着社会发展基本规律：

养生法术（导引）→传统医术（按摩、推拿）→中医学科（推拿学、推拿保健学）→保健文化领域、健康保障体系（中国保健推拿）

传承养生保健文化、弘扬中国保健推拿必须要强化整体观念和辨证思想，深化手法规范和技能创新，优化环境组合和有效概率，纯化道德风尚和服务导向，促使传统理论和手法技能注入新的活力，方能促进科学发展中国保健推拿，使其在激烈的竞争机制中，不失其现有的国际领先水平与优势地位。

第三节　中国保健推拿的作用原理

中国推拿是通过一定的手法技能刺激体表，以激起机体相应的应变过程，产生手法感应，并使局部和全身发生一定的变化。前人对于推拿作用原理作过不少论述，近几十年来，人们运用现代科学和现代医学知识对其进行了广泛的临床观察和实验研究，取得了可喜的成果。

一、中医学认识

中医学认为，推拿手法通过抑按皮肉、捷举手足的操作技能，可以产生疏通经络、开达抑遏、促进气血运行、调节脏腑功能、濡养皮肉筋骨、整复关节错位，并从总体上恢复阴阳动态平衡等作用。《黄帝内经》就有载述推拿作用的经文，如“剽悍者，按而收之”（见《素问·阴阳应象大论》），“按之则血气散，故按之痛止”“按之则热气至，热气至则痛止矣”（见《素问·举痛论》），“神不足者，视其虚络，按而致之……以通其经、神气乃平”（见《素问·调经论》）等。这些论述成为中医学认识推拿作用原理的基本框架，并给后世以极大的启示。又如《医宗金鉴》载有“因跌扑闪失……宜用按摩法，按其经络。以通郁闭之气，摩其壅聚，以散瘀结之肿”。《遵生八笺》载有“人身流畅皆一气之所周通，气流则形和，气塞则形病……按摩导引之术，所以行血气，利关节……户枢不蠹，流水不腐，人之形体亦由是也，故延年祛病，以按摩导引为先”。可见，一旦经络阻闭、气血滞瘀、脏腑失调，外邪即乘虚而入，主要表现为各种痛症，故有“不通则痛”之说。推拿手法作用于经络穴位，激发其经气，使之经络通畅，疼痛解除，即所谓“通则不痛”之理。概括中医学对推拿手法的作用原理在实践应用中所产生的效能，大致有：祛风散寒、通利除湿、活血化瘀、舒筋壮骨、发汗解表、健脾和胃、消积导滞、补虚泻实、清热开窍、消劳除烦、延年益寿等。可见推拿手法能推动机体自身调节机制的运转，使阴阳气血的偏盛偏衰趋于稳态、协调平衡。

二、物理学原理

推拿手法作用于人体最基本的作用方式是其物理学效应。主要是气和力的传递效应与运转机制，也有相当一部分的生物电、磁、远红外线辐射等其他可能的物理量。

推拿手法作用途径中气和力的传递效应与运转机制，是推拿手法内涵的运动生物力学特性。手法技能的基本结构是意识、技巧动作和力的融合，由意识支配和精神控制下的规范化的技巧动作，结合一定强度和一定量的力，构成柔和、稳实、持续、深透的手法功力。这种手法功力有别于通常的机械力，并特别强调刚柔相并济、以柔和为贵。手法的功力作用于体表产生力的效应，主要是手法着力于体表的按压和摩擦产生的动能，使体表组织发生变化，包括局部组织受力而变形，组织液流动，细胞、毛细血管内外物质交换加速等。通过手法功力的节律变化、持续积累和渗透传导，又使深层组织受到间接的按压和摩擦，促进深层组织内在物质运动和物质交换，包括静脉回流和淋巴液流动，进而转变有关系统内能、调整生物信息等。

手法作用途径中气和力的传递效应和运转机制大致为：运气（主体的意念和精神专注为主）化力→力的效应及其传递与转化（直接和间接的弹力、摩擦力产生的动能，其中一部分转化为热能，生物电，化学能，离子、磁等物理能）→受力（主体本身或客体受到功力的作用）运气（体表与深层、局部与整体组织的结构、生理和病理过程的改变）。这里所谓的“气”，是指人体内的精微物质，也代指相应的功能，是中医学专用名词，也有着某种物理学的意义。可见这里提出的关于手法作用途径中气和力的传递效应和运转机制的论观是运用模糊理论的概念和整体分析的方法，对推拿作用原理所做的探索性理论研究，也是对前人“以气行手，以手调气”之说所作的实质性注解释义。推拿手法作用途径中的气和力的传递效应和运转机制如图 1—2 所示。

物理学认为，摩擦可以产生热，并能产生生物电。在推拿手法作用力中摩擦力占有着很大的比例。有实验表明，推拿手法作用于皮肤，能使局部皮肤温度明显升高，并影响皮肤电阻，具有一定的电磁效应。

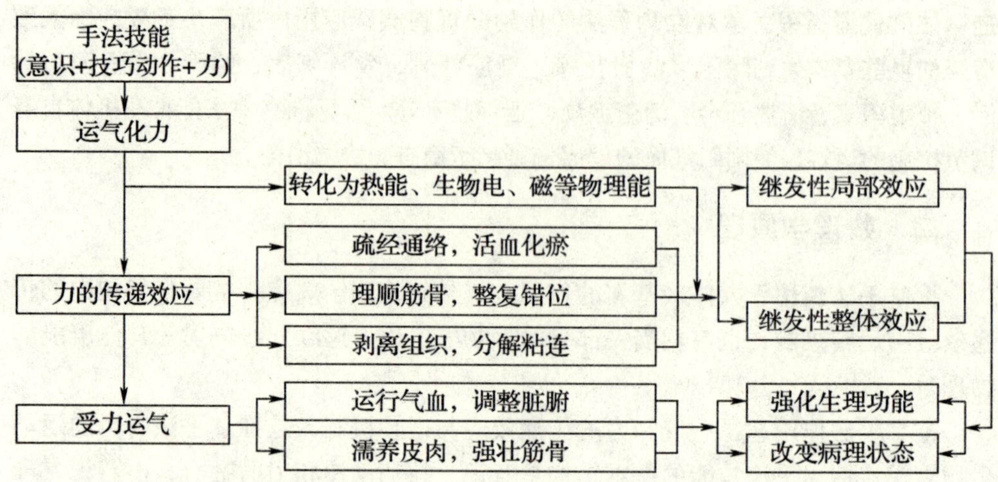

图 1—2　推拿手法作用途径中气和力的传递效应和运转机制示意图

符合解剖力学原理的松、顺、动相互结合的手法功力作用于肢体关节，通过牵拉、屈曲、旋转、抖颤及杠杆作用，促使其局部及相关组织产生被动的引申、回纳、舒展、松滑等活动，可以纠正其解剖位置异常状态。在实践应用中表现为理顺筋骨、滑利关节、松解粘连、整复错位等效能，使拘挛，弛缓，强直，错位，滑脱的肌肉、韧带、关节得以濡养、通利和纠复；使突出或膨隆的椎间盘（髓核）得以回纳、部分回纳或移位，改善或解除椎间盘与神经根的空间位置、压迫关系，从根本上减轻或消除疼痛。

总之，推拿作用原理的物理学因素比较复杂，往往是以力学作用为主，改善皮肤、肌肉血液循环，加强组织器官的新陈代谢，促进肠胃功能的蠕动，兴奋或抑制精神，纠正错位的关节并恢复其功能，使之产生镇静、止痛、解痉、消肿，乃至调整人体组织功能和增强机体免疫功能等作用。在保健推拿手法操作过程中，没有任何外界有形物质进入人体，参与新陈代谢，而是由手法功力或其他可能的物理量，如生物电、磁、远红外辐射等对穴位、经筋、皮部形成刺激，信号的激发改变了机能状态，使原来存在的阴阳气血偏盛偏衰趋向于平衡。

三、生物学效应

推拿手法功力作用于体表，引起触觉、压觉、痛觉等感受器及深层组织牵拉感受器的兴奋，产生感觉冲动（即酸、胀、热、重、麻等），通常称为“得气”，又通过复杂的神经反射，引起一系列功能的改变。实验表明，柔和、节律的手法功力，可降低胶体物质的黏稠性，增加原生质的流动性，提高酶的生物活性，促进机体的代谢过程。手法功力作用于血管、胃肠道，还能直接产生刺激，调整平滑肌的功能状态。

也可以认为，推拿手法所产生的良性刺激，通过神经或体液的传出作用，引出机体内部相应的应变过程，而产生手法的功效，达到防治疾病的目的。

四、对机体产生的影响

大量的实验观察和科学研究表明，推拿手法技能作用于机体，可以对全身各系统产生一定的影响，这是推拿实践应用，包括保健推拿及其功效的基本原理。现将有关科研成果综述如下：

（一）对皮肤的作用

皮肤是推拿手法的直接作用部位。实验表明，推拿手法作用可以改善皮肤的呼吸，延长上皮细胞的衰老过程，促使衰亡的上皮细胞消除；有利于汗腺和皮脂腺的分泌，增强皮肤的润泽与弹性，促使皮下脂肪的消耗。同时，也能使局部组织供氧量和氮、二氧化碳的排泄量增加；可引起部分细胞蛋白质分解，产生组织胺和类组织胺物质，并同手法功力所转化的热能的综合作用，促使毛细血管扩张，增强局部皮肤的营养供应及血流量，使局部皮肤的温度有所升高。

（二）对运动器官的作用

推拿手法的良性刺激，可以增强局部肌肉的营养供应，增强肌肉、韧带和关节的张力、弹性和活动功能，提高其潜在能力和耐久力，并能加速排除代谢产物，促进水肿、瘀血及其他病变产物的吸收；防止与改善肌肉的萎缩、肿胀、痉挛和结构紊乱；改善软组织缺血、缺氧状态，有助于局部组织的修复和功能的重建；防治关节粘连，促进其功能恢复。有实验表明，关节部位经过手法作用，关节组织液分泌增多，促使关节滑利；轻柔的推拿手法能迅速恢复肌肉的疲劳状态，经手法操作5 min后观察，其工作能力可比原来提高3~7倍。可见，推拿消除肌肉疲劳的作用与功效明显优于静止休息。

（三）对神经系统的作用

推拿手法可以调整神经系统的兴奋与抑制过程，增加脑血流量，解除大脑皮质的紧张与疲劳；调节脊髓节段的神经反射和植物神经功能，引起有关组织和脏器功能的改变；影响感觉神经或阻滞局部感觉的传导，可通过提高局部的痛阈或清除局部代谢产物，以减轻末梢神经的刺激，或增强良性刺激使其超越原有疼痛所引起的大脑皮质兴奋刺激，以达到止痛、移痛和消痛之目的。有实验表明，节律柔缓的手法可使脑电图 α 波振幅增大，提示大脑皮质的电活动趋向同步化，对神经有抑制镇静作用；反之，急促重着的手法有兴奋神经的作用。

（四）对血液循环系统的作用

推拿手法作用于机体，可以促进血液循环，扩张周围血管，降低循环阻力，帮助静脉和淋巴回流，改善心脏供血，减轻心脏负担，调整肌肉和内脏血流量的分布情况，以适应机体的需要。有人观察到按揉有关穴位，对于增强心肌功能，改善心肌缺血、心律失常，缓解心绞痛，有一定的效果。推拿手法作用又可改善左心功能，降低外周阻力，心搏出量增加而心肌耗氧降低，升高的血压也随之下降。临床研究显示，推拿手法刺激对血压水平具有良性的双向调节作用，有位美国医师发现指压腕背相当于阳池穴的部位，可治疗房室传导不完全阻滞所引起的心动过缓。

（五）对呼吸系统的作用

推拿手法作用可改善呼吸道的通气和换气功能，肺活量有所增加。捏脊和有关穴位的手法作用，能提高慢性支气管炎、肺气肿等患者的肺功能，明显改善肺活动能力。

（六）对消化系统的作用

推拿手法可以改善胃肠道的蠕动和消化液的分泌，促进腹腔血液循环，从而增强消化与吸收功能。实验表明，揉按脾俞、胃腧穴，对胃蠕动有双向调节作用。揉按胆囊穴 5 min 后，B 超观察胆囊明显收缩，可见，推拿手法能促进胆绞痛患者胆囊排空，抑制胆道平滑肌痉挛。捏脊可使疳积患儿血液中胃泌素水平下降至正常，提高小肠对营养物质的吸收功能。

（七）对血液成分的影响

实验证明，推拿手法作用于健康人，可引起血液成分的变化，包括红细胞、白细胞总数（平均增加 19.7%），淋巴细胞比例，白细胞噬菌指数（大致提高 34.4%），血溶补体效价等，氮和二氧化碳的排泄量也相应增加。而白细胞偏高的患者，经手法治疗后均有降低。国外学者发现在腹部施行推拿手法后，红细胞及血红蛋白数量均有增加，并认为推拿手法是活跃间质的刺激因素。有人还发现，对营养不良性的贫血患儿施行捏脊一疗程后，其血红蛋白、血浆蛋白、血清蛋白酶均有增加，认为捏脊有促进造血的作用。推拿手法作用还影响到血浆中单胺类物质水平的高低，提高了血液中内啡呔及胆碱酯酶的含量，在推拿镇痛机制中发挥着重要的作用。

（八）对机体免疫功能的作用

在背部施以手法操作后发现其白细胞吞噬能力有不同程度的提高，淋转率和补体效价相应增加，促进机体的免疫系统的功能。有实验表明，推拿手法有助于抑制小白鼠移植肿瘤细胞的增殖，并使其自然杀伤细胞增多，从而提高机体免疫功能。

总之，有关推拿手法作用原理基础研究尚属初步探索阶段，国内外学者关于推拿治疗疾病、康复功能也进行了大量的临床研究报道，这些均为最终揭示中国推拿运用手法技能防治疾病的机理秘奥迈出重要的一步。然而，深入探究中国保健推拿介入治未病、干预亚健康方面的机理秘奥工作也有待于后人不断继续进行。

第二章　中医学基础理论的应用

贯通着整体观念和辨证论治的中医学理论体系是朴素唯物主义认识论和方法论的传统医理思想，其中阴阳学说、经络学说及营卫气血理论对于中国保健推拿更具有重要的指导意义。

第一节　阴阳学说在中国保健推拿中的应用

阴阳学说是我国古代用以认识和解释自然界的宇宙观和认识论，具有朴素的唯物主义内容和辩证法思想。它渗透于医学和保健文化领域，促进形成和发展中医学理论体系，并成为中医学的重要理论基础和指导思想。这一古代哲学思想对于研究、探索中国保健推拿的理论和实践，依然有着重要的意义和价值。阴阳太极图如图 2—1 所示。

两千多年前的《黄帝内经》就指出："阴阳者，天地之道也，万物之纲纪，变化之父母，生杀之本始，神明之府也"（见《素问·阴阳应象大论》），说明一切事物的发生、发展、消长、存亡，都要按照阴阳变化的规律进行的。从事保健推拿理论研究与手法实践，也必须要认识和掌握阴阳变化的根本规律。

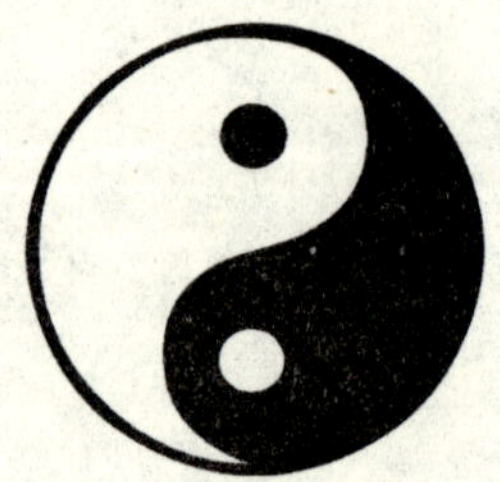

图 2—1　阴阳太极图

一、阴阳学说基本理论概述

阴阳，是我国古代哲学的一对范畴，是对自然界相互关联的事物和现象之间及其内部所存在着的对立双方的概括，即含有对立统一的概念。阴阳学说认为，世界是物质性的整体，世界本身是阴阳二气对立统一的结果，宇宙间一切事物都包含阴阳相互对立的两个方面。阴阳各有相对的属性，一方面表现在一定的条件下，阴阳之间相互转化，如云与雨的转化；另一方面体现了事物内部的无限可分性，即阴阳之中还可分阴阳，以至无穷。如《素问·阴阳离合论》述有"阴阳者，数之可十，推之可百，数之可千，推之可万，万之大不可胜数，然其要一也”。这一论述也符合现代唯物主义认为物质的可分性是不可穷尽的观点。

阴阳学说基本内容大致可概括为以下两种：

（一）阴阳对立性

1. 阴阳的相互对立

阴阳学说认为，自然界一切事物或现象都存在相互对立的阴阳两个方面，如天地、上下、动静、出入、昼夜、寒热等。阴阳是对立而统一的，对立是两者相反的一面，统一则是两者相成的一面，阴阳相互对立主要表现于两者相互制约、相互消长取得统一的结果。人体正常生命活动，就是阴和阳对立统一取得的，即称之为“阳平阴秘”动态平衡的结果。一旦阴阳的制约、消长失调，动态平衡破坏，必然出现亚健康状态，导致疾病的发生。正如《素问·生气通天论》所说：“阴平阳秘，精神乃治；阴阳离决，精气乃绝。”

然而，必须认识阴阳动态平衡是阴阳两者系相对且暂时的平衡，亦可以是低水平的平衡，在实践应用中绝不能以宏观上、外表上的平衡而掉以轻心，而应扶植阴阳双方，使之达到常态的平衡。

2. 阴阳的相互消长

阴阳学说认为，对立的阴阳双方不是处于静止不变的状态，而是处于“阳消阴长”或“阴消阳长”相互消长的运动变化之中。如体内各种功能活动（阳）的产生，必然要消耗一定的营养物质（阴），这是“阳长阴消”过程；而各种营养物质（阴）的新陈代谢又必须消耗一定的能量（阳），这是“阴长阳消”过程。在正常的情况下，这种“阳阴消长”是处于相互平衡状态中的。如果这种“消长”关系超出一定的限度，不能保持相对的平衡时，便会出现阴阳某一方的偏盛偏衰，就是人体的病理状态。《素问·阴阳应象大论》述有“阴胜则阳病，阳胜则阴病，阳胜则热，阴胜则寒”，即是此意。

（二）阴阳统一性

1. 阴阳的相互依存

阴阳学说认为，阴和阳是相互对立而又相互依存的，任何一方都不能脱离另一方单独存在，每一方都以其相对的另一方的存在作为自己存在的必要条件，阴阳之间相互依存的关系，称之为“阴阳互根”。《素问·阴阳应象大论》述有“阴在内，阳之守也，阳在外，阴之使也”；又如《医贯砭·阴阳论》述有“阴阳又各互为其根，阳根于阴，阴根于阳；无阳则阴无以生，无阴则阳无以化”。气属阳，血属阴，气为血之帅，血为气之舍，两者是互根互用，人的机体就是以其物质、功能及相互之间相互依存的关系，维持生生不息的正常生机。

2. 阴阳的相互转化

阴阳学说认为，事物的阴阳两方面，在一定条件下可以各自向相反的方向转化，阴可以转化为阳，阳可以转化为阴。阴阳消长是一个量变的过程，阴阳转化则是一个质变的过程。《素问·阴阳应象大论》的“重阴必阳，重阳必阴”和“寒极生热，热极生寒”就是阴阳或寒热之间的转化论述。

总之，阴阳的对立性包含着相互对立与相互消长，具有阴阳的相互区分、相互制约的特征；阴阳的统一性包含着相互依存与相互转化，具有相互生成、相互为用的特征，成为阴阳相反又相成、对立而统一的基本内容。

二、阴阳学说始终贯通于手法技能运用

阴阳学说中阴和阳相反又相成，对立又统一的基本理念，始终贯通于推拿手法技能运用之中。

“柔”者软弱、和顺之意，“阴主柔静”，故柔属阴；“刚”者坚固、强硬之意，“阳主刚躁”，故刚属阳。王冰注云：“阴曰柔，阳曰刚”。《易传·系辞上》也载有“柔刚相推，而生变化”。可见柔和刚是指事物的相对属性及事物内部相对属性的相互作用和发展变化。推拿手法技能中柔和刚的概念、含义、相互关系及其实践应用，也始终贯通着阴和阳相对、互根、消长和转化等基本观点。由此，以阴阳学说为理论基础、柔和刚相对属性为基本概念，归纳手法技能的性能类属，概括手法技能的操作规律，是认识、领悟与掌握推拿手法技能的重要理念。

（一）柔和刚——归纳手法技能的性能类属

推拿手法名目繁多，在分类规范方面已有不少探索。早在20世纪50年代，曹锡珍先生就曾运用阴阳柔刚的概念，归纳推拿手法的属性与作用，即根据“手法用力的轻重”把古按摩手法分为“阴型柔术四法”和“阳型刚术四法”（见曹锡珍《中医按摩疗法》）。

确定手法柔和刚性能类属的依据，应该是外观手法动作形态与手法接触面（或称手法着力点），内析手法运力量度、手法刺激强度及其产生的手法感应效果、分解手法作用力的性质等。然而，区分手法的柔刚相对属性，并不意味着手

法性能分类绝对化，有些手法还难以断然划定其性能类属，如㨰法就是一例，㨰法具有柔刚两重性能的双向性。大多数可以归纳分类的手法中，往往是随着动作形态与手法接触面的变换，手法运力量度与刺激强度的增减，手法的柔刚性能也会随之发生演变。常用手法的柔刚性能类属见表2—1。

表2—1　常用手法柔刚性能的类属

类型	属性	常用手法举例	手法功效	手法运力量度	手法刺激强度	手法作用力的性质	手法接触面	手法感应范围
柔	阴	推、摩、揉、振、抖、摇	补	轻缓	柔顺	偏重于摩擦力	较大	面广
刚	阳	按、拿、点、扳、拔	泻	重着	刚强	偏重于弹力	较小	透深

可见，手法有柔刚之别，不仅是指手法以动作形态与技巧结构区分手法的柔刚相对属性，而且包括在同一手法内部和不同手法之间所存在的柔刚相互调节、转化、交替的动态衍变关系。手法柔刚相对属性的概念，通常是以动作柔软、用力轻巧、感应和顺的手法为柔；反之，动作强硬、用力刚劲、感应重着的手法为刚。

手法技能动态衍变中的柔刚相对属性，大致可概括为柔中寓刚、刚中有柔；柔法实施、刚法柔用；柔和先导、刚透其中等。手法内涵柔刚适当调节，合理衍变，主要是指手法用力强度和量应调剂得当，以适合自身或客体的体质和病情的“得气”感应为度。常说的“轻而不浮，重而不滞”，也阐明了手法柔刚轻重之间的辩证关系，就是说，施行轻柔的手法，并非是浮而不实、软而无力；施以刚强的手法，也绝不可蛮用粗暴滞劲。所以正确、规范的手法用力必须轻柔而稳实，刚强而灵巧。

（二）柔和刚——概括手法技能的操作规律

保健推拿手法操作过程是手法基本技能的实践应用，也是手法柔刚交替、结合、转化和演变的动态过程。这个过程具体表现于手法操作的阶段和规程之中，因人因部位因体况、病情及流派不同而复杂多端，但仍有其一定的操作规律共性。

在手法操作过程中，手法柔和刚相互交替、配合、转化、衍变的基本规律，可以概括为：柔——刚——柔，即先柔后刚，刚后再柔的操作规程。也就是说，在手法操作开始阶段应运用柔和的手法，以使客体肌肤尽快适应手法的良性刺激，并适应与承受手法操作过程中刚强手法所产生的刺激感应。在手法操作的结束阶段运用柔和的手法，则可避免或减轻手法操作过程中刚强手法所产生的反应性痛楚。通常在实践应用中手法用力强度应由轻渐重，重后再轻；手法动作幅度应由小渐大，大后再小；手法操作部位应由远及近，近后再远等。总之，在手法种类的选择、手法强度的掌握、手法用量的控制及操作部位的选择等方面，注重柔刚合理交替与转化。这不仅可给客体以良好的感受，而且也可使手法刺激获得最好的效能——充分发挥手法有效率、提高实践应用功效。在操作过程中运用刚强手法的前后，务必以柔和手法为先导抚后，而且务必注重刚法柔施，刚中有柔。这样“柔——刚——柔”三阶段中，柔刚之中含有柔刚，相互关联，相互协调，相互交替，相互转化，组成手法操作全部规程。这是手法操作规程中具有普遍规律的共性。至于柔——刚——柔在操作过程中具体分配比例，包括手法的选择、衍变、强度、用量和规程等，可有很大的差异性。这是手法用力的“因人而施，因病而治，因部位而异”的个性问题，也就是医疗保健实践中的辨证论治。

三、阴阳学说密切指导者手法实践应用

阴阳学说相关阴和阳相互制约、相互转化、相互消长的理念密切指导保健推拿基本原理和根本法则。《素问·阴阳应象大论》载有“其慓悍者，按而收之；其实者，散而泻之，审其阴阳，以别柔刚。阳病治阴，阴病治阳，定其气血，各守其乡，血实决之，气虚宜引之”。《类经》对此注有“形证有柔刚，脉象有柔刚，气味尤有柔刚，柔者属阴，刚者属阳，知柔刚之化者，知阴阳之妙用矣，故必审而别之”。这里柔刚是阴阳代词，用以指阴阳的属性，“审其阴阳”可以理解为审辨疾病征候的阴阳属性，又可理解为是区别手法的柔刚属性并运用相应的柔刚手法，调节征候的阴阳偏盛偏衰。“以别柔刚”则是审定征候的阴阳虚实而后运用手法的原则与方法。阴阳失调概括了因气血不调、营卫不和所引起的各种变化，甚至所引发的病症。保健推拿在实践应用中强调调整阴阳、补偏救弊、恢复阴阳动态平衡、促进阴平阳秘的根本法则。正如《素问·至真要大论》述有“谨察阴阳所在而调之，以平为期”。

手法技能的作用功效，就在于促使阴阳偏衰，偏衰的异常现象，归复于平衡、协调的正常状态。正如《医宗金鉴·正骨心法要旨》述有“一推一拿，视其虚实酌而用之，则有宣通补泻之法，所以患者无不愈也”。柔顺的手法具有温煦、滋养作用，可以补虚扶正；刚强的手法具有通散、疏导作用，可以泻实达邪。正是手法技能的“补其不足，泻其有余”的基本原理，能切含“调整阴阳”

这一根本法则。

综上所述，推拿手法学中柔和刚问题，是中医阴阳学说在推拿学科中具体应用的一项研究课题。运用阴阳学说基本观点，全面认识与理解推拿手法技能中柔和刚的基本概念、性能功效及相互关系，促使正确掌握和合理应用手法基本技能，使之“柔刚相济，柔中透刚，刚中有柔”，达到“柔和、稳实、持续、深透”之目的；充分认识与理解推拿手法实践应用中“审其阴阳，以别柔刚”的实质含义，促使正确掌握和严格遵循“因病而异，因人而施，因部位而治”的辨证论治基本法则，以柔补刚泻的手法，“视其虚实，酌而用之”，实施“柔——刚——柔”操作规程，达到损其偏盛，补其偏衰，调整阴阳，恢复平衡之目的。

第二节　经络学说在中国保健推拿中的应用

经络学说是指导保健推拿实践的核心理论。推拿手法种类丰富，技能多变，其通过体表刺激经络，并不局限于手法着力点所及的体表区域，而是随着手法操作过程中动作的不断变化，形成点、线、面、体交织，连贯和持续的作用网络，由近及远、由浅入深，产生良性的连锁反馈效应。可见，推拿手法所及的不仅仅是穴位，也并不单纯是十二经脉的范围，而是广涉遍布全身的包括奇经八脉、络脉、筋络和皮部等在内的经络组织系统。因此，中国保健推拿不仅注重十二经脉和腧穴的主导地位，而且还充分重视奇经八脉、络脉、经筋和皮部等经络组织的组合，联系和协调作用。这是经络学说在保健推拿实践应用中的特殊性与全面性。

一、经络系统、营卫气血理论的基本概念

（一）经络系统理论概述

经络学说是中医学基础理论中一门研究和阐述人体生理、病理、脏腑和各部之间关系的学说。中医学认为，经脉是经络系统的纵行干线，络脉是经脉的分支，它们纵错交错，网络全身。经脉是运行全身气血、联络脏腑肢节、沟通上下内外、调节体内各部分的通路，通过经络遍布全身，有规律性的循环和错综复杂的联络交会，使人体五脏六腑、四肢百骸、五官九窍、皮肉筋脉等组织器官联结，沟通并协调。《灵枢·经脉》指出：“经脉者，所以决死生，处百病，调虚实，不可不通。”经络系统真有运行气血，协调阴阳，抗御病邪，反映证候，传

导感应，调整虚实的功能。经络系统"内属于脏腑，外络于肢节"，使人体成为有机统一的整体。经络系统示意图如图2—2所示。

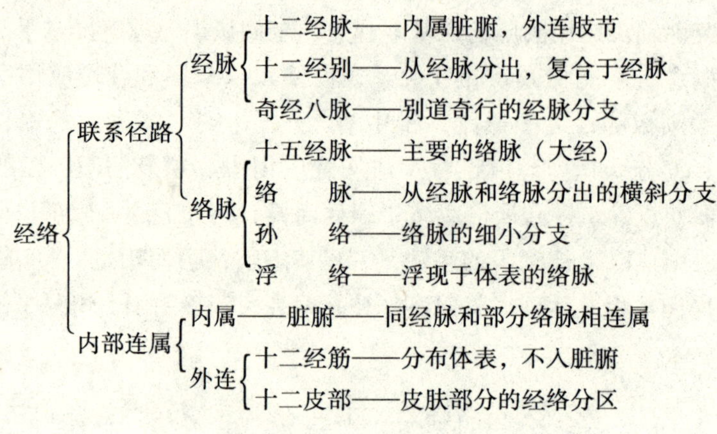

图2—2　经络系统示意图

经络在扶助正气、调节脏腑功能、增强抗病能力、阻断或避免疾病的传变与深化、促使阴阳动态平衡过程中，具有传导和促进作用。

经络学说理论是我们的先人以自己的聪明才智和卓越创造力为世界医学事业所作的贡献，现正成为后世指导针灸推拿医疗保健实践的重要基础理论。现在通过大量的科学实验研究成果所提出的有关经络实质的种种解释与假说，可以认为经络学说理论是当时历史条件下，古人对现代医学所涉及的解剖、生理、生化、病理等有关理论认识的综合与概括。诸如经络或与周围神经脉管、神经节段、神经—体液调节机能相关密切，或与中枢神经、外围结构等机能密切相关等。

以复旦大学有关科技人员为代表的科学家打破常规思维方法，以三维的角度，探索和研究经络的物质存在。经络物质的重大发现如下：

第一、首次以现代科学理论和实验手段证明了经络穴位的形态学位置是以结缔组织为基础，连带其中的血管、神经丛和淋巴管等交织而成的复杂体系之中，形成具有综合的复杂生理功能的某种生理结构；

第二、初步发现与穴位位置相对应的深层结缔组织结构中，富集有钙、磷、钾、铁、锌、锰、铬等元素，尤其是钙的含量要比非穴位的其他组织（骨骼除外）高数十倍至上百倍，而钙离子是重要的"信使"物质，在人体各种生理活动中发挥着极其重要的作用；

第三、初步发现结缔组织中呈液晶态结构的胶原纤维具有一个高效率传输红外光的特征波段，这预示着人体内部可能存在着一个生物光子系统，在生命信息、能量的传输交换等生理活动中可能起着极其重要的作用。

研究发现，经络系统并非指单纯意义上的神经系统。经络系统有神经的参与，但经络不仅仅是神经，应以囊括体表、神经、生物光子等多学科的三维角度研究。研究经络实质、发展经络理论，必然会揭示经络实质、本相。经络理论的突破对于进一步启发与阐明保健推拿作用理论，指导保健推拿实践都具有极为重要的意义。

（二）营卫气血理论概述

经络学说认为，经络主运行气血，人体主要通过经络实现全身气血的周流循行。经脉和络脉可分布的路线则是运行气血的线路。

“气”是指精微的物质及其功能表现。《灵枢·营卫生会》述有“人受气于谷，谷入于胃，以传于肺，五脏六腑皆以受气，其清者为营，浊者为卫，营在脉中，卫在脉外，营固不休……”，说明“气”的产生依赖于饮食，水谷经胃肠消化，吸取成为津液，精微以化生血气，由心肺间“宗气”的推运而遍及于全身。其中运行于脉内的清气称为“营气”，化而为血，“营”有营运，周转之意；由脉内散布于脉外的浊气则为“卫气”，散而为气，“卫”有防卫、护卫之意。经脉的作用，就是“行血气而营阴阳，濡筋骨，利关节”。营气和血有着一定运行途径，关系甚密，故统称为“营血”。营气和血同行于经脉，共同营养全身，“气行血则行”“气为血之帅”，营气有着统率、推动和固摄血液的作用，血液依赖营气的运行而周流循环于全身。“卫气”则分布于脉外皮肤之中、分肉之间，“温分肉、充皮肤、肥腠理、司开合者也”，有着散发阳气、护卫肌表、抵御外邪的作用。

此外，产生自脐下、肾间的“原气”是十二经脉之根本；由水谷精微之气所化生的“神气”，分布于全身而会聚于头脑，故称脑为“元神之府”。

综上所述，经络学说中的经气，其范围应该包括营气、卫气、宗气和原气。营气和卫气运行于全身，宗气是推动的力量，原气是经络功能活动的基础。实际上，就是水谷生化的精微、吸入的大气和肾脏的精气综合功能的体现。它们紧密结合，具有不可分割的关系，经气组成示意如图 2—3 所示。

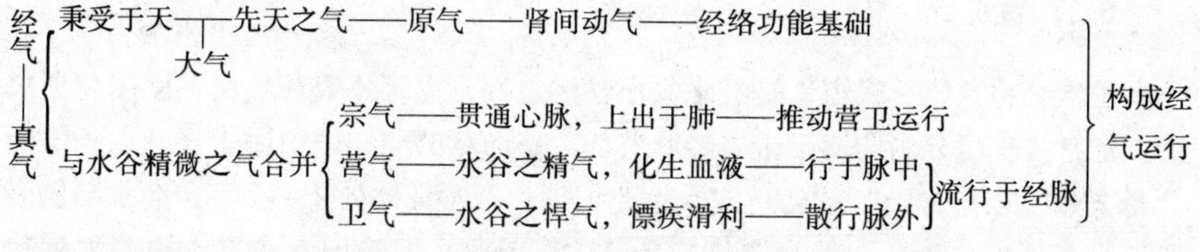

图 2—3　经气组成示意表

二、经络和腧穴的实践应用

（一）经络

经络是经脉和络脉的总称。经脉分为十二经脉和奇经八脉两大类，是经络系统的主要部分。

十二经脉又名十二正经，是经络的主体。其内属脏腑，外络肢节的作用，历来被推拿针灸科高度重视，并有“不诵十二经络，开口动手便错”（见李梃《医学入门》）之说。在推拿实践应用中，通常根据病情与部位的要求，选取十二经脉体表循行路线上的相宜节段，多施以虎口推法、平推法、鱼际推法、抹法和㨰法。如推抹桥弓用于潜阳育阴、降压宁心，是选取手少阳三焦经的缺盆至耳后节段；扫散头颞用于平肝疏风、镇静安神，是选取足少阳胆经头颞部节段；捏脊用于养生强身、消积除烦，是选取足太阳膀胱经背腧穴节段等。小儿推拿特定穴位中的“线”状穴，大多也相当于有关经脉的节段范畴。一指禅推法注重“走经络、推穴道”，㨰法讲究循经、取穴，以点带线、连线成面，交替结合，推动经气，这样的手法操作过程涉及经脉穴位，能充分发挥其潜在的作用和功效。

奇经八脉交叉贯穿于十二经脉之间，除任、督两脉外，无专属的穴位。在推拿实践应用中，十分重视奇经八脉调节十二经脉气血的作用，充分注意奇经八脉同肝、肾等脏，女子胞、脑髓等奇恒之府的密切关系。通过手法操作可以对奇经八脉中的冲、带、阴维、阳维、阴跷、阳跷脉，采用循经推脉，并与十二经脉，任、督两脉的循经推穴密切配合，往往会产生显著的功效。通常可以运用平推法、鱼际推法斜推少腹和腰尻，作用于冲、带两脉体表循行路线，尤以气冲、季胁、腰尻的节段为主，结合按肾俞、拿肚角、震命门等法，具有补肾固精、调经理血的作用，往往能产生非药物能及的实践效应，对于增强男子、妇女体质，防治男、妇科疾病都有一定的功效。保健推拿还非常注重督脉“统摄全身阳气及维系人身之气”的作用。

（二）腧穴

腧穴又称穴位、穴道，是经络气血输注之处，也是体表与经络、脏腑相通之所。通常穴位可分为归属于十二经脉、任、督两脉的经穴，归属于经脉以外的经外奇穴和“以痛为腧”的阿是穴。由此可谓：“人身处处皆是穴”。推拿手法刺激经络，最基本和最主要的就是刺激腧穴。因此，保健推拿相当重视腧穴的作用。

在实践应用中，通常根据经络的特殊原理、体表循行路线和联系范围，进行取穴处方。如在病位所在的经络部位，采用局部、邻近取穴。如按揉迎香穴可通鼻塞；按揉风池、大椎、肩井、太阳、印堂等穴，可防治外感发热头痛；揉按“以痛为俞，以知为度”的阿是穴，可防治躯体与肢节的各种痛证等。通常也可以在距离病位较远的有关经络部位，采用远道、循经取穴，这同针灸临床有类似之处。诸如《四总穴歌》的“肚腹三里求、腰背委中留、头项寻列缺、面口合谷收”，也同样适用于推拿实践。纵观全身各部位，大多数腧穴都可以施行适宜的推拿手法，其中同一指禅推法、按、点、掐等法关系更为密切。点穴、指压、指针等法都是着力于腧穴刺激经络，产生相似针刺的感应效果。某些被针灸科列为刺灸禁穴和慎用腧穴，如胸胁、背部的腧穴，对于推拿手法却有着较大的可行性。这也充分体现了运用推拿手法技能防治疾病所具有的相对安全性、特殊可塑性与一定舒适感。

在保健推拿实践应用中，根据经络与穴位的作用原理及其相互关系，通过刺激穴位，激发经气，促进气血运行，调节脏腑功能，以达到养生健身、消除疲劳、延缓衰老等目的。近年来，还进一步运用耳穴、手穴、足穴（又称足底反射区）等作用原理，进行手法或取代性手法（如以探棒代手），以刺激其相应的敏感点或反射区。这是根据前人实践经验的启示，对经络与穴位的内容及其应用所作的实质性探索，丰富与发展了这方面的理论与实践，在很大程度上受到针灸学的启迪与影响。从某种意义上说，也丰富了保健推拿的方法内容。从而在实践应用中，合理科学的选穴、配穴、取穴，无疑会产生更佳的保健功效。

三、络脉、经筋和皮部的实践应用

络脉有别络、浮络、孙络之别，是本经别走邻经，浮行于浅表部位及最细小的分支的经络组织。皮部是经脉功能活动反映于体表的部位，也是络脉之气散布的所在，所以说皮部就是经脉和络脉的皮肤分区。推拿手法触及肌肤，首先就触及皮部，其次是浮络、孙络。任何推拿手法技能通过直接或间接刺激皮部、络脉，进而通过其同经脉的内在联系，影响有关脏腑与肢节的功能状态，促进与增强其生理活动功能，或阻断与延缓其病理的发展与传变。因此，皮部和络脉是手法技能产生的气和力的效应及其传递、转化过程之关键组织。在延缓衰老、消除疲劳、养生强身等保健推拿实践中，主要就是通过对局部的皮肤、络脉的刺激，促使局部乃至整体的功能发生一定的生理变化。小儿推拿特定穴位中的“面”状态，可以认为是相当于有关皮部与络脉的范畴，是根据皮部、络脉同经脉的沟通，同脏腑联系的原理，结合长期实践经验形成的。这是小儿固有的生理和病理的特点，尤其是小儿的经络组织的特异性所造就的。

经筋是经脉之气结聚散络于筋肉关节的体系，其主要作用是联结筋肉、骨骼，保持人体正常的运动功能。经筋同运动器系的关节尤为密切，它能约束骨骼，利于关节的屈伸活动。推拿手法技能中的扳、拔、摇、抖等法，主要就是活动关节，刺激经筋。通过运动关节、引申筋肉，不但能够濡养筋骨、滑利关节、维护其正常的生理功能，而且还能够剥离组织粘连、松解组织痉挛、整复移位错缝、纠正其功能失常的病理状态，这些临床功效同经筋的作用密切相关，也是推拿手法技能多种操作形式所产生的特殊功效。在保健推拿实践运用中，应充分重视多形式多方位刺激经筋，包括刺激局部或邻近的腧穴，这样可以从整体上发挥经筋的作用与功效。手法技能刺激经筋，关键在于疏松、理顺、运动，以柔和为贵，并在实践运用中不断探索相宜的柔刚强度和刺激量。

皮部是指经络系统在皮肤的分部，它具有两种意义：一是指整体性的，说明皮部为人体暴露于外面的最浅表部分，是机体直接接触外界，且是对外界气候等变化最敏感的组织，并对这些变化具有调节和适应功能，具有保卫机体抵御外邪、“卫外而为固”的作用；二是指局部性的，说明人体表皮按十二经脉分布划分为十二个部区，称为十二皮部，故皮部就是经脉的皮肤分区，也是络脉的分区，同络脉特别与浮络更有密切关系。皮部理论同保健推拿有着密切的联系和现实意义，推拿手法直接通过皮部，温通气血、疏调经络、振奋卫阳、扶固正气，达到防治疾病的目的。推拿手法技能则以手法的内涵功力，通过皮部、浮络至经脉，经脉的传递和播导，由表及里、由外及内、由此及彼，产生连锁反馈效应和网络扩散影响。手法技能首先通过皮部充分发动卫气的作用，故有“审察卫气，为百病母”（见《灵枢・禁服》）之说。振扶卫阳之气，是保健推拿能强身养生、增强机体抗御外邪及祛除病邪，解表扶正之关键所在。通过手法尤其推、擦、抹、摩等法，更是直接刺激皮部、涉及络脉、推动经脉，促进气血循行，调整脏腑功能。因此，皮部是经络系统中外卫组织，具有外御病邪、内调脏腑的作用功能，而保健推拿所及机体，首涉皮部，从而产生局部性和整体性的连锁反馈效应。

四、手法技能和经络系统的应合关系

推拿手法以其操作轨迹分类，有“点”状（如一指禅推、按、点、掐等法）、“线”状（如指推、虎口推、鱼际推、抹等法）、“面”状（如揉、摩、

滚、掌推等法)、“立体”状(如提拿、扳、拔、摇、抖等法)。推拿方法形式恰恰同经络系统的组织结构相应相合。从某种角度说，经络系统中的腧穴、经脉、络脉、皮部、经筋，可以理解为是由表及里、由里及外，在人体内形成纵横联系、里外通达、无所不包、无所遗漏的立体结构。通常是“点”状手法使用于腧穴，“线”状手法适用于经脉，“面”状手法适用于浮络、孙络和皮部，“立体”状手法适用于经筋。显然，这里的“点”“线”“面”“体”，是指具有相对模糊性的手法操作轨迹，不等同于一般物理学点、线、面、体概念。可见，手法操作的点、线、面、体交替、合成、连续的过程，也是腧穴、经脉、皮部和经筋之间错综渗透、融会贯通，从总体上产生连锁手法效应的过程。通常所说的“走经络、推穴道”，其含义不应局限于循经取穴与局部取穴，还可以广义为循经取段(所及经脉节段)、循经取面(所及皮部、浮络、孙络等)、循经取筋(所及肢节经筋)等。可以说，这种应合关系可以最大限度地调动经络组织各部分的作用，产生手法作用的连锁反馈效应，显示出保健推拿实践功效。这种应合关系也显示了经络学说同中国保健推拿有着密切相连的理论和实践相互作用的关系。

五、中国保健推拿常用经脉

中国保健推拿实践所涉及的经脉相当广泛，其中尤为常用的经脉为十二正经和奇经八脉中督脉、任脉、冲脉、带脉。

(一) 十二正经

1. 手太阴肺经(见图2—4)

【循行路线】 从中焦(胃部)开始，向下联络大肠，回转沿胃的上口，穿过横膈，入属于肺。再从“肺系”(喉部)横出腋下，沿着上臂内(桡)侧，从手少阴和手厥阴的前方，下抵肘窝中，循着前臂的内侧前缘(桡骨下边)进入“寸口”(桡动脉搏动处)，上“鱼”(大鱼际部)，沿着鱼际边缘，出大拇指桡侧的末端。其支脉从腕后桡侧(列缺穴处)分出，走向食指内(桡)侧的末端(与手阳明大肠经相接)。

【防治病症】 胸部满闷、肺胀、气喘、咳嗽、心烦、气短、肩背痛等。

2. 手阳明大肠经(见图2—5)

【循行路线】 起于食指桡侧端，经第1、2掌骨之间及手腕，前臂的桡侧进入肘外侧，沿上臂外侧前缘上肩，出肩峰前缘，向上交会于柱骨的大椎，向下进

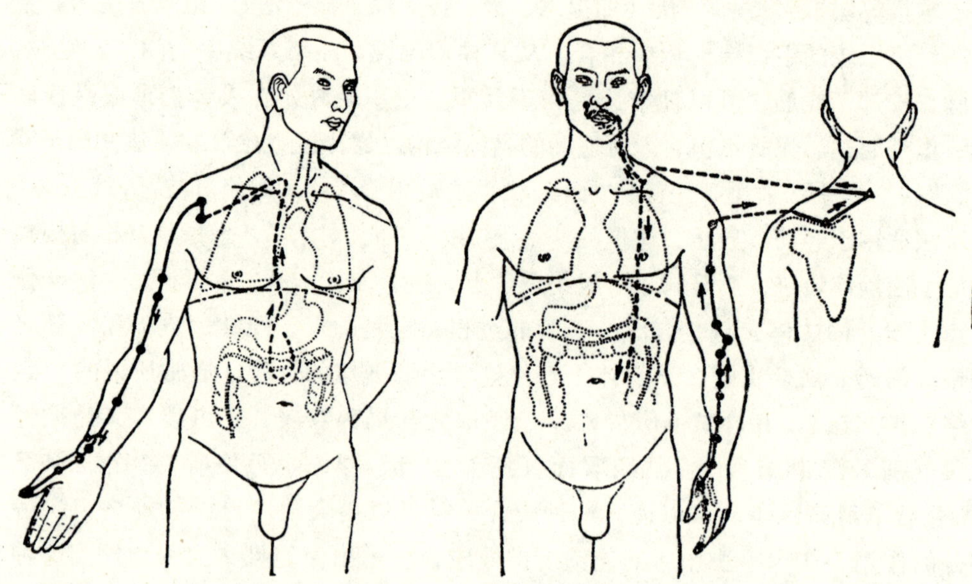

图 2—4 手太阴肺经循行示意图　　图 2—5 手阳明大肠经循行示意图

入锁骨上窝（缺盆），联络于肺，通过横膈，入属大肠。其支脉从锁骨上窝上行颈旁，经过面颊，进入下齿龈，回绕至上唇，左右交会于人中，上夹鼻孔旁（与足阳明胃经相接）。

【防治病证】 口干，鼻塞，衄血，齿痛，颈肿，喉痹，肩前、臂及食指痛，肠鸣，泄泻，经脉所过处热肿或寒冷等。

3. 足阳明胃经（见图 2—6）

【循行路线】 从鼻旁开始，交会鼻根中，旁边会足太阳经，向下沿鼻外侧，进入上齿中，回出环绕口唇，下交会唇下承浆部，退回沿下颌角上行，经耳前、发际，抵前额。一支脉从下颌部下行，沿喉咙进入锁骨上窝，通过横膈，属于胃，络于脾。直行的经脉从缺盆分出，经乳部，向下夹脐旁，进入腹股沟部。一支脉从胃口分出，向下沿腹里至腹股沟部，与直行于体表的经脉相会合。再沿大腿前面（髂关节前至股四头肌隆起处），下向膝髌中，经胫骨外侧至足背部，进入中趾内侧趾缝（出中趾末端）。另一分支，从膝下 3 分处分开，向下进入中趾外侧趾缝（出次趾末端）。一支脉从足背上分出，进入大趾趾缝，出其内侧端（与足太阴脾经相接）。

【防治病证】 腹胀满、胃脘痛、恶心呕吐、饮食不化、消谷善饥及经脉所过部肿痛等。

4. 足太阴脾经（见图 2—7）

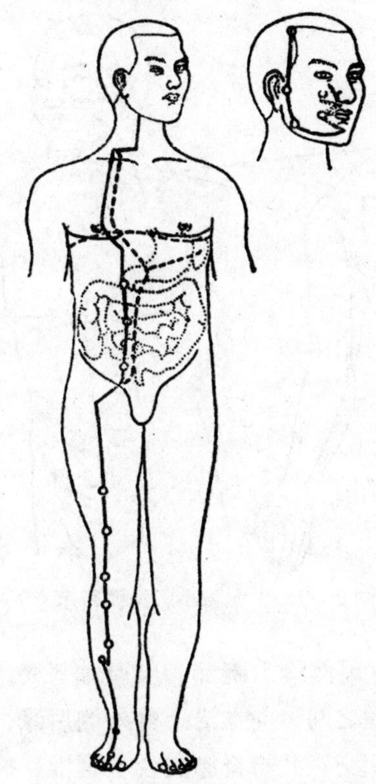

图 2—6　足阳明胃经循行示意图

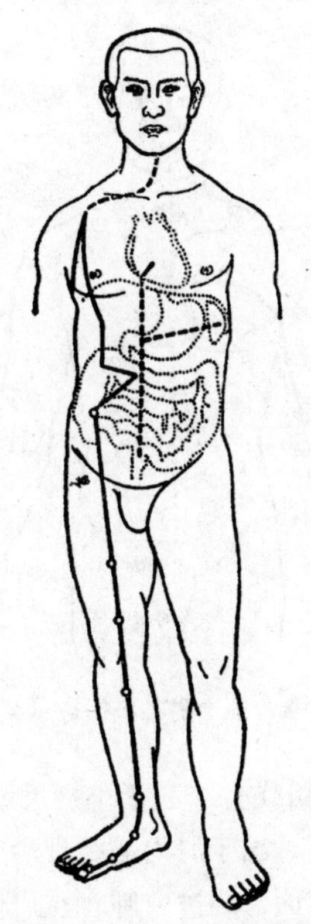

图 2—7　足太阴脾经循行示意图

【循行路线】　从大趾内侧端起始，沿足背内侧、内踝前面、胫骨内侧后方上行，交出足厥阴经之前，经膝、股内侧前缘进入腹部，属于脾，联络胃，通过横膈夹食管（咽）旁，连舌根、散布于舌下。其支脉从胃部分出，通过横膈流注于心中（与手少阴心经相接）。

【防治病证】　呕吐、胃脘痛、腹胀、嗳气、大便溏泄等。

5. 手少阴心经（见图 2—8）

【循行路线】　起于心中，出来属于“心系”（心脏的系带），通过横膈，联络小肠。其支脉从“心系”向上夹着食管（咽），连系“目系”（眼后与脑的连系）。直行的经脉，从“心系”上行抵肺，向下出腋窝，沿上臂内侧后缘，下向肘内侧，经前臂内侧后缘，掌后锐骨（豆骨）部进入掌内后缘，沿四、五掌骨间至手小指桡侧端（与手太阳小肠经相接）。

【防治病证】　心痛、胸胁痛、心烦、气短、卧不安、眩晕、上肢内侧后缘痛厥冷等。

6. 手太阳小肠经（见图 2—9）

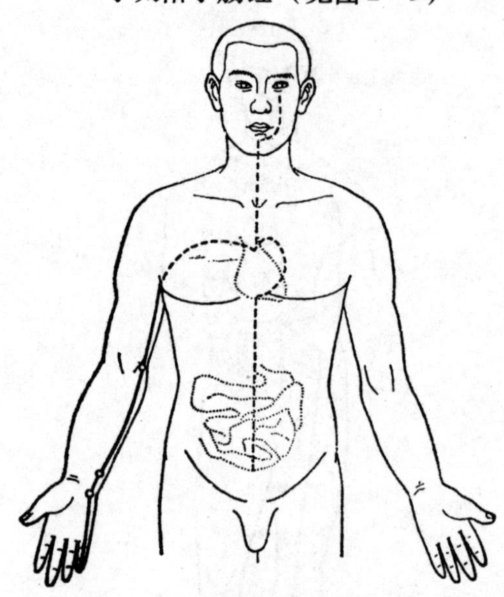

图 2—8 手少阴心经循行示意图

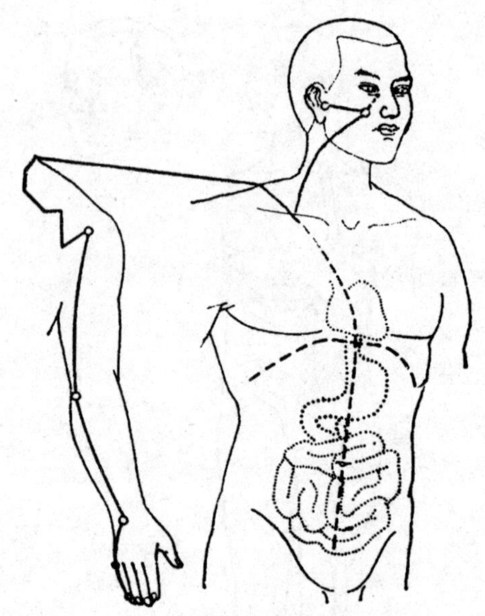

图 2—9 手太阳小肠经循行示意图

【循行路线】 起于小指尺侧末端，循手背尺侧缘上腕部，出尺骨茎突，沿尺骨尺侧缘，出于肘内侧肱骨内上髁和尺骨鹰嘴之间，向上沿上臂外侧后缘，上达肩关节后面，绕过肩胛，在肩上与足太阳经相交，并与督脉交会于大椎，折回前下，进入锁骨上窝（缺盆），络于心，沿食管（咽）通过横膈，经胃，属于小肠。一支脉从锁骨上窝沿颈旁上向面颊至目外眦，再进入耳中；另一支脉，从面颊分出，经过目下，靠鼻旁走向目内眦（与足太阳膀胱经相接）。

【防治病证】 咽喉痛、腮肿、耳聋、项强、肩胛及上肢后外侧痛等。

7. 足太阳膀胱经（见图 2—10）

【循行路线】 起于目内眦，上向额部，交会于头顶，一支从头顶到耳上角。其直行的经脉，从头顶进入颅内络于脑，回出向下在项部分开下行，一直沿着肩胛内侧，夹脊旁抵达腰中，进入并沿着脊旁肌肉络于肾，属于膀胱。腰部分支，从腰中向下，夹脊旁，贯通臀部，进入腘窝。背部另一支，从肩胛内侧分别下行，通过肩胛，行于脊柱两旁，经过髋关节，沿大腿外侧后边向下，与腰部分支会合于腘窝中，再向下通过腓肠肌，浅出于外踝后方，沿着第 5 跖骨粗隆至小趾外侧的末端（与足少阴肾经相接）。

【防治病证】 头痛、目痛、鼻塞、流鼻血、项强、背脊痛、腰腿痛、癃闭、遗尿等。

8. 足少阴肾经（见图 2—11）

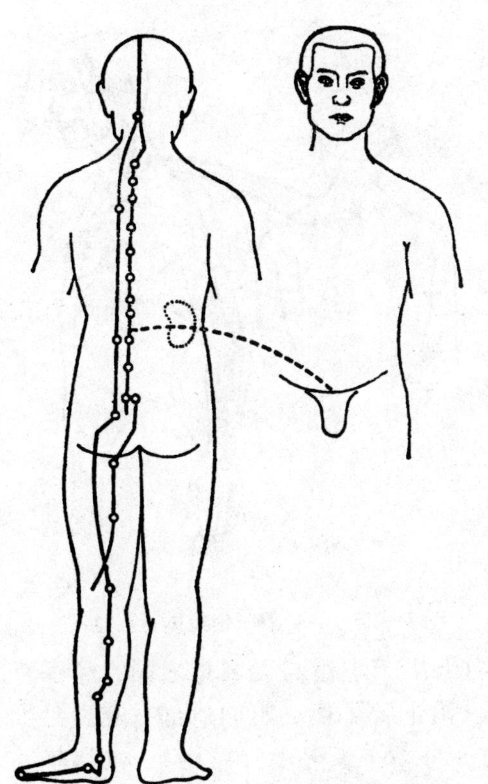

图 2—10 足太阳膀胱经循行示意图

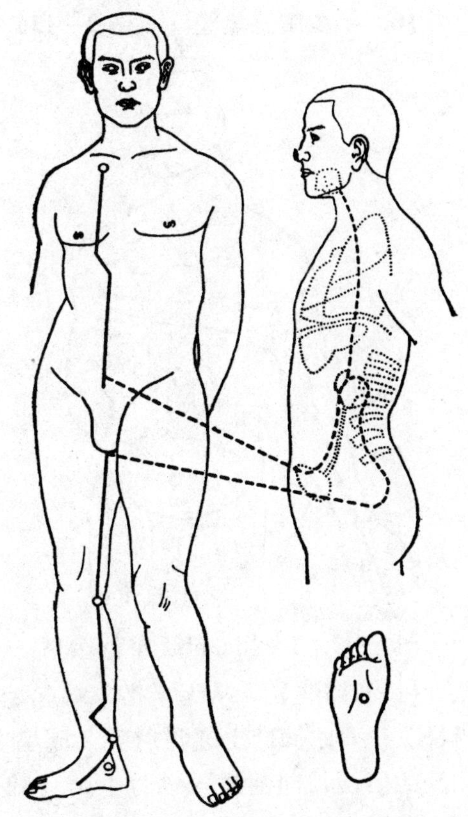

图 2—11 足少阴肾经循行示意图

【循行路线】 起于小趾下，斜向足心，出舟骨粗隆下缘，沿内踝之后，进入足跟部，由小腿内侧后缘，出腘窝内侧，上大腿内后侧，通过脊柱，属于肾，络于膀胱。直行的经脉从肾向上贯通肝、膈，进入肺中，沿着喉咙，夹舌根旁。其支脉从肺分出，络于心，流注于胸中（与手厥阴心包经相接）。

【防治病证】 面黑、气短、口热、舌干、咽肿、腰脊及股内后侧痛、痿软、厥冷、足心热等。

9. 手厥阴心包经（见图 2—12）

【循行路线】 起于胸中，属于心包，向下通过横膈，经历上、中、下三部，络于三焦。一支脉沿胸内出胁部，当腋下 3 寸处（乳头旁）向上到腋下，沿上臂内侧，走手太阴、手少阴之间，进入肘中，下向前臂，走两筋（桡侧屈腕肌腱、掌长肌腱）之间进入掌中，沿中指（内廉、桡侧）出于末端；另一支脉从手掌中分出，走向无名指末端（与手少阳三焦经相接）。

【防治病证】　心悸、心烦、心痛、胸胁胀闷、喜怒无常、经脉所过部不利等。

10. 手少阳三焦经（见图 2—13）

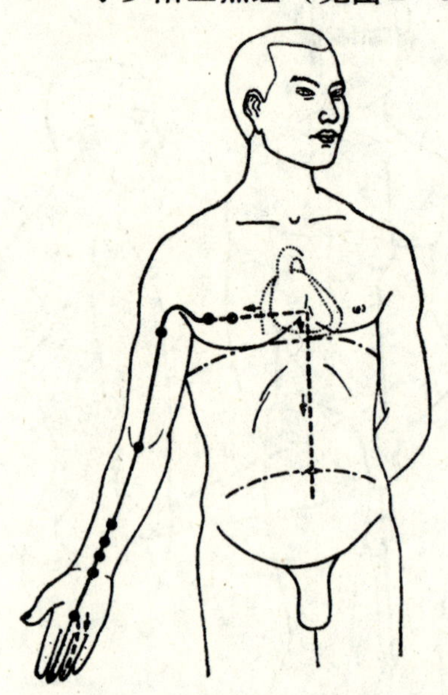

图 2—12　手厥阴心包经循行示意图

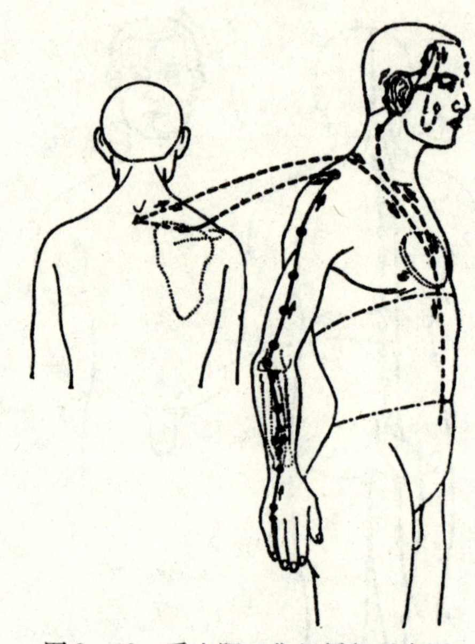

图 2—13　手少阳三焦经循行示意图

【循行路线】　从无名指末端起始，向上出于小指与无名指之间，经手背沿桡、尺骨之间向上通贯肘尖（鹰嘴突），沿上臂外侧，走向肩部，交出足少阳经的后面，向前进入锁骨上窝（缺盆），分布于纵隔中（膻中），散络于心包，通过横膈，广泛于上、中、下三焦。一支脉从膈中上行，出锁骨上窝，上向颈旁，连系耳后，直上出耳上角，由此屈而下行，绕面颊到目下；另一支脉从耳后进入耳中，出走耳前，与前条支脉交会于面颊，抵达目外眦（与足少阳胆经相接）。

【防治病证】　耳聋、耳鸣、咽喉肿痛、目外眦痛、耳后及经脉所过部疼痛等。

11. 足少阳胆经（见图 2—14）

【循行路线】　起于目外眦，向上到额角，下耳后，沿颈旁走手少阳经之前，抵肩上退后，交出手少阳经之后，在大椎穴处与督脉相会，退回向前，进入锁骨上窝。一支脉从耳后进入耳中，浅出耳前，到达目外眦后方；另一支脉从目外眦分出，下行到大迎穴部位，与手少阳经交会，到达眼眶下缘，向下经过颊车穴位部位下行颈部，与前一支脉会合于锁骨上窝。下入胸中，通过横膈，络于肝，属于胆，沿胁肋里面，出于腹股沟部（气冲），绕前阴部，横向髋关节部。其直行的经脉从锁骨上窝下腋，沿胸胁，向下与前入髋关节的经脉会合。再沿大腿外侧、腓骨前面，下出外踝之前，沿足背进入第4趾末端。其分支从足背分出，到达大趾外侧（与足厥阴肝经相接）。

【防治病证】 头侧痛、目外眦痛、耳聋、心窝及胁下痛、口苦、嗳气、颈部肿痛、经脉所过部疼痛等。

12. 足厥阴肝经（见图2—15）

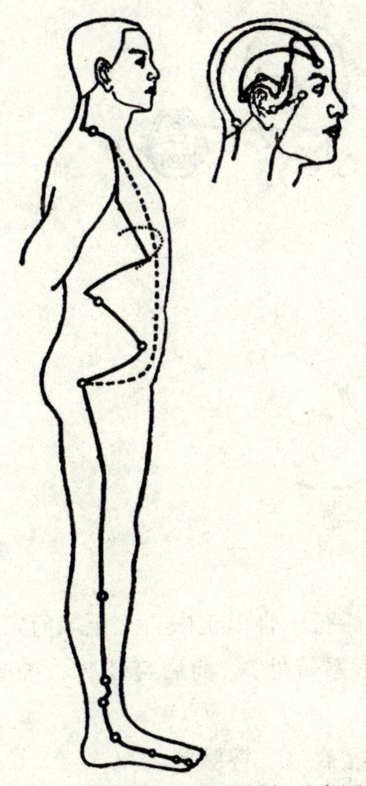

图2—14 足少阳胆经循行示意图

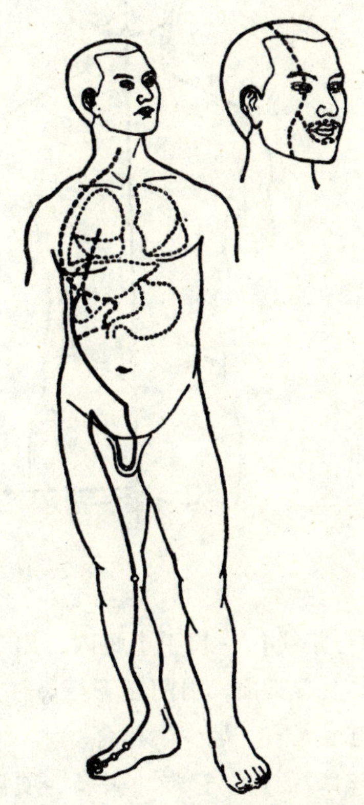

图2—15 足厥阴肝经循行示意图

【循行路线】 起于大趾背毫毛部，向上沿足背内侧，经过内踝前1寸，沿胫骨内侧上行，在内踝上8寸处交出足太阴经之后，上膝腘内侧，再沿大腿内侧中间上行，环绕阴部，抵小腹，夹胃，属肝，络胆；向上通过横膈，分布于胁肋部，并沿喉咙（气管）之后上行，经喉头、鼻咽部，联系“目系”（眼后的联系组织），出于额部，与督脉交会于头顶。一支脉从眼睛下行到面颊部，环绕口唇；另一支脉从肝分出，通过横膈，向上流注于肺（与手太阴肺经相接）。

【防治病证】 胁痛、胸闷、疝气、小腹肿、头痛、咽干、眩晕、泄泻、遗尿、癃闭等。

（二）督脉、任脉、冲脉、带脉

1. 督脉（见图2—16）

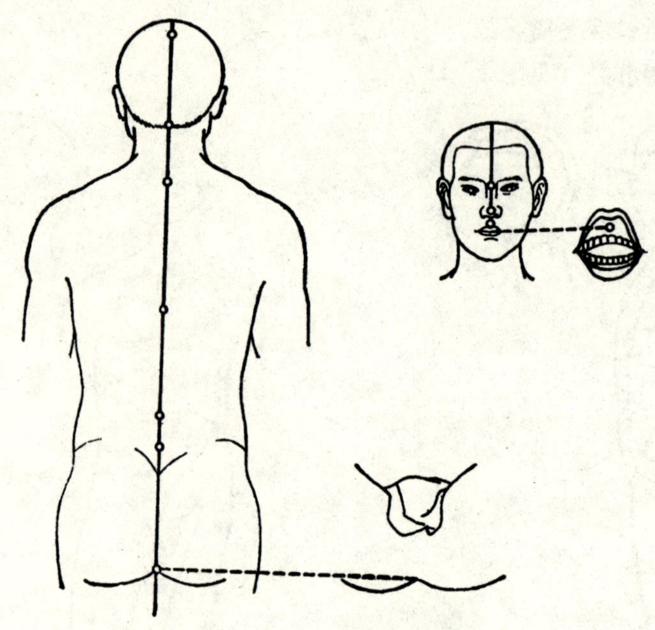

图2—16 督脉循行示意图

【循行路线】 起于小腹内，出会阴部，向后行于脊里正中，上至风府穴处，入于脑，上行头顶，沿前额下行鼻柱及上齿（唇系带处）。前后与任脉、冲脉相通，又与足太阳、足少阴相合。

【防治病证】 脊强、头痛、项强、眩晕、腰脊痛、昏厥等。

2. 任脉（见图2—17）

【循行路线】 起于小腹内，从会阴部沿腹部正中上行，经咽喉、下颌，络口唇，入两目下。上与督脉、足阳明经相接，后与冲脉相通，前与足三阴经交会。

【防治病证】 小腹痛、疝气、带下、泄泻等。

3. 冲脉（见图2—18）

【循行路线】 起于小腹内（胞中），从气冲部（腹股沟动脉处）沿腹旁足少阴经上行，至胸中而散；上合任脉，分布唇口及头面五官；下同足少阴经行股内侧、腘中，深入胫骨旁、内踝后，灌渗足三阴，前出于足背及大趾间；背后上循脊里，通于足太阳；腹前起于关元，通于任脉。

【防治病证】 月经不调、崩漏、气逆上冲等。

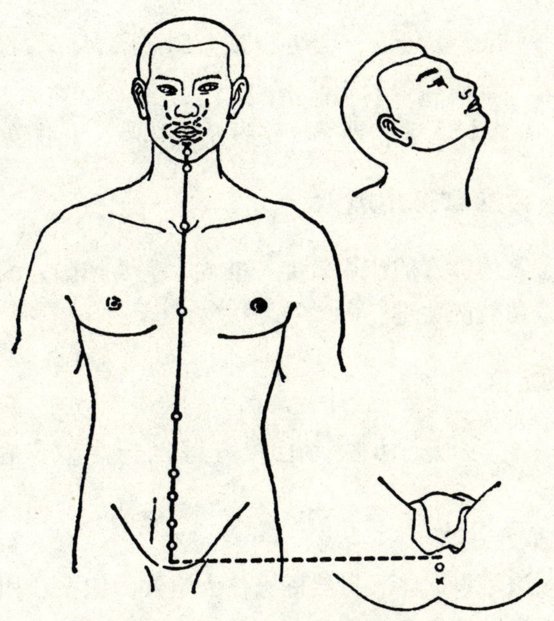

图 2—17　任脉循行示意图

4. 带脉（见图 2—19）

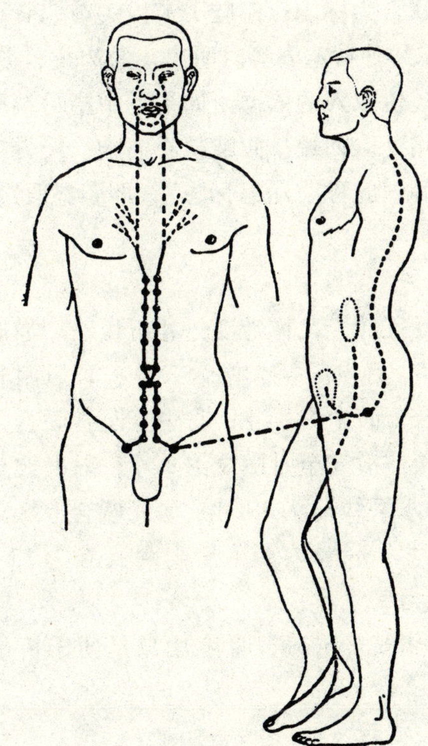

图 2—18　冲脉循行示意图

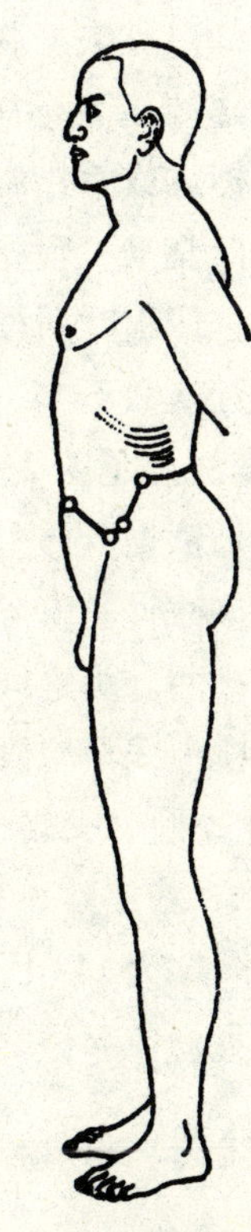

图 2—19　带脉循行示意图

【循行路线】 起于季胁下，围绕腰腹1周。腰背部与督脉、足太阳、足少阳经相联系，前方与腰腹部各经相联系。

【防治病证】 腰腹胀满、带下、脐腹及腰脊痛、下肢萎软不利等。

六、中国保健推拿常用腧穴

全面了解熟悉常用腧穴的作用效能，准确掌握常用腧穴的定位取穴，是直接影响保健推拿实践功效的关键。

（一）腧穴的定位

腧穴的定位也称为取穴方法。通常有解剖标志取穴法、骨度法和指寸法。

1. 解剖标志取穴法

解剖标志取穴法是根据体表自然标志作为定穴的依据。如头面部以五官、眉发为标志；背部以脊椎棘突和肩胛骨（两肩胛冈平第3胸椎棘突，两肩胛下角平第7胸椎棘突）、肋骨（肋弓下缘平第2腰椎）、髂嵴（两髂嵴平第4腰椎）为标志；胸腹部以乳头、胸骨、脐孔、耻骨联合为标志；四肢关节以关节、骨突为标志等，此称“定型标志”。还有以人体在某种特定姿势时所出现的沟纹、突起、凹陷等作为标志或手指端所指的部位作为定位取穴的依据。如垂手中指尽端取风市；两手虎口交叉，食指尖达桡骨突出凹陷处取列缺；曲腕掌心向胸，尺骨茎突凹陷取养老；屈肘时肘横纹内侧端取少海等，此称“动态标志”，即姿势取穴法。此种取穴法，穴数不多，定位不尽正确。

2. 骨度法（见图2—20）

骨度法是依据人体骨骼，按其比例划分尺寸，又称骨度分寸折量法。如眉心至前发际为3寸；前发际至后发际为12寸；后发际至大椎为3寸；耳后两乳突之间为9寸；两乳头之间为8寸；胸剑联合至脐中为8寸；脐中至耻骨联合上缘为5寸；脊柱中线至肩胛骨内缘为3寸；腋前横纹至肘横纹为9寸；肘横纹至腕横纹为12寸；股骨大转子至膝中（腘窝的水平线）为19寸；耻骨联合上缘至股骨内上髁为18寸；膝中至外踝高点为16寸；胫骨内髁下至内踝高点为13寸；臀横纹至腘横纹为14寸；外踝高点至足跟为3寸等。

应该说明，各部位之间的长度比例并非安全准确，骨度法只是便于折量取穴。

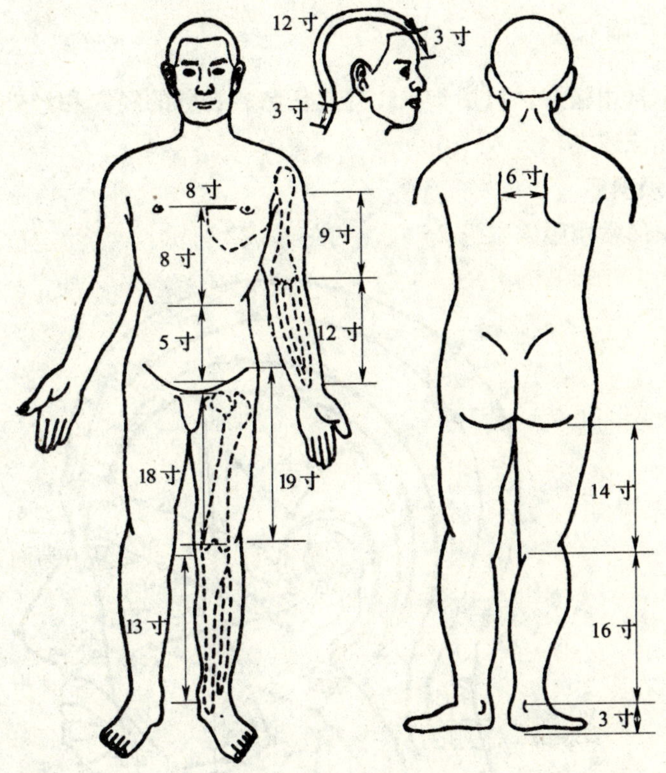

图 2—20　骨度法

3. 指寸法（见图 2—21）

指寸法是以其本人手指折定分寸，作为量取穴位的长度单位，又称指量法。常用的有以拇指屈侧指节横纹两端距离为 1 寸（称拇指寸），适用于四肢部取穴；以中指第 1、2 指节横纹桡侧间距离为 1 寸（称中指同身寸），适用于四肢直寸与背部横寸取穴；以食、中、无名和小指相并的中节横纹宽度为 3 寸（称一夫法），适用于下肢、下腹的直寸和背部的横寸取穴。

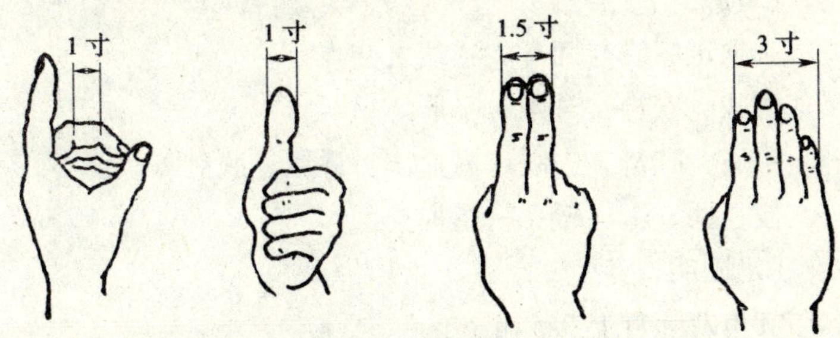

图 2—21　常用指寸法

（二）常用腧穴

保健推拿常用腧穴，包括十二正经、任脉、督脉的经穴和经外奇穴，现录其中111穴分部位述之。

1. 头面颈项部

头面颈项部常用腧穴共选25穴，如图2—22所示。

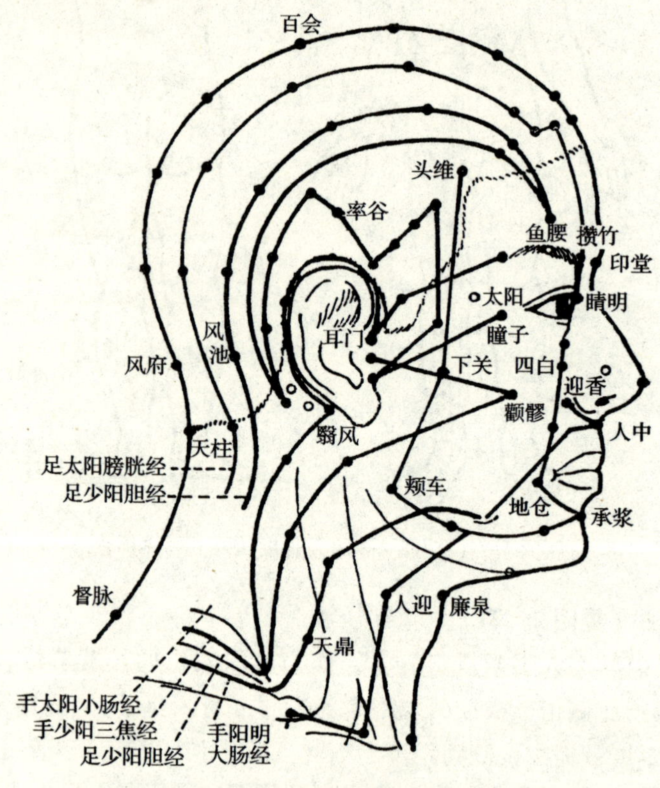

图2—22 头面颈项部常用腧穴（侧面观）示意图

（1）百会（督脉）

【定位】 头顶正中线与两耳尖连线之交点。

【效能】 醒脑、安神、升阳、平肝。

【防治】 头痛、眩晕、失眠、高血压、昏厥、脱肛等。

【手法】 按、揉、击、振、一指禅推。

（2）头维（足阳明胃经）

【定位】 额角发际直上0.5寸。

【效能】 祛头风、明目。

【防治】　头痛、偏头痛、眩晕、面瘫等。

【手法】　按、揉、推、抹、扫散。

（3）印堂（经外奇穴）

【定位】　两眉头连线之中点。

【效能】　安神、明目、祛风。

【防治】　头痛、失眠、眩晕、鼻炎、感冒等。

【手法】　抹、按、揉、一指禅推。

（4）太阳（经外奇穴）

【定位】　眉梢与目外眦连线中点后开 1 寸凹陷处。

【效能】　安神、明目、祛风。

【防治】　头痛、偏头痛、感冒、目疾、失眠、眩晕、面瘫、三叉神经痛、牙痛等。

【手法】　按、揉、抹、一指禅推。

（5）攒竹（足太阳膀胱经）

【定位】　眉毛内侧端，当眶上切迹处。

【效能】　祛风、泄热、明目。

【防治】　头痛、目眩、目疾、面瘫等。

【手法】　按、揉、振、掐、一指禅推。

（6）睛明（足太阳膀胱经）

【定位】　目内眦之内上方 0.1 寸处。

【效能】　疏风、明目。

【防治】　目疾、面瘫等。

【手法】　按、揉、振、掐、一指禅推。

（7）瞳子髎（足少阳胆经）

【定位】　目外眦外侧 0.5 寸，眶骨外缘凹陷处。

【效能】　祛风、泄热、明目。

【防治】　头痛、目疾。

【手法】　按、揉、一指禅推。

（8）鱼腰（经外奇穴）

【定位】　眉毛正中。

【效能】　疏风、明目。

【防治】　目疾、面瘫、眼睑瞤动等。

【手法】 按、揉、掐、抹、一指禅推。

(9) 四白（足阳明胃经）

【定位】 瞳孔直下1寸，当眶下孔凹陷处。

【效能】 祛风明目。

【防治】 面瘫、三叉神经痛、目眩、目疾、鼻炎等。

【手法】 按、揉、一指禅推。

(10) 耳门（手少阳三焦经）

【定位】 耳屏上切迹前方，张口凹陷处。

【效能】 聪耳、利牙关。

【防治】 耳鸣、耳聋、牙痛、面瘫等。

【手法】 按、揉、一指禅推。

(11) 颧髎（手太阳小肠经）

【定位】 目外眦直下，颧骨下缘凹陷处。

【效能】 祛风、利面颊。

【防治】 面瘫、三叉神经痛、牙痛等。

【手法】 按、揉、一指禅推。

(12) 迎香（手阳明大肠经）

【定位】 鼻翼旁0.5寸，鼻唇沟中。

【效能】 通鼻窍、散风邪、清气火。

【防治】 鼻塞、面瘫等。

【手法】 按、掐、揉。

(13) 下关（足阳明胃经）

【定位】 颧弓与下颌切迹之间的凹陷处。

【效能】 祛风、聪耳、利牙关。

【防治】 面瘫、牙痛、三叉神经痛、下颌关节炎等。

【手法】 按、揉、一指禅推。

(14) 颊车（足阳明胃经）

【定位】 下颌角前上方一横指凹陷中，咀嚼时咬肌隆起处。

【效能】 祛风邪、利牙关。

【防治】 牙痛、下颌关节炎、面瘫、三叉神经痛、咬肌痉挛等。

【手法】 按、揉、擦、一指禅推。

(15) 地仓（足阳明胃经）

【定位】　口角外侧旁开 0.4 寸处。

【效能】　祛风邪、利口颊。

【防治】　面瘫、流涎等。

【手法】　按、揉、一指禅推。

（16）人中（督脉）

【定位】　鼻柱下，人中沟的上 1/3 与下 2/3 交点处。

【效能】　醒脑开窍、升阳宁神。

【防治】　中风昏迷、面瘫、急性腰扭伤、昏厥等。

【手法】　掐、按。

（17）承浆（任脉）

【定位】　下唇下中央凹陷处。

【效能】　祛风、利口齿。

【防治】　面瘫、牙痛等。

【手法】　按、揉、掐。

（18）翳风（手少阳三焦经）

【定位】　耳垂后，颞骨乳突与颌角之间凹陷处。

【效能】　通利耳窍、疏风利颊。

【防治】　耳鸣、耳聋、面瘫、牙痛等。

【手法】　揉、按。

（19）率谷（足少阳胆经）

【定位】　耳尖直上入发际 1.5 寸处。

【效能】　祛风热、除烦。

【防治】　偏头痛、目眩、耳鸣等。

【手法】　推、按、揉。

（20）风池（足少阳胆经）

【定位】　项后枕骨下两侧，当斜方肌和胸锁乳突肌之间凹陷中。

【效能】　祛风解表、清利头目。

【防治】　头痛、偏头痛、感冒、项强、目疾、失眠、眩晕等。

【手法】　拿、按、揉、点、一指禅推。

（21）风府（督脉）

【定位】　项后枕骨粗隆下凹陷处。

【效能】　祛风邪、清头目、利喉舌。

【防治】 头痛、项强、感冒、眩晕、咽喉肿痛等。

【手法】 按、点、揉、一指禅推。

(22) 廉泉 (任脉)

【定位】 喉结正上方，当舌骨上缘凹陷处。

【效能】 开窍利舌、清音。

【防治】 音哑、舌强、咽喉肿痛等。

【手法】 揉、按、一指禅推。

(23) 人迎 (足阳明胃经)

【定位】 喉结旁开 1.5 寸。

【效能】 平气、降逆。

【防治】 喘息、咽喉肿痛、高血压病等。

【手法】 揉、拿。

(24) 天鼎 (手阳明大肠经)

【定位】 在胸锁乳突肌锁骨头后方，前斜角肌与中斜肌之间，约当乳突骨下缘至锁骨中线连线的下 1/3 处。

【效能】 利咽宽胸、疏经通络。

【防治】 咽喉肿痛、上肢麻木、胸闷气急等。

【手法】 揉、按、一指禅推。

(25) 天柱 (足太阳膀胱经)

【定位】 项后发际、斜方肌、头项夹肌肌群外侧缘。

【效能】 清热、祛风、明目、利窍。

【防治】 头痛、项强、鼻塞、肩背痛、目疾、咽喉肿痛等。

【手法】 按、拿、一指禅推。

2. 胸腹部

胸腹部常用腧穴共选 15 穴，如图 2—23 和图 2—24 所示。

(1) 天突 (任脉)

【定位】 胸骨上窝正中，当胸骨切迹上缘 0.5 寸凹陷处。

【效能】 宣肺利气、清咽润嗓。

【防治】 喘咳、胸闷、呃逆、呕吐、咽喉肿痛、音哑等。

【手法】 按、揉、点、振。

(2) 膻中 (任脉)

【定位】 两乳头连线之中点，平第 4 肋间隙处。

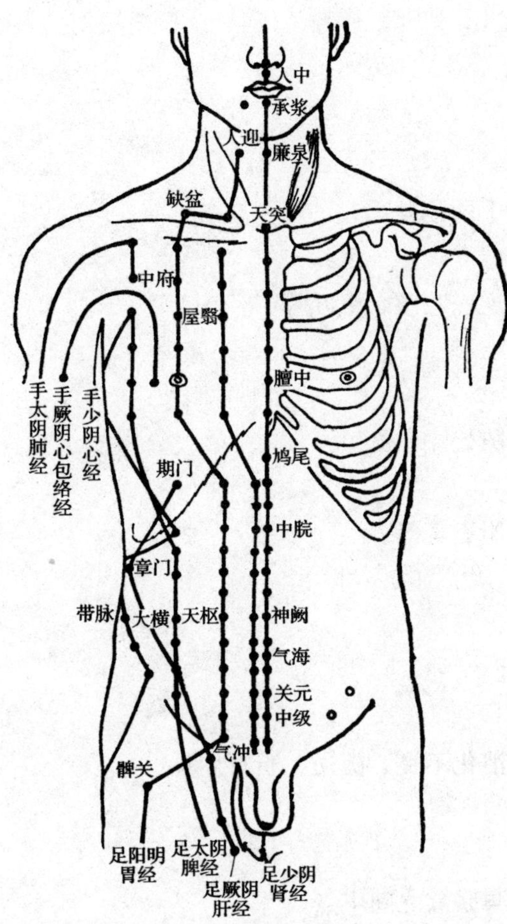

图 2—23 胸腹部常用腧穴（正面观）示意图

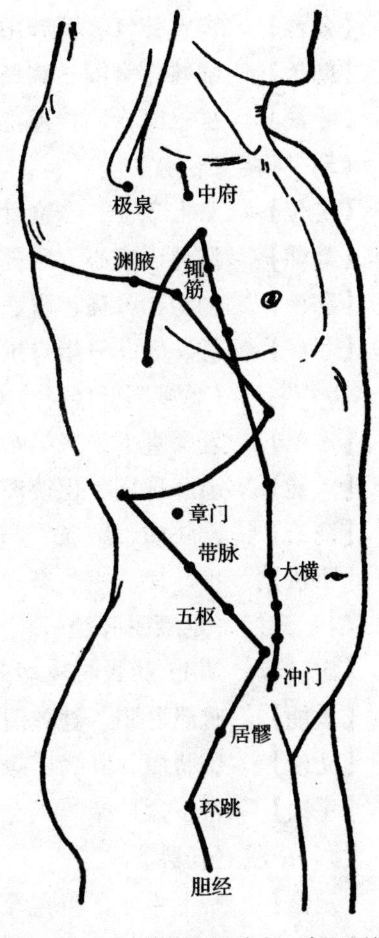

图 2—24 胸腹部常用腧穴（侧面观）示意图

【效能】 开胸、利气、催乳。

【防治】 喘咳、胸痛、呃逆、少乳、胸闷、心悸等。

【手法】 按、揉、摩、分推、振、一指禅推。

（3）缺盆（足阳明胃经）

【定位】 锁骨中点上方，胸锁乳突肌锁骨头外侧凹陷处。

【效能】 宽胸、顺气、泄胸中热、利肩臂。

【防治】 胸闷、喘咳、呃逆、项强、胸中热、肩臂痛等。

【手法】 揉、按、推。

（4）中府（手太阴肺经）

【定位】 前胸外上部，平第 1 肋间隙，距胸正中线 6 寸处。

【效能】 清宣肺气、泻胸中热邪。

【防治】 喘咳、胸闷、胸痛等。

【手法】 揉、摩、一指禅推。

（5）鸠尾（任脉）

【定位】 脐上 7 寸，当胸骨剑突下凹陷处。

【效能】 清神、宁心、利膈。

【防治】 胸闷、胸痛、胃病、呃逆、喘咳、呕吐等。

【手法】 揉、摩、一指禅推。

（6）期门（足厥阴肝经）

【定位】 乳头直下，平第 6 肋间隙处。

【效能】 疏肝理气、化瘀消积。

【防治】 胸胁痛、胸痛、肝病、胆囊炎等。

【手法】 推、揉、擦、摩、按。

（7）章门（足厥阴肝经）

【定位】 第 11 肋骨游离端下缘处。

【效能】 疏泄肝胆、健脾消滞。

【防治】 胸胁痛、肝病、腹胀、消化不良、呃逆、胆石症等。

【手法】 推、揉、摩。

（8）中脘（任脉）

【定位】 脐上 4 寸，当胸骨下角与脐窝之间中点。

【效能】 和胃降逆、健脾利湿。

【防治】 胃痛、腹胀、呃逆、呕吐、腹泻等。

【手法】 摩、按、揉、振、一指禅推。

（9）神阙（任脉）

【定位】 脐窝正中。

【效能】 温中、止泻。

【防治】 腹痛、泄泻、腹胀等。

【手法】 摩、揉、按、振。

（10）天枢（足阳明胃经）

【定位】 脐窝中央旁开 2 寸。

【效能】 理气消滞、疏调大肠、和营调经、扶土化湿。

【防治】 腹胀、腹痛、泄泻、便秘、痛经等。

【手法】　揉、摩、按、振、一指禅推。

（11）大横（足太阳脾经）

【定位】　脐中旁开3.5寸处。

【效能】　温中、理肠。

【防治】　腹泻、便秘、小腹寒痛等。

【手法】　揉、摩、按、振、一指禅推。

（12）气海（任脉）

【定位】　前正中线上，脐下1.5寸。

【效能】　理气、益气。

【防治】　腹痛、腹胀、腹泻、月经不调、痛经、阳痿、早泄、遗精、遗尿、虚脱等。

【手法】　揉、按、摩、振、一指禅推。

（13）关元（任脉）

【定位】　前正中线上，脐下3寸。

【效能】　益肾气、利下焦、回阳救逆。

【防治】　尿频、遗尿、阳痿、遗精、月经不调、腹泻、虚脱等。

【手法】　揉、按、摩、振、一指禅推。

（14）中极（任脉）

【定位】　前正中线上，脐下4寸。

【效能】　调经固精、理气利尿。

【防治】　尿闭、遗尿、月经不调、遗精等。

【手法】　揉、按、摩、振、一指禅推。

（15）气冲（足阳明胃经）

【定位】　脐下5寸旁开2寸处。

【效能】　舒宗筋、散厥气、调膀胱、和营血。

【防治】　疝气、睾丸肿痛、小便淋漓、月经不调、阳痿、遗尿等。

【手法】　推、揉、摩。

3. 腰背部

腰背部常用腧穴共选28穴，如图2—25所示。

（1）大椎（督脉）

【定位】　第7颈椎与第1胸椎棘突间。

【效能】　益气、升阳、退热、补虚。

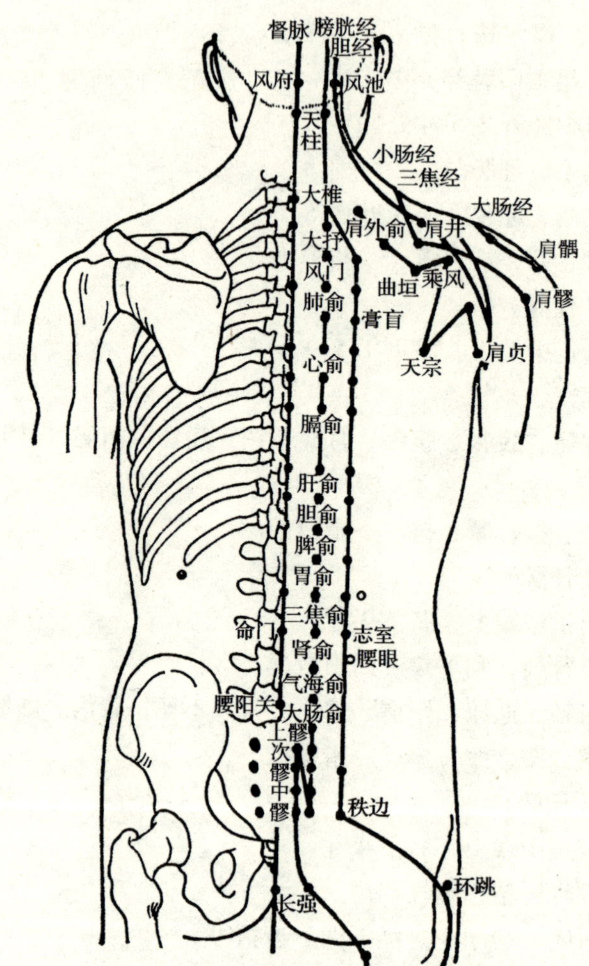

图 2—25 腰背部常用腧穴示意图

【防治】 发热、感冒、中暑、喘咳、项强、背脊强痛等。

【手法】 按、揬、击。

（2）肩井（足少阳胆经）

【定位】 肩胛骨上角与斜方肌上缘之间，当大椎与肩峰连线的中点。

【效能】 解表退热、通气降逆、利肩下乳。

【防治】 感冒、发热、喘咳、项强、肩背痛、颈椎病、呕吐、呃逆、产后乳汁不下等。

【手法】 拿、揬、按、击。

（3）曲垣（手太阳小肠经）

【定位】 肩胛冈上缘，冈上窝内侧端之凹陷处。

【效能】 祛风邪、利肩背。

【防治】 肩背痛、肩周炎、颈椎病、颈项强急、冈上肌和斜方肌劳损等。

【手法】 按、擦、揉。

（4）秉风（手太阳小肠经）

【定位】 肩胛冈上窝正中，肩胛冈上缘中点处。

【效能】 疏风邪、利肩项。

【防治】 肩胛痛、项强、肩周炎、颈椎病等。

【手法】 按、揉、擦、一指禅推。

（5）肩外俞（手太阳小肠经）

【定位】 第1胸椎棘突下旁开3寸处。

【效能】 祛风邪、利肩背。

【防治】 肩背痛、项强、颈椎病、上肢冷痛等。

【手法】 按、揉、擦、一指禅推。

（6）天宗（手太阳小肠经）

【定位】 肩胛冈下窝的中央。

【效能】 祛风湿、利胸胁。

【防治】 肩胛痛、背痛、肩周炎、项强、胸胁支满、乳腺炎等。

【手法】 按、揉、擦、点、一指禅推。

（7）大杼（足太阳膀胱经）

【定位】 第1胸椎棘突下旁开1.5寸处。

【效能】 祛风、清热、舒筋、降逆。

【防治】 感冒、发热、项强、肩背痛、咳喘、胸满等。

【手法】 擦、按、揉、一指禅推。

（8）风门（足太阳膀胱经）

【定位】 第2胸椎棘突下旁开1.5寸处。

【效能】 祛风解表、宣肺利气。

【防治】 感冒、咳嗽、哮喘、项强、胸闷、胸背痛等。

【手法】 擦、按、揉、一指禅推。

（9）肺俞（足太阳膀胱经）

【定位】 第3胸椎棘突下旁开1.5寸处。

【效能】 调理肺气、补虚清热。

【防治】 咳嗽、气喘、胸闷、背痛等。

【手法】 掖、按、揉、一指禅推。

(10) 心俞(足太阳膀胱经)

【定位】 第5胸椎棘突下旁开1.5寸处。

【效能】 宁心安神、调理血脉。

【防治】 心悸、失眠、胸痛、心胸烦闷等。

【手法】 掖、按、揉、一指禅推。

(11) 膈俞(足太阳膀胱经)

【定位】 第7胸椎棘突下旁开1.5寸处。

【效能】 宽中利膈、调理营血。

【防治】 呃逆、噎膈、呕吐、胸闷、胸胁痛、背脊痛、胃痛、贫血等。

【手法】 掖、按、揉、一指禅推。

(12) 肝俞(足太阳膀胱经)

【定位】 第9胸椎棘突下旁开1.5寸处。

【效能】 疏肝利胁、养血明目、清热除湿。

【防治】 胸胁胀痛、肝病、胆囊炎、眩晕、闭经、背脊痛等。

【手法】 掖、按、揉、一指禅推。

(13) 胆俞(足太阳膀胱经)

【定位】 第10胸椎棘突下旁开1.5寸处。

【效能】 调肝胆、利胸胁。

【防治】 肝病、胆囊炎、胁痛、胸腹胀满、胃炎等。

【手法】 按、揉、点、掖、一指禅推。

(14) 脾俞(足太阳膀胱经)

【定位】 第11胸椎棘突下旁开1.5寸处。

【效能】 健脾助运、利湿除满、养血和营。

【防治】 脘腹胀满、消化不良、呕吐噎膈、糖尿病、肝病、贫血等。

【手法】 按、揉、点、掖、一指禅推。

(15) 胃俞(足太阳膀胱经)

【定位】 第12胸椎棘突下旁开1.5寸处。

【效能】 健脾和胃、消积导滞。

【防治】 胃脘胀痛、消化不良、呕吐恶心、胸胁痛、腹胀、小儿吐乳等。

【手法】 按、揉、点、掖、一指禅推。

(16) 膏肓俞(足太阳膀胱经)

【定位】 第4胸椎棘突下旁开3寸处。

【效能】 温肺、补虚。

【防治】 咳嗽、气喘、盗汗、遗精、健忘、眩晕、四肢倦怠、虚损消瘦等。

【手法】 揉、按、一指禅推。

(17) 三焦俞（足太阳膀胱经）

【定位】 第1腰椎棘突下旁开1.5寸处。

【效能】 疏调三焦、通利水道。

【防治】 腹胀、肠鸣、呕吐、泄泻、小便不利、腰背强痛、糖尿病等。

【手法】 按、揉、㨰、一指禅推。

(18) 肾俞（足太阳膀胱经）

【定位】 第2腰椎棘突下旁开1.5寸处。

【效能】 益肾气、利腰脊、聪耳目。

【防治】 遗精、阳痿、遗尿、泄泻、耳鸣、耳聋、腰酸、腰痛、哮喘、月经不调、痛经等。

【手法】 按、揉、㨰、振、擦、一指禅推。

(19) 气海俞（足太阳膀胱经）

【定位】 第3腰椎棘突下旁开1.5寸处。

【效能】 调下焦、健腰膝。

【防治】 腰痛、月经不调、痛经、腿膝不利、肠鸣、腹胀等。

【手法】 按、揉、㨰、振、一指禅推。

(20) 大肠俞（足太阳膀胱经）

【定位】 第4腰椎棘突下旁开1.5寸处。

【效能】 调肠腹、利腰腿。

【防治】 腹痛、腹胀、肠鸣、泄泻、便秘、腰脊痛、坐骨神经痛等。

【手法】 按、揉、㨰、振、一指禅推。

(21) 关元俞（足太阳膀胱经）

【定位】 第5腰椎棘突下旁开1.5寸处。

【效能】 益肾、健腰。

【防治】 腰痛、腹胀、泄泻、遗尿、糖尿病、慢性盆腔炎等。

【手法】 按、揉、㨰、振、一指禅推。

(22) 命门（督脉）

【定位】 第2、3腰椎棘突之间。

【效能】 培元补肾、通利腰脊。

【防治】 腰脊强痛、遗精、阳痿、月经不调、痛经、带下、脱肛、慢性盆腔炎、腹泻等。

【手法】 㨰、按、揉、擦、扳、击、一指禅推。

(23) 腰阳关（督脉）

【定位】 第4、5腰椎棘突之间。

【效能】 温肾阳、利腰腿。

【防治】 腰腿痛、下肢瘫痪、月经不调、遗精、阳痿等。

【手法】 㨰、按、揉、擦、扳、拔、击、一指禅推。

(24) 腰眼（经外奇穴）

【定位】 腰上两旁微凹处，约当第4腰椎棘突下旁开3.5寸处凹陷中。

【效能】 益肾、健腰。

【防治】 虚弱消瘦、腰痛、糖尿病等。

【手法】 㨰、按、拿、擦、振。

(25) 八髎（足太阳膀胱经）

【定位】 在第1、2、3、4骶后孔中，分别称为上、次、中、下髎。

【效能】 健腰益肾、通利下焦。

【防治】 腰腿痛、遗精、阳痿、早泄、慢性盆腔炎、月经不调、小便不利等。

【手法】 㨰、点、按、擦、振、击。

(26) 夹脊（经外奇穴）

【定位】 第1胸椎至第5腰椎，各椎棘突下旁开0.5寸处，每侧17穴。

【效能】 利脊椎、调脏腑、补气血。

【防治】 脊椎疼痛强直、相应脏腑病证。其中上胸部的夹脊防治心肺、上肢疾病；下胸部的夹脊防治胃肠疾病；腰部的夹脊防治腰、腹及下肢疾病。

【手法】 㨰、按、捏、推、揉、击。

(27) 长强（督脉）

【定位】 尾骨尖端下、肛门后方凹陷中。

【效能】 提肛、止泻、通便。

【防治】 腹泻、便秘、脱肛、阳痿等。

【手法】 按、揉、点。

(28) 秩边（足太阳膀胱经）

【定位】 骶管裂孔上端旁开3寸处。

【效能】 健腰腿、利下焦。

【防治】 腰臀痛、坐骨神经痛、下肢瘫痪、小便不利、便秘、慢性盆腔炎等。

【手法】 㨰、按、点、击、弹拨、拿。

4. 上肢部

上肢部常用腧穴共选 20 穴，如图 2—26 和图 2—27 所示。

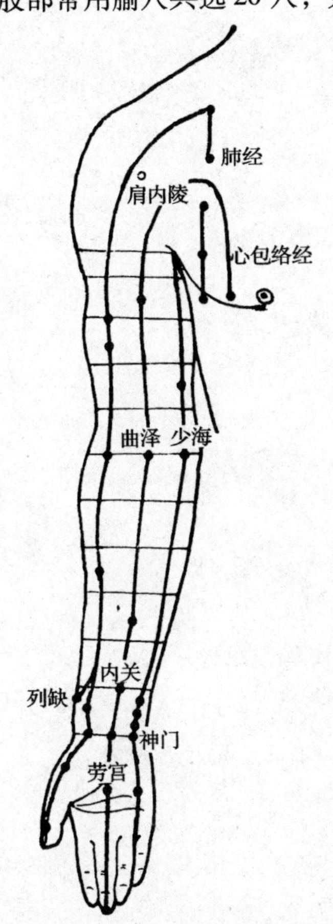

图 2—26 上肢部（掌侧面观）常用腧穴示意图

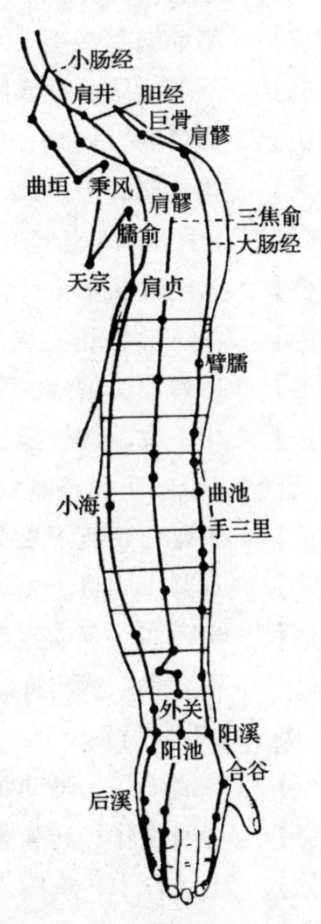

图 2—27 上肢部（背侧面观）常用腧穴示意图

（1）肩髃（手阳明大肠经）

【定位】 肩峰前下方，锁骨肩峰端与肱骨大结节之间，三角肌上部中央凹陷处。

【效能】 疏散风湿、通利关节。

【防治】 肩臂痛、偏瘫、肩周炎等。

【手法】 按、揉、㨰、一指禅推。

(2) 肩髎(手少阳三焦经)

【定位】 肩峰后下方，当举臂时呈凹陷处。

【效能】 祛风除湿、滑利关节。

【防治】 肩臂痛、偏瘫、肩周炎等。

【手法】 按、拿、㨰、一指禅推。

(3) 肩内陵(经外奇穴)

【定位】 腋前皱襞头上 1.5 寸。

【效能】 舒筋活络、祛寒除湿。

【防治】 肩臂痛、偏瘫、肩周炎等。

【手法】 㨰、拿、按、揉、一指禅推。

(4) 肩贞(手太阳小肠经)

【定位】 腋后纹头上 1 寸，肩胛骨外侧凹陷处。

【效能】 祛风湿、利关节。

【防治】 肩臂痛、偏瘫、肩周炎等。

【手法】 㨰、拿、按、揉。

(5) 臂臑(手阳明大肠经)

【定位】 上臂三角肌下端上方凹陷处。

【效能】 舒臂、明目。

【防治】 肩臂痛、颈项强急、肩周炎、目疾等。

【手法】 㨰、拿、揉、推。

(6) 极泉(手少阴心经)

【定位】 腋窝中间，腋动脉旁。

【效能】 舒筋通脉、利胸胁。

【防治】 上肢麻木、胸闷、胁痛、心绞痛等。

【手法】 拿、拨。

(7) 曲池(手阳明大肠经)

【定位】 肘外侧部，屈肘时肘横纹桡侧尽端处。

【效能】 疏邪热、利关节、祛风湿、调气血。

【防治】 发热、高血压、手臂肿痛、肘痛、上肢瘫痪、月经不调、荨麻疹等。

【手法】 拿、按、揉。

(8) 曲泽(手厥阴心包经)

【定位】 肘横纹中，肱二头肌腱尺侧缘处。

【效能】 宁心、泄热、降逆、镇惊。

【防治】 心痛、心悸、烦躁、胃痛、呕吐、肘挛、臂痛等。

【手法】 拿、按、揉。

(9) 少海(手少阴心经)

【定位】 肘横纹内侧端，与肱骨内上踝连线之中点。

【效能】 安心宁神、舒筋通脉。

【防治】 心绞痛、失眠、肘挛、臂麻、肘臂痛等。

【手法】 拿、揉、拨。

(10) 小海(手太阳小肠经)

【定位】 尺骨鹰嘴与肱骨内上踝之间凹陷处。

【效能】 痛经散结、祛风清神。

【防治】 牙痛、头痛、眩晕、肘臂痛等。

【手法】 拿、拨。

(11) 手三里(手阳明大肠经)

【定位】 前臂桡侧，曲池前2寸处。

【效能】 和胃利肠、舒筋通络。

【防治】 肘臂酸痛、上肢瘫痪、牙痛、胃痛、腹痛、泄泻等。

【手法】 拿、按、揉。

(12) 内关(手厥阴心包经)

【定位】 前臂掌侧，腕横纹上2寸，掌长肌和桡侧屈腕肌肌腱之间。

【效能】 宁心安神、宽胸和胃、降逆止呕。

【防治】 心绞痛、胸闷、胸痛、失眠、胃痛、呕吐、呃逆、晕车等。

【手法】 按、揉、拿、一指禅推。

(13) 神门(手少阴心经)

【定位】 腕横纹尺侧端，当尺侧腕屈肌腱之桡侧缘凹陷中。

【效能】 宁心安神、舒筋通络。

【防治】 心痛心烦、健忘失眠、腕关节痛等。

【手法】 拿、按、揉。

(14) 列缺(手太阴肺经)

【定位】 前臂桡侧、桡骨茎突上方，腕横纹上1.5寸处。

【效能】 宣肺平喘、疏风通络。

【防治】 发热、感冒、咳喘、腕痛、项强、头痛等。

【手法】 按、揉。

(15) 阳溪(手阳明大肠经)

【定位】 腕关节桡侧，拇指上翘时，在拇长伸肌腱与拇短伸肌腱之间凹陷中。

【效能】 疏风解表、舒筋活络。

【防治】 头痛、耳鸣、牙痛、咽喉肿痛、腕痛等。

【手法】 按、拿、掐、揉。

(16) 外关(手少阳三焦经)

【定位】 腕背横纹上 2 寸，桡骨与尺骨之间。

【效能】 疏风解表、舒筋通络。

【防治】 发热、头痛、偏头痛、感冒、颈项强痛、胁肋痛、上肢酸痛麻木、瘫痪、耳鸣、耳聋等。

【手法】 按、拿、掐、揉。

(17) 阳池(手少阳三焦经)

【定位】 腕背横纹中，指总伸肌腱的尺侧缘凹陷处。

【效能】 祛风散寒、舒筋活络。

【防治】 腕痛无力、肘臂痛、头痛、项强、耳聋、糖尿病等。

【手法】 按、拿、击、一指禅推。

(18) 合谷(手阳明大肠经)

【定位】 手背第 1、2 掌骨之间，近第 2 掌骨之中点处。

【效能】 疏散风邪、开关通窍、舒筋通络。

【防治】 发热、头痛、中暑、昏厥、中风、高血压、目疾、咽喉肿痛、牙痛、上肢酸痛麻木、瘫痪等。

【手法】 拿、按、揉。

(19) 劳宫(手厥阴心包经)

【定位】 手掌心横纹中，第 2、3 掌骨之间。

【效能】 泻心火、清血热。

【防治】 心烦闷、中暑、昏厥、心痛、发热、呕吐、小儿夜啼等。

【手法】 按、掐、拿、推。

(20) 后溪(手太阳小肠经)

【定位】 手掌尺侧缘第 5 掌骨小头后方凹陷处，当掌横纹端，赤白肉际。

【效能】 宁志通阳、清热舒筋。

【防治】 头痛，项强，癫痫，耳鸣，耳聋，疟疾，肘、臂及小指挛痛，腰腿痛等。

【手法】　按、揉、掐。

5. 下肢部

下肢部常用腧穴共选 23 穴，如图 2—28 和图 2—29 所示。

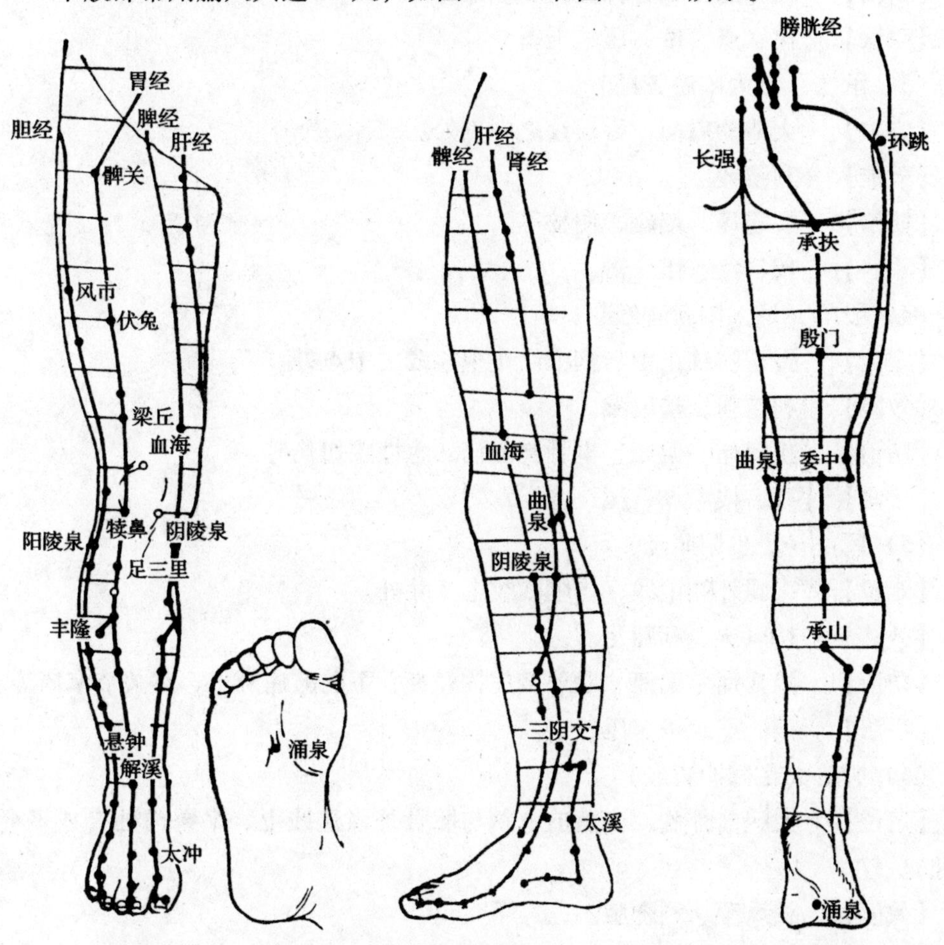

图 2—28　下肢部（前面及内侧面观）常用腧穴示意图

图 2—29　下肢部（后面观）常用腧穴示意图

(1) 居髎（足少阳胆经）

【定位】　髂前上棘与股骨大转子连线之中点处。

【效能】　利腰髋、祛风湿。

【防治】　腰腿痛、骶髂及髋关节酸痛等。

【手法】　㨰、按、点、压、弹拨、击。

(2) 环跳（足少阳胆经）

【定位】 股骨大转子后方凹陷处，在股骨大转子与骶管裂孔连线的外 1/3 折点处。

【效能】 利腰腿、祛风湿。

【防治】 腰腿痛、坐骨神经痛、偏瘫等。

【手法】 㨰、点、按、压、击。

（3）承扶（足太阳膀胱经）

【定位】 大腿的后面，臀横纹之中点处。

【效能】 利腰腿。

【防治】 腰腿痛、偏瘫、便秘等。

【手法】 按、点、压、击。

（4）殷门（足太阳膀胱经）

【定位】 臀下横纹正中与腘横纹正中连线之中点处。

【效能】 利腰腿、祛风湿。

【防治】 腰腿痛、偏瘫、坐骨神经痛、急性腰扭伤等。

【手法】 㨰、按、点、压、击、拿。

（5）风市（足少阳胆经）

【定位】 大腿外侧中线，当腘横纹上 7 寸处。

【效能】 祛风湿、利腿足。

【防治】 腰腿痛、偏瘫、股外侧皮神经炎、下肢酸痛麻木、膝关节挛痛等。

【手法】 㨰、点、按、压、击。

（6）髀关（足阳明胃经）

【定位】 大腿前外侧，当髂前上棘与髌骨外缘连线上、平臀沟处（或平会阴处）。

【效能】 祛风湿、利腰膝。

【防治】 腰腿痛，偏瘫，下肢酸痛麻木，膝关节挛痛、屈伸不利等。

【手法】 㨰、按、拿、弹拨、击。

（7）伏兔（足阳明胃经）

【定位】 大腿前外侧，髂前上棘与髌骨外缘连线上，距膝髌上缘上 6 寸处。

【效能】 祛寒湿、利腰膝。

【防治】 腰腿痛、膝冷痛、下肢酸痛麻木、瘫痪、股外侧皮神经炎等。

【手法】 㨰、按、揉、拿、击。

（8）血海（足太阴脾经）

【定位】 大腿内侧，髌骨内上缘上 2 寸，当股四头肌内侧头隆起处。

【效能】 调养营血、宣通下焦。

【防治】 月经不调、痛经、经闭、带下、股内侧痛、膝关节痛、荨麻疹等。

【手法】 按、拿、滚、一指禅推。

(9) 梁丘（足阳明胃经）

【定位】 大腿前下侧，髌骨外上角上 2 寸。伸膝时，当股直肌与股外侧肌之间凹陷处，在髂前上棘与髌骨外缘连线上。

【效能】 通调胃气、和中降逆、祛风化湿。

【防治】 胃痛、大腿痛、膝胫痹痛、腹泻、乳痈等。

【手法】 按、拿、滚、一指禅推。

(10) 犊鼻（足阳明胃经）

【定位】 膝关节外侧，髌骨下缘，髌韧带外侧凹陷处。

【效能】 祛风湿、利膝关。

【防治】 膝关节酸痛、屈伸不利，下肢麻痹等。

【手法】 按、揉、擦、拿、击。

(11) 足三里（足阳明胃经）

【定位】 小腿前外侧，犊鼻（外膝眼）下 3 寸，胫骨粗隆下外侧一横指处。

【效能】 调理脾胃、消积导滞、强壮气血。

【防治】 胃痛、腹痛、泄泻、呕吐、呃逆、噎膈、便秘、虚脱、偏瘫、失眠、高血压、下肢酸痛麻木等。

【手法】 按、揉、拿、一指禅推。

(12) 阳陵泉（足少阳胆经）

【定位】 小腿外侧，腓骨小头前下方凹陷处。

【效能】 疏泄肝胆、清利湿热、舒筋健膝。

【防治】 胁肋痛、呕吐、膝关节酸痛、偏瘫、下肢酸痛麻木、胆囊炎、高血压等。

【手法】 按、揉、拿。

(13) 阴陵泉（足太阴脾经）

【定位】 小腿内侧、胫骨内侧髁下缘，当胫骨后缘和腓肠肌之间凹陷处。

【效能】 健脾利湿、清理下焦。

【防治】 腹胀、泄泻、遗精、阳痿、小便不利、月经不调、腰腿膝痛等。

【手法】 按、揉、拿、一指禅推。

(14) 委中（足太阳膀胱经）

【定位】 膝关节后面，腘窝横纹之中点，当股二头肌腱与半膜肌肌腱的中间。

【效能】 泄热、舒筋、利腰腿。

【防治】 腰脊强痛、膝肿痛、中暑、下肢麻痹、偏瘫，急性肠胃炎、坐骨神经痛、腓肠肌痉挛等。

【手法】 拿、按、掐。

（15）承山（足太阳膀胱经）

【定位】 小腿后面，腓肠肌两肌腹交界处下端，当踝关节伸展时呈“人”字形凹陷处。

【效能】 利腰腿、舒筋络。

【防治】 小腿痛、腰背痛、腓肠肌痉挛、坐骨神经痛、下肢麻痹、瘫痪等。

【手法】 㨰、拿、按、揉、推、擦。

（16）三阴交（足太阴脾经）

【定位】 小腿内侧踝尖上 3 寸，胫骨后缘。

【效能】 健脾化湿，疏理下焦，通调经血。

【防治】 腹痛、腹胀、泄泻、月经不调、带下、阳痿、遗精、遗尿、失眠、糖尿病等。

【手法】 按、揉、拿、一指禅推。

（17）悬钟（足少阳胆经）

【定位】 小腿前外侧，外踝尖上 3 寸，当腓骨后缘与腓骨长、短肌肌腱之间凹陷处。

【效能】 泄胆火、清髓热、舒筋脉。

【防治】 胸腹胀满、颈项强急、头痛、落枕、腰腿痛、下肢瘫痪等。

【手法】 按、揉、拿、一指禅推。

（18）解溪（足阳明胃经）

【定位】 足背踝关节前横纹的中点，约与外踝尖相平，当趾长伸肌腱与踇长伸肌腱之间凹陷处。

【效能】 舒筋通络。

【防治】 头痛、眩晕、下肢瘫痪，踝关节肿痛、足背痛等。

【手法】 按、揉、推、拿、扳。

（19）丰隆（足阳明胃经）

【定位】 小腿前外侧，外踝前上 8 寸，胫骨嵴外侧两横指处。

【效能】 和胃气、化痰浊、清神志。

【防治】　头痛眩晕、咳嗽多痰、消化不良、下肢肿胀、癫痫等。

【手法】　按、拿、揉。

(20) 昆仑（足太阳膀胱经）

【定位】　外踝尖与跟腱之间凹陷处。

【效能】　祛风热、舒腰腿。

【防治】　头痛、目眩、项强、腰痛、踝关节扭伤、脚跟痛等。

【手法】　按、拿、揉、点。

(21) 太溪（足少阴肾经）

【定位】　内踝尖与跟腱之间凹陷处。

【效能】　滋阴益肾。

【防治】　咽喉肿痛、牙痛、耳鸣、耳聋、失眠、月经不调、遗精、足跟肿痛、腰背痛等。

【手法】　按、揉、拿。

(22) 太冲（足厥阴肝经）

【定位】　足背第 1、2 跖骨结合部前方凹陷处。

【效能】　清热利胆、舒肝理气。

【防治】　头痛、眩晕、失眠、目疾、高血压、胸胁胀满、月经不调、足背肿痛等。

【手法】　拿、按、揉。

(23) 涌泉（足少阴肾经）

【定位】　足底第 2、3 跖骨间，屈趾时呈凹陷处，约当足底前后正中线的前 1/3 折点处。

【效能】　泄热降火、醒脑安神、滋阴补肾。

【防治】　昏厥、眩晕、失眠、高血压、头顶痛、偏头痛、足底痛等。

【手法】　擦、按、揉、拿。

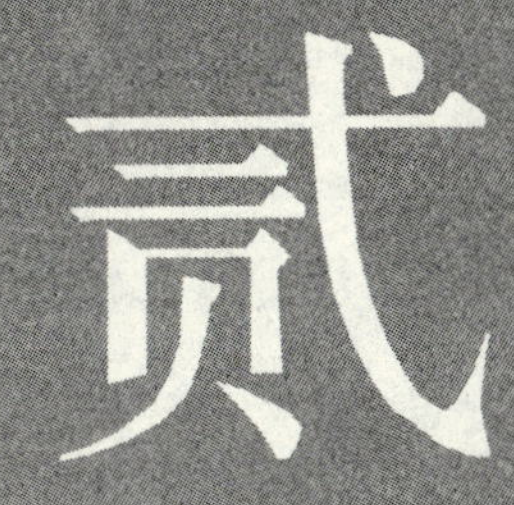

第二篇 基础功法

中国保健推拿以基础功法训练为先导，坚持长期的传统功法强化训练，可以造就强健的体能，拓展潜在的智能，夯实规范的技能。实践表明：学推拿，必先练功。

第三章 中国保健推拿基础功法

中国传统推拿注重“以意行气、运气化力”。手法技能内涵着一定的功力，故有“一分功夫，一分疗效”之说。这种功夫源于刻苦的基础功法训练（即称推拿练功）和手法技能训练，基础功法训练（推拿练功）又是手法技能训练的基础。因此，作为推拿功法中侧重于身功训练的基础功法训练，历来被视作一门必修的推拿基础课程。也就是通常所说的“工欲善其事，必先利其器”。因此，推拿基础功法训练是从事中国保健推拿的一项基本功。

第一节 中国保健推拿基础功法概论

一、基础功法训练理论概述

推拿基础功法训练是根据传统的健身锻炼方法，结合推拿专业的特殊要求，经过长期实践而形成的一种特定身功训练。这种身功注重于形体姿势、动作与意念、呼吸的密切配合，从整体上进行自我身心锻炼，为从事推拿手法实践所必须具备的良好体质与扎实功力奠定基础。其主要特点是意气相依，刚柔相济，动静结合，内外兼修。动则行气活血、滑利关节，以强壮筋骨；静则收心纳意、全神贯注，以培育正气。动静结合，不仅是指动功与静功在外形上的交替结合，基础功法训练还包括练功过程中内在的动与静结合，这就要求有高度的意念活动，保持精神宁静和气息运动的和谐，提高其促生、转化的质量。因此，基础功法训练特别强调练功中“以意领气，以气贯力”。意、气、体三者密切配合，方可内养脏腑气血，外壮筋骨皮肉，达到“身则缓节柔筋，心则和性调顺”之目的，为造就、增强手法内涵功力提供良好的内环境条件。

二、基础功法训练目的要求

推拿基础功法训练既有传统练功的内养精气神、外壮筋骨皮的共性和作用，使人气机通畅、精血旺盛，这是从事推拿手法实践的必备身体素质条件；又有特定的功法训练所产生的促进意气相依、内劲蓄聚、增强关节灵活、筋腱柔韧的效能，使手法内涵功力得以柔和、稳实、持续、深透。这种内涵功力贯通于腰、腿、臂、腕、掌、指各部分，并表现为扎实的劲力、持久的耐力和灵活的巧力。如摘星换斗势的手部功法姿势同一指禅推法的动作姿势基本相合；摘星换斗势和韦驮献杵合掌势分别以屈曲和背屈腕关节着重训练腕、臂部的内劲与耐力。可见推拿基础功法训练同推拿手法实践密切相关，通过这类功法的长期训练可以从整体与局部上有效保证手法实践所必须具备的充沛的精力、强健的体质，特别是劲实的腰力、腿力、臂力、腕力、掌力和指力，这就是推拿基础功法训练的特殊性。

先师朱春霆先生指出："达摩一指禅须练内外功，使两臂及十指骨节能柔屈如棉，更练内功，调匀气息，贯全身之气力于一指之尖，使直达病源之所在，其功效有过于药石。"（见《推拿名家朱春霆学术经验集》）

传统基础功法训练通常选用易筋经为静功，少林内功为动功。前辈提出功法训练"先静中有动，再动中有静"为好，可以达到缓节柔筋、内外俱壮的境地。通过基础功法训练，就可以"筋挛者易之以静，筋弱者易之以强，筋弛者易之以和，筋缩者易之以长，筋靡者易之以壮"。

推拿基础功法训练有着传统的健身锻炼功法所共有的基本规律，也必须遵循功法训练的共同准则，即称基本要求，大致可以归纳为以下几点：

（一）松静自然，动静结合

在基础功法训练过程中必须要解除精神与形体上的紧张状态。包括躯体，四肢的肌肉、韧带，呼吸和思想意念等，应趋于放松状态。保持情绪安宁、意念集中，不受外界干扰等内环境的静和练功场所外界环境的静，而前者是主要的。松、静都应合乎自然，是同紧张、勉强相对而言的，既不放任自流，又不故意造作。在练动、静功时，应掌握与体会动中求静，静中有动，始终保持思想安静、气息调匀、集中意念、排除杂念。

（二）意气相依，气沉丹田

在基础功法训练过程中，以情绪安宁、意念集中为基础。意念的运用，呼吸之气与内气感觉的掌握，应互相依存、合理调节，不能偏重一面，强作追求。在意念引导下，呼吸应绵绵匀长，使之产生吸入之气似乎徐徐沉入腹部脐下的感觉；也可使意念集中于小腹部，称之意守丹田。

（三）循序渐进，持之以恒

基础功法训练过程是有意识的身（形体）、心（精神）、息（呼吸）锻炼。应保持姿势正确、动作规范、举动柔和灵活。既要强化自我健身的意识，提倡勤学苦练的精神，又要因人而异，即根据各自体质条件、生理适应程度酌定练功的运动量。克服放任自流和急于求成，充分发挥主观能动作用，根据功法训练的基本规律，逐步增加训练量，并长期坚持不懈、持之以恒，方能长进功夫，达到练功的目的。

（四）通气避风，增加营养

基础功法训练应保持练功环境的安静，空气的新鲜，并以适温、避风的室内为宜；衣着宽松，鞋履软柔；切忌过饥或过饱之后练功；注意定时练功，通常以清晨为好；平时生活作息应劳逸适度；合理增加营养，膳食中应包含机体所需要的各种营养素，适当提高蛋白质含量高的食物摄入量等：这些都是推拿基础功法训练中必须重视的注意事项。

第二节　中国保健推拿基础功法选要

推拿基础功法的内容相当丰富，传统基础功法训练以易筋经（又称达摩易筋经）和少林内功作为基础功法。这是前人通过长期实践总结形成的推拿基础功法模式。通常可以根据基础功法的动静不同功势、作用，选择其较有代表性的基础功法作重点训练内容。

一、易筋经选要

易筋经是一种修炼筋脉、强健筋骨的传统功法。“易”是改变之意，“筋”是肌肉附着于骨节的肌腱部分，又泛指经络。《易筋经》曰：“筋，人身之筋络也，骨节之外，肌肉之内，四肢百骸无所非筋，筋能网络周身，通行血气，为精神之外辅。”通过静中求动、刚中有柔的锻炼，使之内壮脏腑气血，外强肌肉筋骨，从整体上达到强力健身的目的。相传易筋经有 12 套势式，为达摩所创。这里载述其中 4 套功法：

（一）韦驮献杵第1势（抱球势）（见图3—1）

【原文】 立身期正直，环拱手当胸。气定神皆敛，心澄貌亦恭。

【预备】 ①足并步，头端平，目平视，颌稍收，口微开，舌抵颚；②含胸拔背，蓄腹直腰；③松肩垂臂，五指并拢，两腿伸直，两脚相靠；④心神怡宁，意念贯一，紧吸慢呼，气沉丹田。

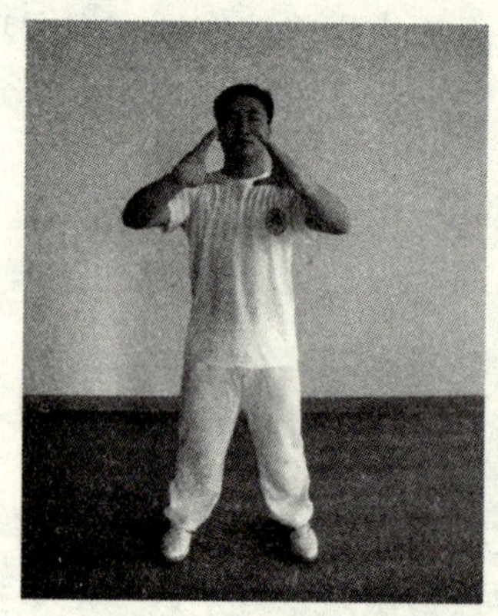

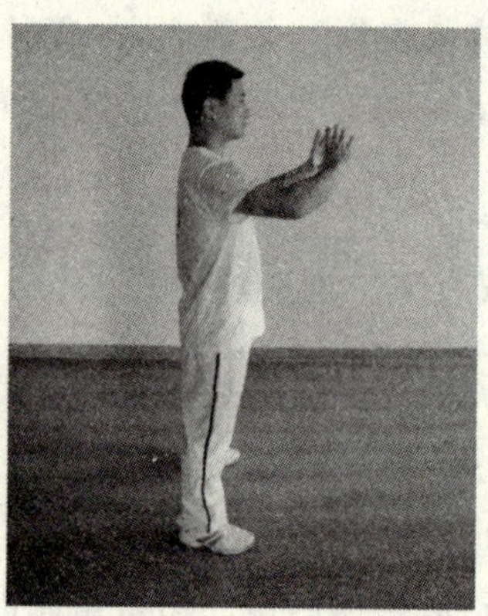

图3—1 韦驮献杵第1势（抱球势）

【功势】 ①左足向左跨，平行当肩宽，两足掌踏实，两膝腘微松；②两手提向前，胸前抱成球，指掌须蓄劲，松肩略垂肘，掌心向内凹，五指微内屈，指端相对称，约距4～5寸。

【时间】 每次3～30 min，初练时每次3 min，1周后每周递增1～2 min。

（二）韦驮献杵第2势（合掌势）（见图3—2）

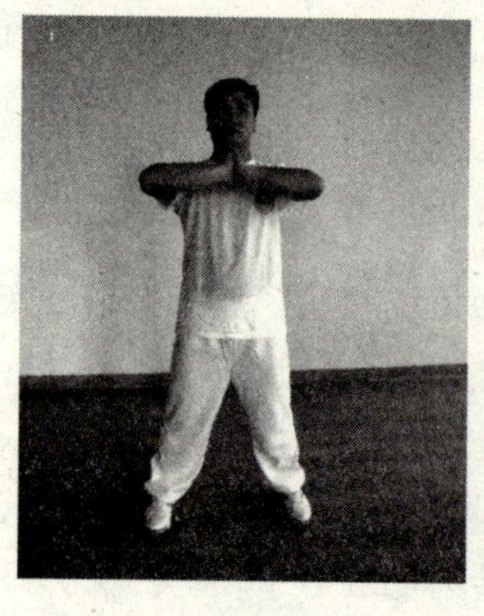

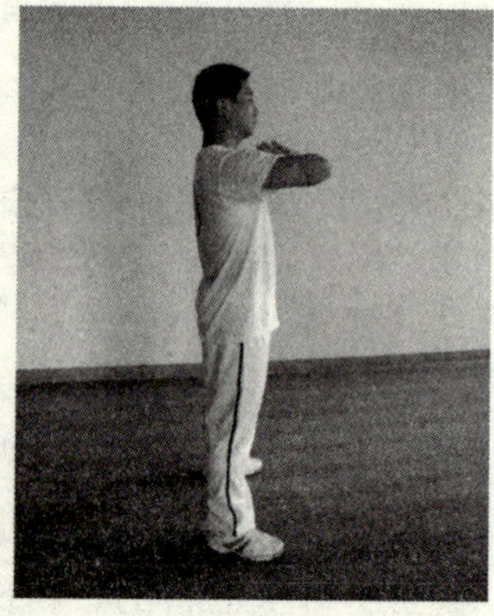

图3—2 韦驮献杵第2势（合掌势）

【原文】　足趾挂地，两手平开，心平气静，目瞪口呆。

【预备】　同韦驮献杵第 1 势。

【功势】　①左足向左跨，平行当肩宽，两足掌踏实，两膝腘微松；②左右平举手，肘腕须蓄劲；③相合两掌心，五指向外并；④屈肘渐内收，环拱指对胸，中指平喉结，相平肩腕肘。

【时间】　每次 3 ~30 min，初练时每次 3 min，1 周后每周递增 1 ~2 min。

（三）摘星换斗势（见图3—3）

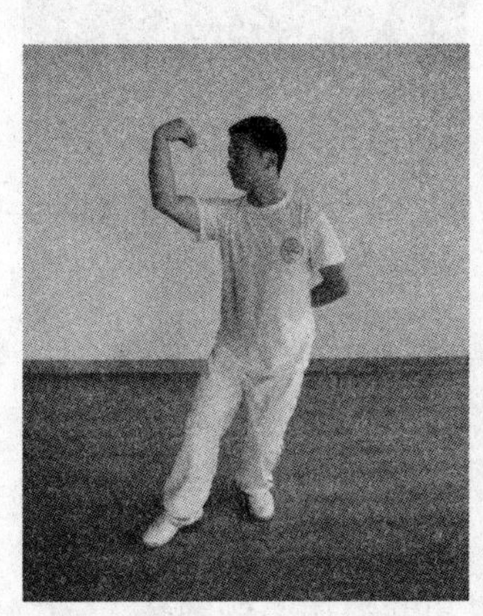
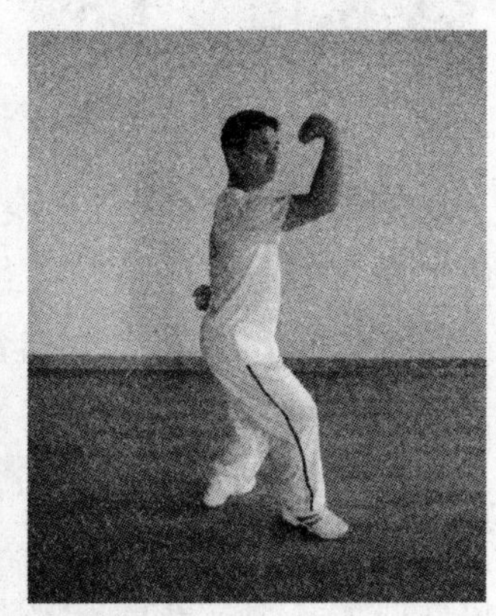

图 3—3　摘星换斗势

【原文】　单手高举，掌须下复，目注两掌，吸气不（慢）呼，鼻息调匀，用力收回。左右同之。

【预备】　同韦驮献杵第 1 势。

【功势】　①右足右前移半步，两足形成斜八字，左右踬跟隔一拳，随势侧身微右转；②提起右跟屈两膝，重心左移右虚步，左手空拳置腰后，右手钩握垂档前；③右手钩握胸前提，肘略高肩臂垂直，钩手于头右前方，相距头额约一拳；④腕尽屈曲指外旋，沉肩松臂肘内收，目注掌心头偏右，腿有虚实身端正。左右交替，功势相同。

【时间】　每次左右各 2 ~10 min，初练时，每次 2 min，1 周后每周递增 1 min。

（四）倒拽九牛尾势（见图 3—4）

【原文】　①小腹运气空松，前跪后腿伸直，两目观拳，两膀用力；②两腿后伸前屈，小腹运气空松，用力在于两膀，观拳须注双瞳。

【预备】　同韦驮献杵第 1 势。

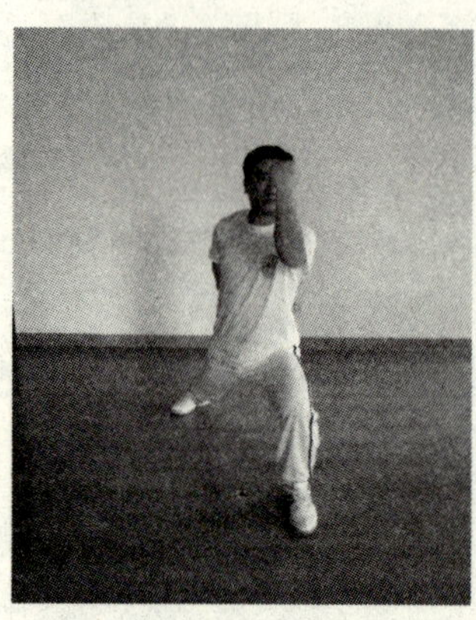
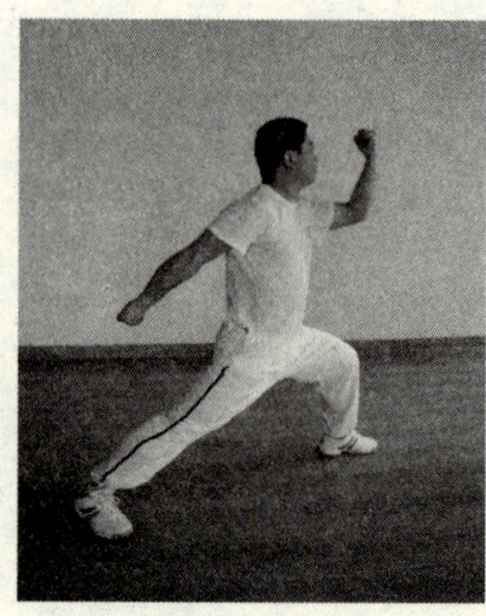

图 3—4 倒拽九牛尾势

【功势】 ①右足前跨成弓步，上身正直微下沉，右腿屈膝齐足尖，左腿后伸成箭步；②两手握拳前后伸，拳心向上肘微屈，前拳高举不过眉，后拳离臀约 4 寸；③前拳外旋肘平膝，后拳内旋肘伸直，一前一后螺旋劲，双目观拳肩端平。左右交替，功势相同。

二、少林内功选要

少林内功以站裆为基础，着重于腰腿和臂腕功力的锻炼。动静结合，动中求静，注意以意运气、以气生劲、劲达四肢，但必须外紧内松、呼吸自然、周身使劲，刚中有柔。通过以力贯气的锻炼，使之精力充沛，脏腑健全，经络通畅，功力增强。相传少林内功姿势达 10 余套，这里介绍其中 5 套功法：

（一）伸臂撑掌——基本裆势（站裆势）（见图 3—5）

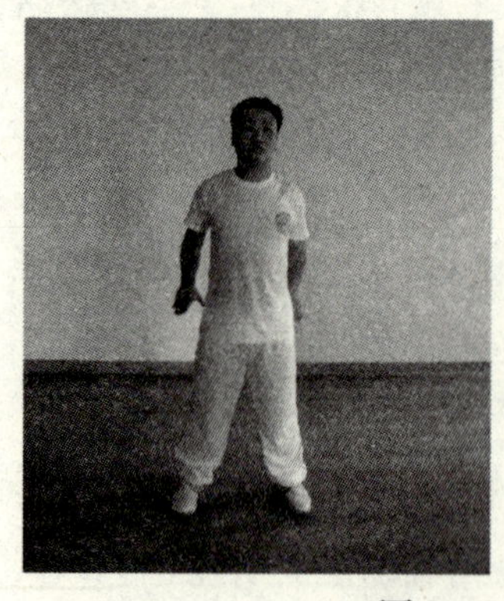
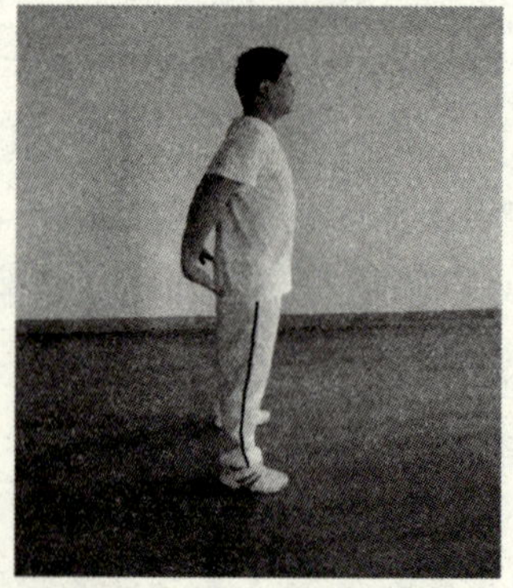

图 3—5 站裆势

【预备】 同韦驮献杵第 1 势。

【功势】 ①左足向左跨一步，两足平行宽于肩，足尖略收内八字，足趾着地腿实力；②两手后伸肘臂直，两腕背屈指伸平，掌心向地作按压，四指并拢拇外展；③肩胛内收胸微挺，后臀收蓄腹微含。两目平视头端平，呼吸随意神贯注。

【时间】 每次 3 ~ 10 min，初练时每次 3 min，1 周后每次递增 1 min。

（二）前推八匹马（见图 3—6）

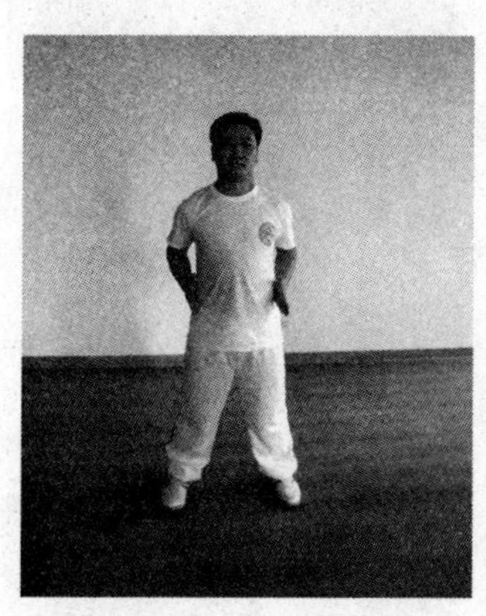
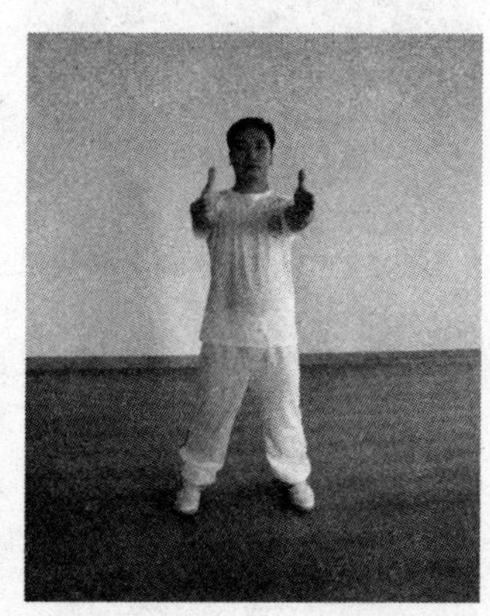

图 3—6 前推八匹马

【预备】 同韦驮献杵第 1 势。

【功势】 ①左足向左跨一步，两足平行宽于肩，足尖略收内八字，足趾着地腿实力；②屈肘直掌护两胁，掌心相对指并拢；③两臂运力渐前推，肩腕指端全蓄劲；④拇指上翘臂伸直，缓慢屈肘回两胁；⑤直掌下按为俯掌，伸臂紧腿同站裆。

【时间】 每次 3 ~ 5 遍。初练时每次 3 遍，1 周后每周递增 1 遍。

（三）倒拉九头牛（见图 3—7）

【预备】 同韦驮献杵第 1 势。

【功势】 ①左足向左跨一步，两足平行宽于肩，足尖略收内八字，足趾着地腿实力；②屈肘直掌护两胁，掌心相对指并拢；③两臂运力渐前推，同时前臂渐内旋，肩臂指掌成直线，手臂伸尽掌外翻，虎口向下朝向前，四指并拢拇外展；④五指向内屈曲收，由掌化拳如握物，劲注拳心腕外旋，屈肘收拳回两胁；⑤反拳为掌向下按，伸臂紧腿同站裆。

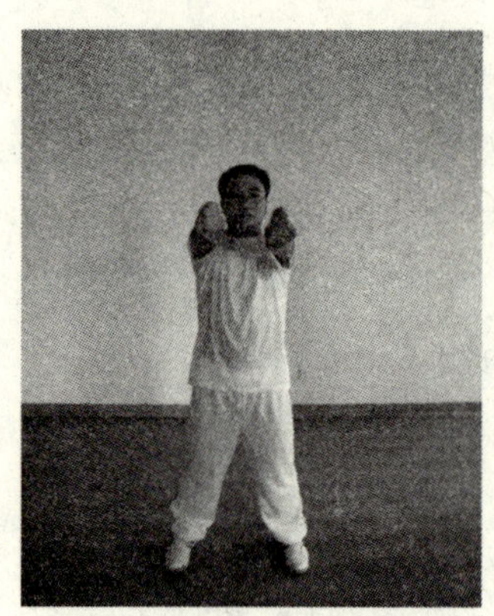
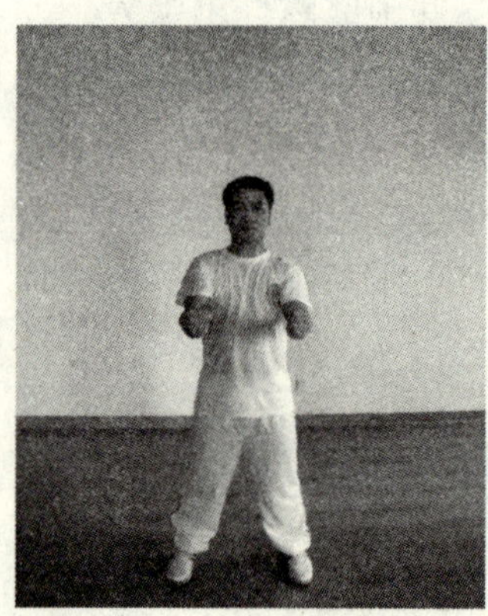

图 3—7　倒拉九头牛

【时间】　每次 3 ~ 5 遍。初练时每次 3 遍，1 周后每周递增 1 遍。

（四）凤凰展翅（见图 3—8）

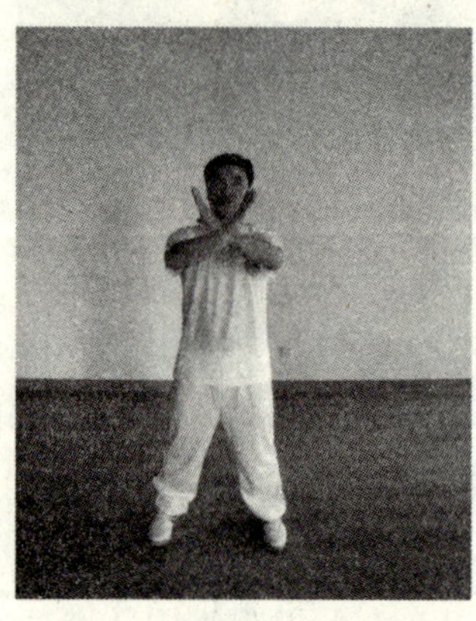
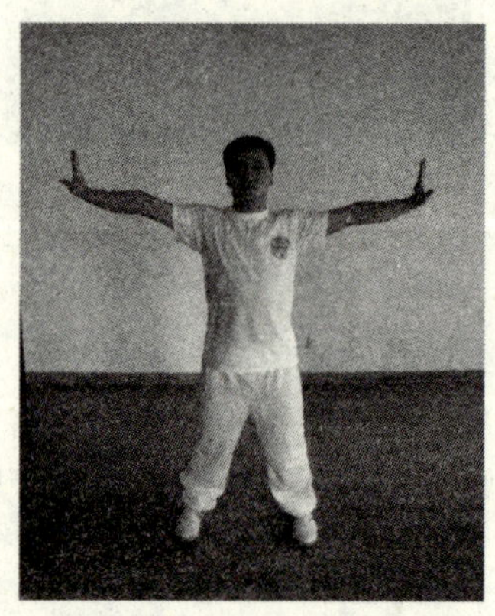

图 3—8　凤凰展翅

【预备】　同韦驮献杵第 1 势。

【功势】　①左足向左跨一步，两足平行宽于肩，足尖略收内八字，足趾着地腿实力；②两手屈肘提上行，立掌交叉于胸前，掌心向外指朝上，两掌相交于腕部；③立掌翻化为俯掌，两臂运动左右分，腕欲屈曲蓄劲力，四指并拢拇外展；④两拳旋腕肘屈曲，蓄劲着力渐内收，掌心相对于胸前，两腕交叉成立掌；⑤立掌下按化俯掌，伸臂紧腿同站裆。

【时间】　每次 3 ~ 5 遍。初练时每次 3 遍，1 周后每周递增 1 遍。

（五）霸王举鼎（见图3—9）

【预备】 同韦驮献杵第1势。

【功势】 ①左足向左跨一步，两足平行宽于肩，足尖略收内八字，足趾着地腿实力；②屈肘仰掌于两腰，两掌缓托过胸部，两腕外旋指相对，四指并拢拇外展；③犹举重物肘挺直，两膝蓄劲且稳实；④旋腕翻掌指朝上，掌心向面拇外展，蓄劲渐下分两旁，收回护腰成仰掌；⑤仰掌下按化俯掌，伸臂紧腿同站势。

【时间】 每次3～5遍。初练时每次3遍，1周后每周递增1遍。

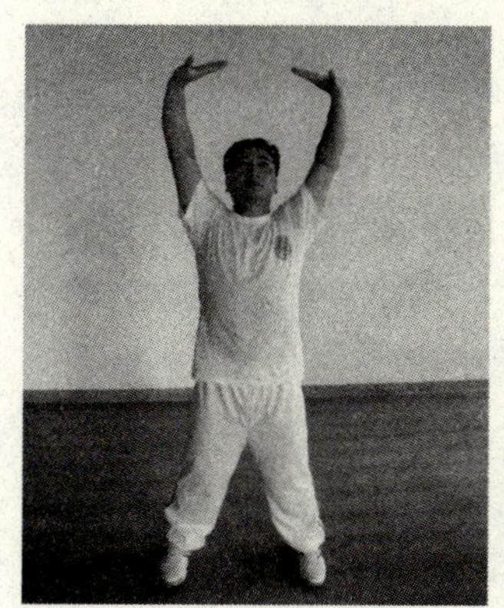

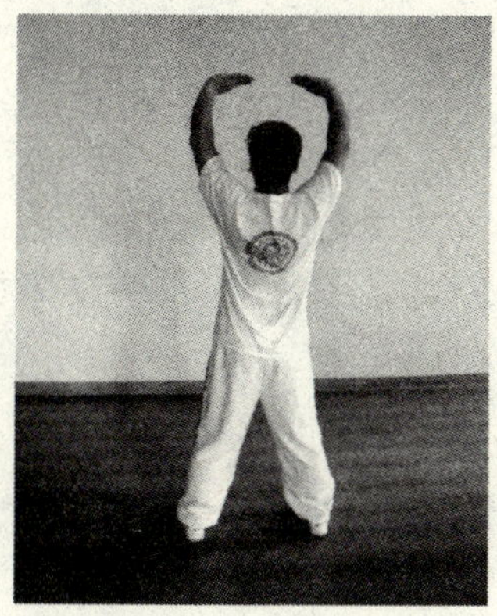

图3—9 霸王举鼎

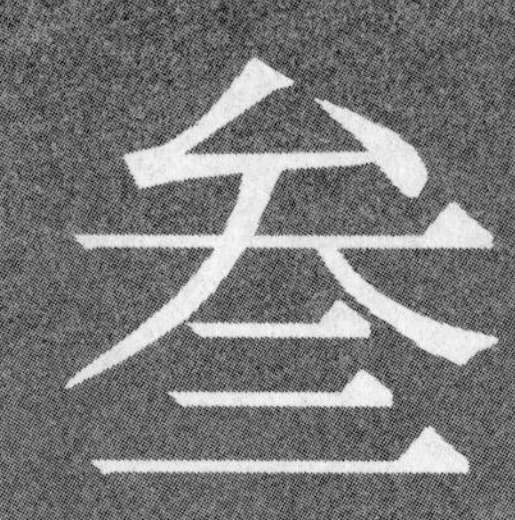

第三篇 手法技能

中国保健推拿以手法技能为本。运用阴阳学说整体观和辩证法的理论思想，解读手法技能的完整结构、总体要素、分类规范、技巧动作的整体规范和内涵功力的柔刚辨证等论观，作为提出手法技能实施标准和考核评定的理论依据。

第四章　推拿手法学概论

手法技能是推拿医疗保健功效的根本保证。中国保健推拿通过手法技能适度适量地刺激自身或客体的特定部位（包括经络穴位），适度适量地活动客体的肢体关节，产生强身养生的保健功效。手法技能的优劣、生熟，直接关系到保健推拿实践功效的优劣势大小。因此，从事保健推拿就必须正确领会、刻苦训练和熟练掌握推拿手法技能，必须明确，这是一项必修的基本功。

第一节　推拿手法技能的完整结构和总体要素

一、手法技能的完整结构

手法是手段和方法之统称。"推拿手法"一词通常解释为："在推拿防治疾病过程中所施行的各种技巧动作，它通过许多不同形式的操作方法来刺激人体的经络穴位"（见《中医大辞典》），"泛指用以防治疾病所施用的各种按摩动作与方法"（见《简明中医辞典》），"是操作者用手或肢体其他部分刺激治疗部位和活动肢体的规范化的技巧动作"（见《中国医学百科全书》），"是一种高级的运动形态，只有按照特定的技巧和规范化动作施法，方可称为手法"（见曹仁发等《中医推拿学》）等。不少推拿专著也都有类似的引用和解释，普遍认为推拿手法就是泛指用以刺激经络穴位进行防治疾病的有一定规范和特定技术要求的各种技巧动作。其实，这仅仅解释了推拿手法的外在的技巧动作部分，还没有全面阐明与概括推拿手法的实质内容。人们常说的"一分功夫，一分疗效"，就揭示出决定医疗保健功效的关键要素是手法中的"功夫"。所谓"功夫"，显然不是单纯指手法的技巧动作。《医宗金鉴·正骨心法要旨》中所说的"机触于外，巧生于内，手随心转，法从手出"，就启示了手法外在的技巧动作是由内涵的意识支配这一因果关系。所以，推拿手法的完整概念和含义除了外在的技巧动作之外，还应包括内涵的意、气、神和力的内容，也就是气和力运转意识及其支配下的刚柔相济之力，即内涵功力。由此可见，推拿手法应该是意识、技巧动作和力相辅相成、密切结合的有机整体，即称为推拿手法技能。可以说，这就是推拿手法的新概念、新含义。推拿手法技能就是由意识、技巧动作和力三者有机组合而成的，换言之，是由气和力运转意识支配的刚柔相济之力，通过规范化和一定技术要求的技巧动作，在手法操作过程中构成柔和、稳定、持续、有力、深透的手法技能。因此，广义的手法技能是有别于通常被解释为技巧动作的手法。事实表明，推拿手法仅偏重于技巧动作而忽视其内涵功力部分的解释显然是尚欠全面的。明确提出手法技能中含有客观存在的内涵功力，特别是气和力运转机制的观点，突破了推拿手法的传统概念和原有含义，而使推拿手法的概念和含义更趋于完整、合理、确切。

组成手法技能的意识、技巧动作和力三者形成完整统一的整体。在推拿手法技能中，内涵的功力和外在的技巧动作有着相互依存、相互转化的内外表里柔刚辩证统一关系，也充分体现手法技能的统一性和完整性。实践表明，只有规范化的手法技巧动作才能在手法操作过程中充分发挥出手法内涵的功力，也只有具备一定内涵功力的规范化的技巧动作，方能在手法实践中产生一定的功效。正是手法技能内涵功力和外在技巧动作的完整性和统一性，显示了中国传统推拿有别于西洋按摩所具有的特异性和技能优势，也是迄今为止，任何器械设备还不能完全取代人为的手法技能，产生实践功效的关键所在。

二、手法技能的总体要素

训练有素的中国推拿手法技能（包括基本技能和操作技能）必须柔和、稳实、持续、深透。这是根据先师提出的“手法操作必须具备持久、有力、均匀、柔和四个要素”和“手法柔和深透、柔中寓刚、刚柔相济，强调以柔和为贵”经验总结（见《推拿名家朱春霆学术经验集》），概括而成的推拿手法技能总体要素或称基本准则，通常作为检验手法技能熟练程度的客观标准。

（一）柔和

中国推拿特别强调：“手法以柔和为贵”。注重手法技能的柔和，包括着外形的技巧动作和内涵的功力两个方面的柔软、和缓、细腻、灵活、轻巧。“法之所施，使患者不知其苦，方称为手法也”（见《医宗金鉴·正骨心法要旨》）。手法技能的柔和是“不知其苦”的首要条件。实践表明，柔和的手法技能，可形成松静、舒适的感觉效应。也由于柔和的手法刺激更能适合客体的生理学原则与心理学、病理学需求，可以促使手法作用力的深透程度和有效范围大为增加，因而充分发挥出手法的最大效能，富有艺术魅力的柔和手法，可以产生最佳的实践功效。由此可见，柔和是手法技能基本准则之基础。柔和是指手法轻柔和缓，“柔以致气，以柔克刚”要达到手法柔和而不轻浮无力，关键在于心明手巧，以巧取胜，自然协调，力省功大。

（二）稳实

中国推拿手法技能注重技巧动作的平稳、节律，内涵功力的扎实、刚劲。这是手法技能产生具有一定深透性的刺激强度的有效保证。技巧动作的平稳、节律是指手法动作的频率、幅度和手法用力强度应保持相对均匀，富有节奏性，不可时快时慢，时大时小，时轻时重；内涵功力的扎实、刚劲是指手法用力的强度应以柔和为先导，手法刺激产生一定的感应为度。因人而异，因病而异，因部位而异。切忌突发僵硬暴力或一味强求手法刺激感应而使用滞劲蛮力，以免产生不良反应与严重事故。也就是说，手法内涵功力的运用，必须遵循刚柔相济、以柔和为贵的基本原则，做到“轻而不浮，重而不滞”方能取得良好的实践功效。

（三）持续

中国推拿手法技能刺激产生的有效作用通过量的不断积累才转化为一定的医疗保健功效，这就是由量变到质变的过程。手法刺激量的积累是以手法操作时间的持久和操作规程的连续为基点。所以，必须具备足够的手法耐力，保持手法操作的持久性、连贯性（包括技巧动作和刺激强度），这是积累手法刺激量的必要过程，也是手法的技巧动作和内涵功力逐渐深透并发生由量的积累而成质的突变、产生功效的重要基础。然而，手法刺激量的不足或太过都会直接影响实践功效。

（四）深透

中国推拿手法技能刺激作用通过气和力的传递效应和运转机制，由表及里、由近及远地深入透彻，产生酸、胀、热、重、麻等感应和效能。其程度、范围形成点、线、面、体的纵横交织与远近扩散，或局部深透，或循经深透，“为透筋脉直达其所”，可达到触及筋肉骨脉乃至脏腑之所。手法作用力的深透是手法实践功效的保证，也是检验手法技巧动作和内涵功力熟练灵巧、稳柔劲实的一项客观标准。手法刺激的深透又是手法刺激量积累的必然结果和手法技能平稳、扎实的充分体现。

综上所述，在中国推拿手法技能中，柔和、稳实、持续、深透是相辅相成、密切相关、相互渗透、相得益彰的完整总体。通过内外结合，表里协调，质量转化，软硬依存，相互协调，紧密交织成辩证统一的关系网络，这就是刚柔相济的推拿手法技能。只要认真领会、刻苦训练、反复实践，推拿手法技能完全可以由生趋熟，熟而生巧，乃至得心应手，运用自如。

第二节 推拿手法技能的分类规范和基础训练

一、手法技能分类规范的整体构思

中国传统推拿手法种类丰富，技能精粹，名目琳琅，是我们先人的智慧结晶和前辈的经验总结，在盘点手法种类中也一度出现一法多名、一名多法之状况，几经荟萃整理与研讨规范，目前手法名称见于文字记载累计已达数百种之多。现有不少论著就手法分类规范提出见解，是从各个不同的角度与侧面着眼，提示了认识与研究推拿手法技能的观点与方法，对手法分类规范作了示范性的探索。其中以根据手法动作形态和手法用力方式进行归纳分类的方法多为引用。

手法分类规范旨在剖析手法技能的本质，研究手法技能的基本原理、基本概念与基本规律。手法分类规范必须摒除门户之见、流派之别，以整体观念为基点，尊重传统，注重现实，密切结合手法实践，合理归纳，做到科学规范。

（一）手法技能的分类规范

从整体上说，手法技能是由前期阶段的基本技能和后期阶段的操作技能组成的。通常所说的手法，主要就是手法前期的基本技能部分，是手法技能的基础。也有相当一部分手法是指具体的操作方法，是手法后期的操作技能部分，也是手法实践应用的基础。手法基本技能包括手法的动作形态、技巧结构、力学性质及其分化、衍变、复合；手法操作技能包括手法的选择、合成及其强度、用量、规程。

（二）基本技能的分类规范

根据手法技巧动作的基本原理与基本规律，运用运动生物力学基本理论与方法，理顺手法形态、性质、应用及其类同相似、衍变从属关系，手法基本技能可分为基本手法、衍变手法、运动手法和复合手法。

1. 基本手法

基本手法是推拿手法的主体与核心，由集中代表手法共性的推、一指禅推、拿、按、摩、㨰六大手法组成。这些手法较为完整地概括了手法的一般原理与基本规律，在实践应用中占有主导地位。通过衍变其手法着力点和用力方式，可以分化出多种同类系列手法。其中推、拿、按、摩四大法，起源早，史载多，作用大，应用广，是手法之母，被公认为推拿主宗大法，并先后被奉为这门医术和学科的冠名手法。据史料载述“推拿一科，发明于黄帝时，之歧伯，著书十卷。其手术有四：一曰按，二曰摩，三曰推，四曰拿。及梁武帝时，达摩氏以为旧法过简，不敷应证，复从而光大之。”（见黄汉如《黄氏医话》）这四宗大法的力学结构、姿势形态、动作技巧为后世推拿手法技能的发展奠定了基础。因此，它较为全面地集中了各家推拿流派手法的共性。探析其手法的力学分解原理，不难发现，推、拿与按、摩是颇有特色的两组手法。推法侧重于推动摩擦力，拿法侧重于相对挤压力，按法偏重于单向按压力，摩法偏重于旋动摩擦力。可见，推、摩法有手法运行轨迹的直线往返与圆环盘旋之分；拿、按法则有施力方向相对与单向之别；于是，推、拿、按、摩形成两组相对动静、阴阳柔刚的组合手法。“复依人身之穴道，及脏腑筋络，用一指之力，循穴道以去病，名为‘一指禅’。后人莫名真相者，漫称按摩，或推拿。殊不知推拿一科，唯‘一指禅’为能得其全，非此不是以明体达用也。”（见黄汉如《一指禅推拿说明书》）一指禅推法和在一指禅推法基础上发展形成的㨰法，是中国近代推拿手法发展史中颇有影响、富有代表性的特种学术流派手法，是先人在总结规范手法技能中充分运用与发挥运动生物力学的基本原理和人体躯干肢节的生理解剖特点密切结合而成。同其他手法相比，这两宗手法的总体结构更完整，内涵功力更稳实，技巧的力学性质更合理，动作的复合组成更协调，并特别富有柔和、稳实、持续、深透的性能。临床应用较广，实践功效显著，被举世公认为中国传统推拿手法的经典和精华。基于一指禅推法和㨰法动作难度大、技巧要求高的特殊性，这两宗手法通常作为保健推拿教学中手法基本技能训练的常规手法。这对掌握其他手法技能有着举一反三的指导意义。由此可见，将一指禅推法和㨰法列入基本手法范畴也是无可争议的。

2. 衍变手法

衍变手法主要是由基本手法分化、延续而成，并相对从属于基本手法的一般手法，通常配合基本手法作辅佐与补充之用。所以，也可称一般手法或辅佐手法。大多数是由推、拿、按、摩四宗大法经过长期的手法实践，不断总结经验，生化、衍变而成的。其中有推法衍化的抹、擦等法；拿法衍化的捏、拧等法；按法衍化的点、掐、压等法；摩法衍化的揉、搓、捻等法。这些手法在力学性质、技巧动作上，同其从属的基本手法有着相同类似的原理与规律，只是在手法着力点或用力方式方法上不同而已。虽然这些手法在实践应用中有一定的局限性，但其作用与功效是毋庸置疑的。衍变手法中有的还是某些推拿流派的代表手法，如指针法、指压法、理筋拍打法、点穴法、内功擦法等。

3. 运动手法

运动手法是帮助客体的活动肢节进行有一定限度的旋转、屈伸、牵拉等被动性运动的动作手法。通常配合基本手法作为关节活动部位辅佐运动之用。然而，运动手法的实践功效却有独到之处。对于舒筋通络，调理脏腑气血，尤其是在整复、牵引、伸展关节和软组织的移位、错缝、痉挛、粘连过程中，具有关键性的作用。运动手法的动作幅度、用力强度、用量限度都必须严格控制在客体的生理、病理所可忍范围之内。诸如扳、拔、摇等法都属于运动手法之列。

4. 复合手法

复合手法是由两种以上的手法技巧动作同时结合施行所形成的手法，是基本手法、衍变手法和运动手法的组合与发展。其中不少手法是通过长期实践探索、总结而成为一门推拿流派的代表手法。复合手法在实践应用中产生的作用与功效，并不局限于两种以上手法作用的综合，还具有手法功力内涵质变的特殊功效。可以认为，复合手法对于手法技能的开拓与发展蕴有极大的潜在能力，值得重视与探索。复合手法中综合了两种以上手法的姿势形态、动作技巧及其力学性质，诸如，推按法、推摩法、推揉法、按揉法、提拿法、牵抖法、弹拨法等。

（三）操作技能的分类规范

根据手法操作过程的基本规程和基本规律，运用整体与局部、循经辨证与局部就近相结合的观点与方法，归纳手法基本操作常规方法，可分为部位操作法、复式操作法和辨证操作法。

1. 部位操作法

部位操作法是手法操作技能的训练常规基础，是根据全身各部位的解剖、生理学特点，拟定参与手法操作的手法选择、合成的规程。部位操作法通常作为手法操作技能规范训练的基本模式，包括头面、颈项、胸腹、背腰、四肢等部位的常规操作规程（参见“手法操作技能”一章）。

2. 复式操作法

复式操作法是几种手法的复式组合，常用于小儿推拿，是小儿推拿中特有的一种操作方法，古称“大手法”。复式操作法有专门名称和特定的作用功效，规定的操作部位、穴位、手法和程序，如捏脊法、开璇玑法、按弦搓摩法等。在实践应用中，复式操作法更多见于两手同时在同一或不同的部位，施行同一或不同的手法技巧动作，合成操作于一体。如㨰法常同扳、抖、摇、揉等法配合操作；拿法常同揉捏法等配合操作，通常也结合部位的特点与实践的需求拟定合成的方法与规程。复式操作法由长期手法实践经验积累而成，体现了手法操作技能的应变性，也是各家推拿流派手法施展技能的重要方面。因此，复式操作法对于推拿手法学的发展具有很大的探索与研究余地。

3. 辨证操作法

辨证操作法是几种手法合成运用于各种疾病证候的医疗保健，即根据手法技能的作用功效，拟定手法操作的部位、穴位、手法和规程，相当于推拿的协定处方。通常作为医疗保健中辨证实施基本常规，诸如，回阳救逆法、平肝潜阳法、宽胸理气法、消积导滞法、承气通便法、腰脊整复法、肩袖舒筋法、面瘫牵正法等。辨证操作法也可变通为养生保健协定处方，即根据手法技能所产生的保健功效，拟定操作的部位、穴位、手法和规程，通常作为养生强身基本常规，诸如，消劳除累法、消劳除烦法、消劳培元法、头面华容法、任督通调法、肾脾固本法、男子养生法、经期养生法、寿老养生法、尊老养生法、小儿养生法、赛前振奋法等。

综上所述，推拿手法分类规范是中国保健推拿一项值得研讨与探索的重要课题。现在看来，复合手法和手法的复式操作依然是今后深化手法技能创新发展的主要方向，对于完善与促进推拿手法技能的经验总结、学术交流和教学推广等项工作，充实、提高中国推拿学科的理论与实践水平，无疑有着一定的作用与意义。

二、手法技能基础训练的常规方法

中国推拿手法技能具有严格的科学性和一定的规律性。手法的强度、频率、灵敏度和耐久力等基本素质是手法精良、熟练的基础。为了正确领会、熟练掌握手法技能，就必须刻苦认真地进行手法基础训练。手法技能熟练的主要机制是条件反射。长期不懈的训练及始终保持在前一次训练后技巧能力的良性恢复阶段内进行后一次训练，可不断强化已经形成的条件反射。长期反复的强化，可形成新的条件反射，使手法技巧能力有新的突破；反之，原所建立的条件反射将有可能逐步消退。手法训练强度和技巧难度的增加，必须使机体尤其是中枢神经系统和运动系统（以上肢关节、肌肉、韧带为主）的功能有个适应、巩固和提高的过程。在这过程中逐步增加生理负担，强度逐步增大，难度从简渐繁。只有通过长期刻苦的身功锻炼和手法基础训练，手法的内涵功力和技巧动作才能逐步扎实，日趋熟练。

手法技能基础训练可分前期和后期两个阶段进行。前期阶段训练是后期阶段训练的基础，后期阶段训练是手法实践应用（即临床实践）的基础。

（一）手法技能前期阶段训练

手法技能前期阶段训练着重于手法姿势形态、技巧动作的正确规范。先要求手法的形似，在初步熟练的基础上，适当增加力的强度和用量。也就是以认真领会、熟练掌握手法技巧动作及其要领为前提，进行指力、腕力、臂力的训练。同时，领会意念控制，理解运气化力，逐步达到神似的境界。前期阶段训练通常可以在自制的米袋（或沙袋）上进行，又称“米袋功”。米袋（布袋）规格是26 cm×16 cm，内装大米（或洗净的黄沙）约2 kg，针线封口后再外套有束带的布袋，以做换洗之用。手法技能前期阶段主要训练一指禅推、㨰、推、拿、按、摩、振、击等手法的技巧、动作及其分化、衍变等技能，关键是领会与掌握其要领。传统手法技能训练是先从技巧动作难度较高的手法技能着手，其训练重点是一指禅推、㨰、振、虎口推法，这些手法结构严密、形态柔和、动作协调、功力扎实，故也称“手指功”。着手这几种手法的技能训练，对于全面掌握其他各种手法技能具有触类旁通、举一反三之作用。

通常可以徒手训练的方法，训练扳、拔、摇等运动手法，关键是领会与掌握其用力技巧、强度与动作幅度。以往通常在手法技能后期阶段的手法操作规程训练中进行扳、拔、摇等运动手法训练，其实，完全可以配合基础功法训练，徒手训练运动手法，在手法前期阶段训练中重视扳、拔、摇等手法徒手训练，更有利于强化筋骨，增大肌力，提高果断敏捷的反应能力，为手法后期阶段训练及从事实践应用奠定基础，确保这类运动手法在操作过程中的刚柔相济、稳实果断、协调契合。运动手法前期徒手训练关键是领会、熟悉和掌握扳、拔、摇等手法的动作幅度、用力强度和用量限度，严格控制与把握在安全有效的范围内。徒手训练方法以基础功法的弓箭步势为站裆，两手皆伸直微屈，左右手掌相对，扳法则相对立掌作反向节律蓄劲动作；拔法则相对平掌作同向节律蓄劲动作；摇法则相对平掌作圆形节律蓄劲动作。徒手训练仿效基础功法，模拟实践操作，训练方法简单，可以通过实训探索适合自身的方式和方法。

应用米袋和徒手训练是手法技能前期阶段训练的传统方法，也是整体性的推拿功法训练的组成部分。因此，手法前期训练不但注重手部动作的柔和、灵活，还能在掌握动作要领的基础上，逐步而自然地增加用力的强度和持久性。手法前期训练讲究整体密切配合，训练时必须保持形体端正，沉肩垂肘，蓄腹收臀，呼吸自然，心神贯注或端正坐势，或马步、八字步的站势，两手交替训练，保持左右平衡。

（二）手法技能后期阶段训练

手法后期阶段训练是在手法前期阶段训练达到熟练程度的基础上，作意识、技巧动作和力密切结合于具体操作过程的训练，也就是手法实践应用的模拟训练。通常是在人体（自身或客体）上进行后期阶段训练，并以全身各部位手法操作规程为基本模式，着重于手法操作过程中的手法选择、合成、强度和用量等技能训练，关键是增强气和力的运转意识，促使内在的气纳入意念支配的轨道，即由腹、胸贯注于肩、臂、掌、指，转化为柔刚相宜的力。这就首先要求形体端正，专心致志，精力充沛，气息调匀，为造就气和力的运转机制创造条件。通过长期的刻苦训练和反复实践，可以逐步认识并不断增强手法传感的内涵功力。手法操作的轻重缓急，应因人而异、因病而异、因部位而异。

手法技能训练是长期、刻苦的技能训练，也是顽强、坚毅的意志锻炼。只有勤学苦练，手脑并用，循序渐进，持之以恒，才能熟练掌握手法技能，为从事保健推拿奠定扎实基础。

第三节　推拿手法技巧动作的整体规范

一、手法技能的整体观念和辩证法思想

整体观念和辨证施治是中医学理论体系的重要特点。其实质是强调统一性和完整性，体现了古代朴素唯物论和辩证法思想。它贯穿于中医生理、病理、诊法、辨证、治疗等各个方面，渗透在推拿基本理论和手法实践之中。整体观念和辩证法思想，也密切指导着中国推拿手法技能。实践表明，重视与增强推拿手法技能的整体观念和辩证法思想，对于熟悉领会与熟练掌握推拿手法技能，提高推拿手法技能的内涵素质，进而指导推拿学科的理论与实践都有着不可低估的作用与意义。

重视与增强推拿手法技能的整体观念和辩证法思想，就是要以整体观念和辩证法思想为基点，全面认识推拿手法的完整概念和总体结构，使推拿手法的传统

概念和原有含义更趋于完善、确切；正确理解手法技能中气和力运转机制及内涵功力柔刚辩证关系的完整性与统一性，使手法技能的气力互动、内外柔刚更趋于完整、协调；总体构思手法技能分类规范，使手法技能趋于合理归纳、科学规范；不断强化手法技能的基础功法训练，外练筋骨皮、内练精气神更趋于完整统一；充分揭示手法技能中局部技巧动作和全身各部密切协调配合的形体姿势、步式动作的完整统一，手法局部技巧动作中手法着力点和手的其他部位相互协调、配合的完整统一，使手法的内涵素质趋于得心应手、手到病除之境界。

二、手法技巧动作的整体统一关系

手法技巧动作是手法技能的外在部分，手法技巧动作完整统一关系更为显著突出。通常认为，手法技巧动作是以从事手法操作的手的各部位（包括指、掌、腕、肘的腹、背、端、侧、面、根等部），或借助躯体和肢节的其他部位（如头、足、背、骶等部）取代手部为手法着力部位（称手法着力点，或称手法接触面），是有一定技术要领、规范要求的动作行为。或实施单手操作，或双手同时施行两个以上的手法操作，充分施展手法技能的作用功效。其实，手法技巧动作并不局限于手法着力部位的动作行为，而是涉及身体其他躯体肢节部位的密切配合、全面协作。当然手部的动作行为是手法技巧动作的主体部分。如手法基本技能训练中关于形体端正、含胸拔背、沉肩、垂肘等基本要求，就体现了技巧动作的总体完整。在手法操作技能中，出于手法技巧动作柔和、稳实、内涵的气和力运转的需要，肩、臂、腰、臀的形体动作和两腿足的姿势步式，往往都是同手部的技巧动作配合、协作的重要环节。因此，不能片面着眼于手法局部的技巧动作，必须重视手法技巧动作的整体性、全面性。在手法操作具体过程中，根据手法着力部位技巧动作的要求，配以相应的形体姿势，或端坐，或站立。端坐则含胸拔背，蓄腹直腰，松肩垂肘；站立则有马步、弓步、站势等。这些姿势、步式可使气息调匀、气机顺匀、劲力柔和，同手部的技巧动作相辅相成，相得益彰。可见，手法操作过程中规范化的形体姿势是局部的技巧动作顺利实施并发挥最大效能的重要保证，也是整体性的手法技巧动作有机组成部分，从总体上保持了手法技巧动作的完整性和统一辩证关系。

三、手法技能的优化组合和功效概率

整体观念和辩证法思想还贯通在保健推拿手法实践的环境组合中，包括外环境和内环境的完整统一。保健推拿所涉及的环境问题并不单纯指应该具备安静、优美的居室外环境，而是包括注重精、气、神三者协调、和谐的内环境，所谓内环境，包括推拿手法操作过程中主客体双方的身形、气息、心神等方面的配合、协调，也就是主体（医者）方面在手法操作过程中所必须具有的内涵功力。首先应保持形体端正、呼吸自然、心神贯注，为造就、促进运气意识提供良好、和谐的内环境。传统的基础功法训练就是训练与造就内环境的基本功。只有通过刻苦训练、自觉练养，不断充实内涵的精、气、神才能逐步趋于不自主的运气化力。可以说，内涵的气，由意念控制并推动力的运转，两者结合是手法技能的内涵部分，而技巧动作则是手法技能的外在部分，优化主体方面内环境的实质是手法技能的内涵功力。至于客体（患者）方面的内环境则是系指客体内在形体、情绪、神志的默契与配合，实践表明，客体松、静、宁的形体与心情是接受推拿手法用以强身养生、康复养生的极佳状态，也就是置推拿手法技能于气功状态之下。优化客体方面的内环境是手法操作过程中客体方面配合保健推拿的积极因素。优化环境组合是从事保健推拿主客体双方内环境和外环境密切、良好的组合。

功效概率是对推拿手法技能、穴位主治病症的宏观功效相对而言的，也可称微观功效，系指手法技能产生功效的概率评估应精确到每一技巧动作，每一往返频率与次数所产生的有效功率，计程、计次的功效就是微观功效的积累与飞跃。因此，每一计程、每一计次的手法功效又必须落实到每一技巧动作，每一往返频率、次数的手法操作之中。重视与优化手法技能的功效概率是着眼于微观功效的，提高手法有效功率百分点，这是确保保健功效与优势的重要环节。

从而，深化手法技能整体规范，特别是要勇于探索手法技巧动作的规范与创新，现在看来，复合手法和手法的复式操作依然是手法技能创新发展的重要方向，也是不断提升研究手法技能的功效概率乃至提升手法作用功效纵深发展的关键问题，值得引起中国推拿业内人士的关注与重视。

第四节　推拿手法内涵功力的柔刚辨证

一、手法技能中的力学性质剖析

中国推拿手法的动作形态和技巧结构，具有明显的运动生物力学性质。推拿手法主要就是根据其力学性质定名的。诸如推、摩、㨰等手法就有推动、摩动和滚动摩擦力的性质；按、拿、击、拔、扳、抖等手法就有按压力、挤压力、牵拉力、叩击力、振动力等性质，都属于弹力的范畴；背法、肘按法、踩跷法是借助于重力的原理。通常偏重于摩擦力的手法，多属柔性；偏重于弹力和借助于重力的手法，多属刚性。手法作用力不仅有单向、平面的，如推、按、摩等法，也有双向、立体的，包括相向用力，如拿、搓、捻等法；还有相背用力的，如背、扳、拔等法。有很多手法，特别是复合手法，具有两种以上的手法作用力，如揉法就有摩擦力和按压力的复合。从力学概念来说，手法操作过程就是各种手法作用力交替、变换和复合的过程。

在手法技能的实践应用中，往往是由于手法技巧结构的改变，其手法作用力的性质、强度也随之改变。临床上除了直接增减手法作用力的大小之外，还常根据病情需要和部位许可，以变换手法着力点的面积、手法作用力的支点部位及其力臂、手法着力角等方式，间接增减手法刺激强度。通常是手法刺激强度同手法作用力和手法着力角的大小成正比。在同等量的手法作用力的情况下，手法刺激强度同手法着力点的面积、手法作用力的力臂成反比。

手法作用力的作用范围与深透程度同手法技巧结构密切相关，其涉及的往往是大于手法着力点所接触的实际区域，并随着手法操作过程中手法技巧结构的改变而不断改变。如一指禅推法，形似持续性按法，但其手法作用力所涉及范围和程度却不同于按法，而是通过手法着力点，在体内形成同手法摆动角度相对称的手法感应效能范围和程度，显然，其手法感应效能就大于按法。可见手法技巧结构直接关系着手法的实践功效。前人通过长期的实践，不断摸索总结，改革创新，逐渐形成各种用力省而功效大的流派手法。在医疗保健实践中，运用物理学基本原理，特别是运动生物力学原理，研究与探索手法技能中力学性质，尤其是手法的动作形态，技巧结构中手法作用力、手法着力点与着力角度、手法运力部位同手法感应效能、手法刺激强度等相互关系及其一系列有关问题，是进一步完善与发展推拿手法技能的一项重要研究课题。

二、手法技能中的气和力运转机制

中国推拿历来注重“以气行手，以手调气”“以意领气，以气贯力”等传统理论观点，也就是强调手法技能中内涵的气和力运转机制问题。实践表明，气和力运转机制在手法操作过程中形成运气化力，力的传递和转化，受力运气的连锁效应。前者的“运气”，是指施行手法的主体方面全神贯注，专心致志，进行有意识的气机运转，后者的“运气”，则是指承受手法的客体方面经气激发，经络通畅，气血运行，发生无意识性的气机运转。这样由主动性的“运气”引起被动性的“运气”，通过力的传递与转化作用而完成全过程。为手法技巧动作造就良好的内环境，关键在于主动性的运气化力中注重形、意、气、神的密切结合，这是以形体端正、专心致志、气息调匀、精力充沛为基本要求与先决条件的。进而由意识控制、意念调动，使内在气的运动纳入意念的途径，即由丹田，提升贯注于肩、臂、掌、指，转化为刚柔相济之力，手法技能中的内涵功力就是气和力运转机制的产物。传统所说的“意到神至、神至气到”，也正是反映了手法技能中内涵的意、气、神三者相互依存、相互促进的密切关系。通过不断实践可以逐渐领悟到手法技能中内含的气和力运转机制是客观存在的，而且居有主导地位。

三、手法技能中内涵功力的柔刚辩证关系

中国推拿手法技能同力有着不可分割的关系，从而手法用力务必遵循“刚柔相济，以柔和为贵”的原则，这就是推拿手法技能的柔刚准则。手法技能各有所异，却存在一定的共性，即是手法中柔和刚之间相互依存、相互渗透、相互协调、相互交替的辩证统一关系。柔和刚相辅相成，密切结合，体现了手法技能的完整性和统一性。中医阴阳学说的对立制约、互根互用、消长平衡和相互转化等基本理论观点，始终贯穿着手法的柔刚之中。“审其阴阳，以别柔刚”的理论高度指导与概括了手法技能中柔和刚的整体观点与辩证关系。

在手法技能内涵功力柔刚辩证应用中，必须正确把握手法柔刚的强度和用量，特别要把握刚性手法操作的度和量。手法技能忌用粗暴蛮力，而刚性手法操作务必运用瞬间爆发力，两者必须明确理解和严格区别，前者是全凭主观臆断用力，技巧不当，动作失度，后者是顺应客观需求用力，技巧恰当，动作适度。关键在于技能熟练生巧，量度把握恰当，顺应客观需要，遵循柔刚规律。

使用瞬间暴发力的扳、拔、点、压、击等刚性手法操作可以解痉挛，剥粘连，整错位，通瘀滞。应当指出，手法技能中使用的瞬间暴发力绝非意味宽容手法操作过程中蛮用粗力、暴力。两者截然不同：瞬间暴发力是手法技巧动作中必需具备的敏捷、果断，而粗暴蛮力则有着一定的伤害性，所以务必严格区别。在手法技能实践应用中，无需以治疗和保健应用目的不同而区分为“治疗手法”和“保健手法”。实践表明，含有瞬间暴发力的刚性手法对于改善亚健康状态的过度疲劳征象，也是有益无弊的，强身养生保健推拿四十大法中就有压脊、后扳、斜扳、拔伸等手法操作。然而，其用量和强度明显不同于疾病医疗和功能康复。所以刚性手法瞬间爆发力应用必须准确、果断，因人、因病、因部位等不同因素把握强度和用量；根据“刚中有柔”“先柔后刚，刚后再柔”操作规程原则，把握强度和用量；根据客体的生理、心理和病理所能承受范围，把握强度和用量。

手法技能的阴阳柔刚，不可偏废一面。实践表明，“成功的手法应以柔为先，以和为贵。轻柔的手法最易为患者所接受，与患者最为亲和，无论是急性病还是慢性病都能兼容。但必须轻而不浮，柔中寓刚，方能手到病除。”（见《推拿名家朱春霆学术经验集》）在手法操作柔刚失度的表现中，大多偏向于柔不足、刚有余。孰不知任何操之过急、过度、蛮用粗力、暴力的手法都是超越机体正常生理和病理所能承受的范围，必然导致不良后果。明代名医张介宾在《类经》中载有一段发人深省的经文：“今见按摩之流，不知利害，专用刚强的手法，极力困人，开人关节，走人元气，莫此为甚。病者亦以谓法所当然，即有不堪，勉强忍受，多见强者致弱，弱者不起，非惟不能去病，而适以增害，用若辈者，不可不为知慎。”当代著名中医推拿学家朱春霆先生特别重视“审证求因，因人而施，因病而治，因部位而异”的辨证思想，曾反复强调“手法以柔和为贵，要柔中透刚”的基本原则。先师这一精辟论述为提出推拿手法技能柔刚准则奠定理论基础。他还明确告诫学生：“人虚证虚用柔和手法处理不待言，人虚证实，也应该以柔和的手法为主，即使人实证实，也不能多用刚强的手法来取快一时……如果多用刚强的手法或一味蛮用刚强的手法来对付实证，虽然取得一时效果，而元气也随之发泄，本来是不应气动而生的病证，反而会造成因气动而成的病证，无形中使本病转为痼疾，实证变作虚证……使用手法应以柔和为贵，但必要时，也不放弃刚强的手法，尤其对于人虚证虚更应注意。”（见朱春霆《推拿讲义》）当代著名中医推拿学家丁季峰先生也极为强调手法的柔软性，认为：“掌握正确的操作方式和精湛熟练的操作技能，使它对人体所进行的刺激，不但具有适当强度，而且更富有柔软性，从而在安全舒适的基础上产生良好的治疗作用，否则在操作的过程中，由于刺激的强硬，就易于使患者肤肉感到不同程度的疼痛，甚至引起其他各种不良反应”，同时指出：“由于刺激的富有柔软性，与那些运用粗暴蛮力来实施的强硬刺激截然不同，所以能适合肌肉基本特性而不会损伤肌张力，不会引起反射性肌痉挛以及产生不良影响”“运用刚柔相济手法刺激为核心的医疗措施，确是能表达出推拿自身最高价值”（见丁季峰《㨰法推拿》）。古人的告诫和前辈的教诲，充分阐明了手法技能的刚柔相济及其辨证运用的重要意义，也启示了提出手法技能柔刚准则的必要性，至今仍有着深刻的现实意义。

事实也毋庸讳言，由于手法柔刚失度而导致医源性疾病及其他不良反应与后果的情况也时有发生，轻则破皮、出血，重则晕厥、伤筋、骨裂、骨折，包括肌肉韧带撕裂损伤，椎间盘纤维环破裂损伤等。所以，必须高度重视手法技能中柔和刚的整体性和辩证统一关系；必须熟练掌握手法刚柔相济及其辨证运用的原则和方法。

第五章 推拿手法基本技能

手法基本技能是中国推拿手法技能的前期、基础部分。根据手法的技巧动作及其力学性质的基本规律，常用推拿手法大致可归纳为推、一指禅推、拿、按、摩、㨰、振、击、扳、拔、摇等11种手法，并又可分化、衍变和复合成若干同类相似的系列手法。现将其手法基本技能分述如下：

第一节 推 法

【动作】 用手指、手掌、虎口部（即拇指、食指边缘连线部位）、拳端或肘端着力，在保持一定垂直压力下作定向、节律推动的手法，称推法。

【结构】 推法是推行于线（直线或弧线）、连线成面的柔性手法，主要是推动摩擦力。推动频率通常每分钟为60～80次。直推法可达每分钟200～240次。

【要领】 沉肩，垂肘，松腕，前臂主动用力，单向持续推行，稳实，柔缓，节律，均匀。

【分化】

（一）指推法

用拇指指腹、拇指桡侧端，食指、中指或五指指腹相并着力推动的手法，称指推法（见图5—1）。指推法又可分为直推法（单向直线推动）、旋推法（单向环旋推动）、分推法（两手背向直线推动）、合推法（两手相向直线推动）、屈指推法（屈指，指背第2节着力的单向直线推动）等。

（二）掌推法

用指掌面，大、小鱼际，掌根着力的单向直线推动的手法，称掌推法（见图5—2），又称掌平推法。

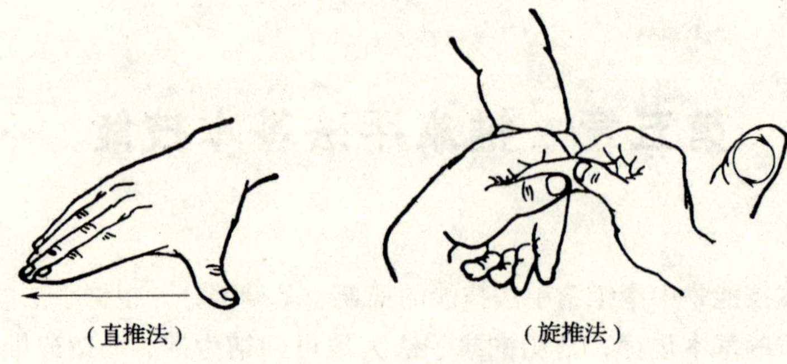

图5—1 指推法

（三）拳推法

用握拳时的食指、中指、无名指、小指指间关节突起部着力，作单向直线推动的手法，称拳推法（见图5—3），又称拳平推法。

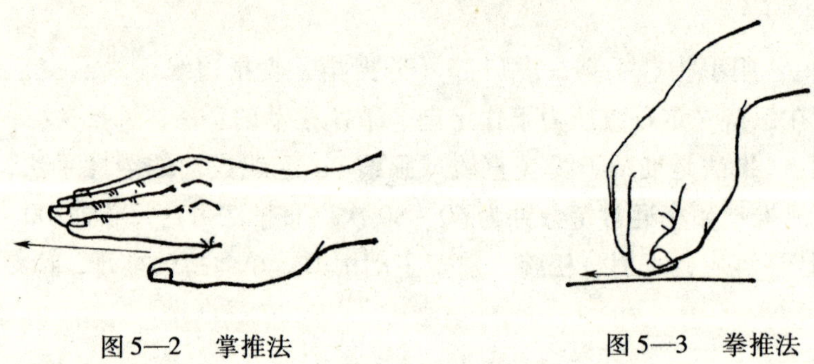
图5—2 掌推法　　图5—3 拳推法

（四）肘推法

用屈肘时的肘端（鹰嘴突出部）着力的单向直线推动的手法，称肘推法（见图5—4），又称肘平推法。手法操作时，尽量靠近客体，以借助自身重力，手法压力重，推力大，移动缓慢，手法强度较大。

【衍变】

（一）抹法

用单手或两手拇指指腹着力，作往返推行移动的手法，称抹法（见图5—5）。手法操作缓和、均匀稳实。手法强度大于指推法。

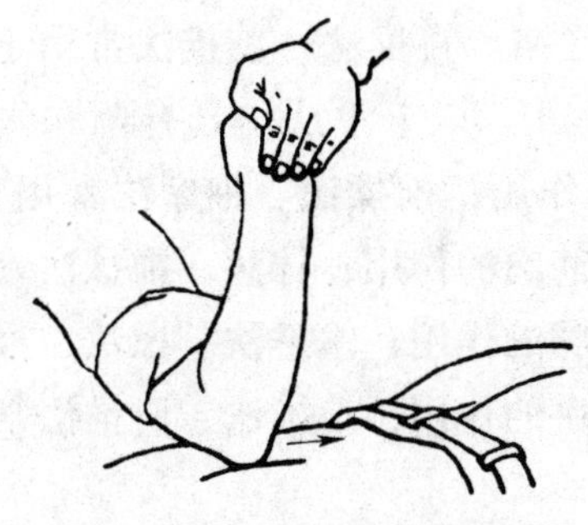
图 5—4　肘推法

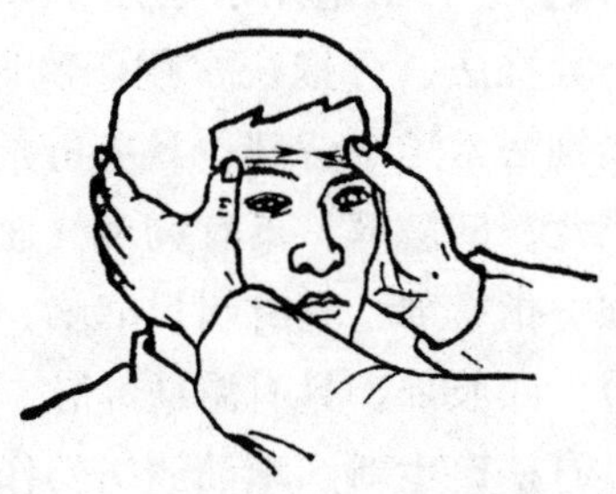
图 5—5　抹法

（二）擦法

用手掌的指掌面，大、小鱼际或掌根着力，作双向往返直线摩擦的手法，称擦法（见图 5—6）。手法操作时，往返用力同“推三回一”相通。手法强度和往返幅度均大于掌推法。

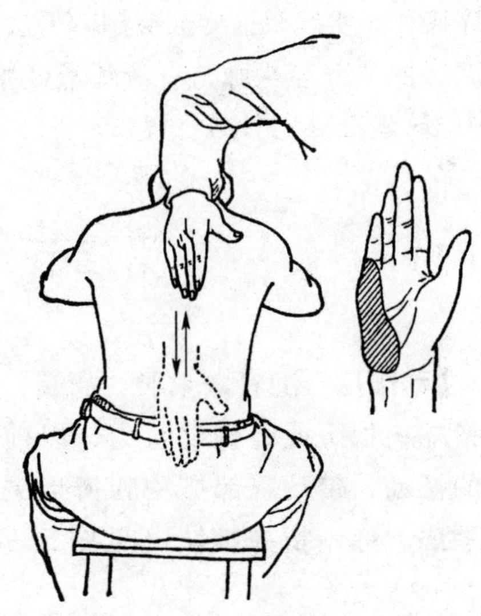
图 5—6　擦法

【复合】

（一）推按法

作定向、节律推动，同时施行按压的手法，称推按法。手法强度大于推法，小于按法。

（二）推揉法

作定向、节律推动，同时施行小幅度的环旋揉动的手法，称推揉法。手法强度略小于推法而大于揉法。

（三）推摩法

作平推移动,同时施行盘旋摩动的手法,称推摩法。手法强度同推法,大于摩法。

（四）推抹法

食指、中指相并、微屈，以食指中节桡侧缘为手法着力点，作连续往返推动并结合拘抹的手法，称推抹法，又称拘法。

【应用】 推法适用于全身各部位、各经络。直推法、旋推法常用于头面部及小儿；分推法、合推法常用于胸腹部及小儿。以上手法均具有调和气血的作用。屈指推法常用于背部，具有舒筋活络的作用；推揉法、推摩法常用于颈项、胸腹、腰背、四肢部，具有调理气血、疏松筋肉的作用；抹法、推抹法常用于头面、颈项、指掌部，具有明目醒脑、舒通络脉的作用；掌推法、擦法、推按法常用于腰臀、四肢部，具有温通经脉、活血化瘀的作用；拳推法、肘推法常用于腰臀部，具有祛瘀生新、理筋通络的作用。

【文摘】 据载，以掌推法、擦法为主要手法的内功推拿学派，强调整体观点，扶正强身，主张客体接受手法操作同时，配合少林内功锻炼，提出整体常规程序操作，实践辨证变通应用。手法轻重因人而异。常规操作从头面至腰，涉及十二经脉、奇经八脉，有着疏通经络、调和气血、荣灌脏腑等功效。（均摘自《中国医学百科全书》）

第二节 一指禅推法

【动作】 沉肩，垂肘，屈腕，虚拳，用拇指指端、指腹或桡侧端着力，以前臂持续、节律的摆动，带动腕部摆动和拇指关节屈伸活动的手法，称一指禅推法（见图5—7、图5—8、图5—9）。

【结构】 一指禅推法是点、线结合的柔性手法，主要是由手法持续摆动所产生的按压力。

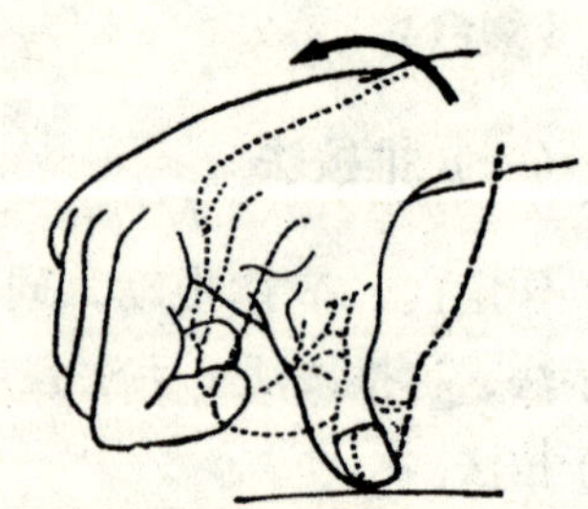

图5—7 一指禅推法（前摆）

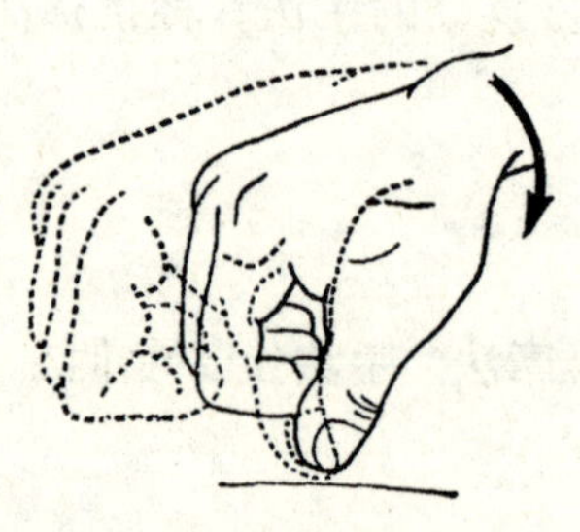

图5—8 一指禅推法（回摆）

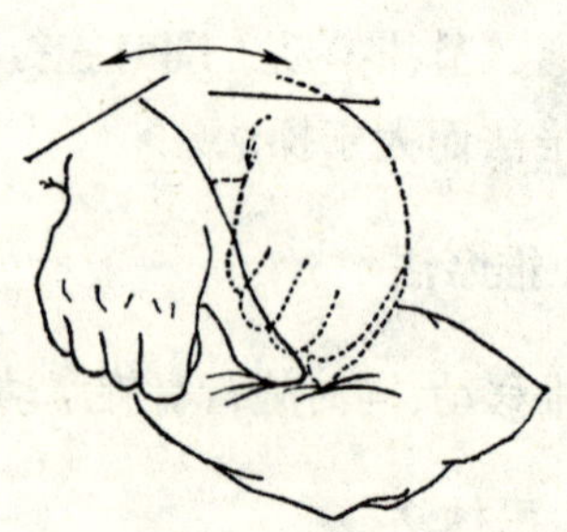

图5—9 一指禅推法（前臂旋转幅度）

手法着力于点，而其作用范围和程度同手法摆动角度相对称，形成圆锥状的手法效应范围。手法中有着一定的杠杆作用，即力臂短，功效大。腕部松弛摆动和拇指关节屈伸活动的协调结合，缓冲了手法作用力的刚性，增强了手法作用力的柔性，以致手法动作灵巧柔和，指力刚劲深透。手法摆动的幅度以拇指关节屈伸活动角度为准，通常是外方位角45°~60°，手法摆动的频率为每分钟120~160次；摆动时往返用力的比例，拇指伸力:拇指屈力为3:1,即“推三回一”。手法操作时，着力于点，继而可以缓移成线，即“紧推慢移”。

【要领】　沉肩（肩部放松，自然下垂，两肩头微向前合），垂肘（上臂放松，肘部略低于腕部），悬腕（腕部自然垂屈，近似小于90°），掌虚（指掌自然屈曲成虚拳），指实（拇指伸直，盖住拳眼，吸定一点，附着于体表），如图5—10所示。

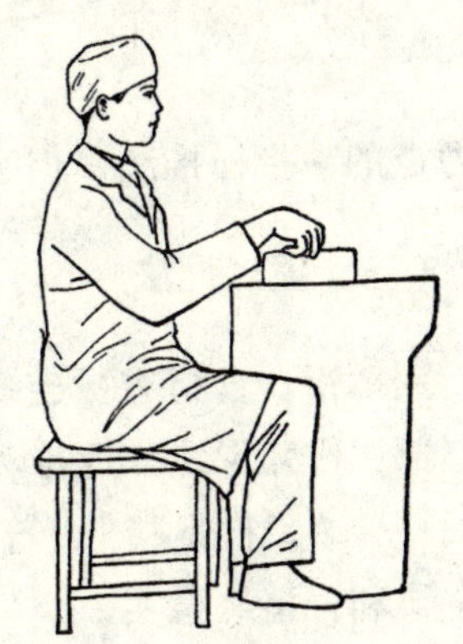

图5—10　一指禅推法训练姿势（侧面观）

【分化】

（一）一指禅偏峰推法

用拇指桡侧端为手法着力点的一指禅推法，称一指禅偏峰推法。

（二）一指禅罗纹推法

用拇指指腹为手法着力点的一指禅推法，称一指禅罗纹推法。

（三）一指禅指峰推法

用拇指指端为手法着力点的一指禅推法，称一指禅指峰推法。

【衍变】

（一）缠法

相当于缩小手法摆动幅度和拇指关节屈伸幅度，并使手法摆动频率达到每分钟200次以上的一指禅推法，称缠法，又称“小步子”推法。摆动的幅度类似一指禅指峰推法，而摆动的频率则大于一指禅指峰推法。

（二）屈拇指推法

屈拇指推法（见图5—11）相当于用屈曲拇指的指间关节背向桡侧面为手法

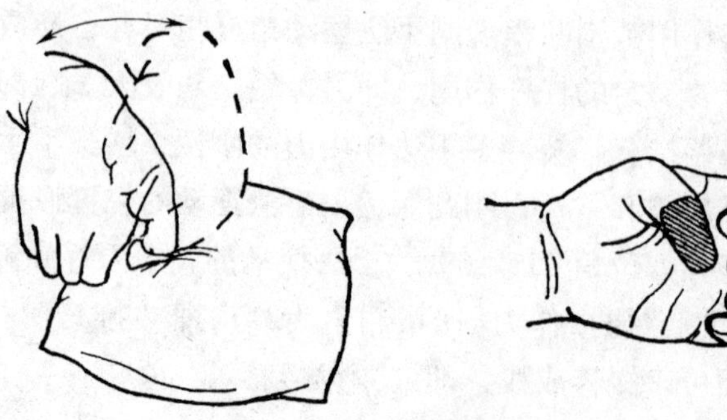

图 5—11 屈拇指推法

着力点的一指禅推法，但手法强度大于一指禅推法，屈拇指推法又称跪推法。

（三）虎口推法

用拇指、食指边缘连线的虎口部着力，以前臂持续、节律摆动，带动腕部和虎口部，作弧形线往返推动的手法，称虎口推法。手法操作时，往返用力为“推三回一”“紧推慢移”，着力于线，继而可以缓移成面。屈腕，拇指外展，力求轻快柔和，持续稳实。

虎口推法系本人在一指禅推法基础上衍变首创的常用手法，并作为手法操作的开局手法。其虎口弧形适应全身各部位操作运用。手法着力点大于拇指，手法动作强度更显柔和稳实、轻快、灵活。

（四）滚法

用空拳的食指、中指、无名指、小指的第 1 指间关节突起部或中指、无名指、小指的掌指关节突起部为手法着力点，腕部放松，作前后屈伸摆动的滚动状手法。手法操作时，压力均匀，屈伸灵活，往返节律。摆动幅度约 90°左右，摆动频率为每分钟 160 次左右。滚法如图 5—12 所示。

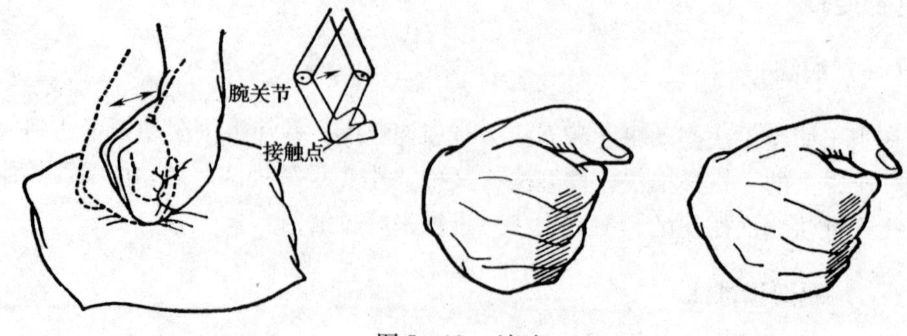

图 5—12 滚法

【复合】

（一）一指推揉法

一指禅推法操作时结合拇指揉动的手法，称一指推揉法。手法操作时，腕关节作环旋摆动，手法强度类似推揉法。

（二）一指推摩法

一指禅偏峰推法操作时结合其余四指伸直并拢，并以指面作摩动的手法，称一指推摩法（见图 5—13）。手法操作时，腕关节作主动环旋摆动，带动拇指指间关节的屈伸活动，并使其余四指指面作环形摩擦动作。手法强度类似推摩法。

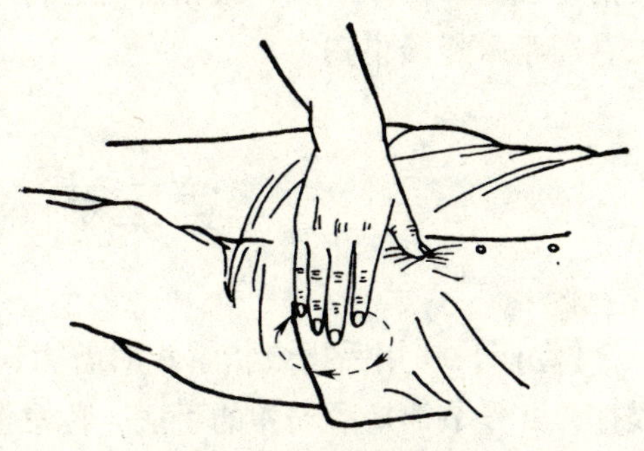

图 5—13　一指推摩法

【应用】　一指禅推法适用于全身经络、穴位。一指禅偏峰推法常用于头面、胸胁、腹部，具有调和营卫、舒筋通络作用；一指禅罗纹推法常用于头面、肩背、胸腹部，具有调理气血、健脾和胃作用；一指禅指峰推法、缠法常用于颈项部，具有宽喉润咽、活血化瘀作用；屈拇指推法常用于颈项部和骨缝小关节间，具有祛瘀生新、舒筋通络作用；虎口推法常作为手法操作开局之法，多用于颈项、胸腹、腰背、四肢部，具有调理气血、舒松肌肉的作用；滚法常用于头、肩背、腰骶部和四肢关节，具有解痉祛痛、舒筋活血作用；一指推揉法、一指推摩法常用于颈项、胸腹和四肢部，具有温通经络，消积导滞作用。

【文摘】　据载，“一指禅”原是佛教禅宗用语，有不二法门、万法归一之意。以一指禅推法为主要手法的一指禅推拿学派源于达摩一指禅，“按摩创于岐伯，至达摩大备”“达摩一指禅则须练内外功，使两臂及十指骨节能柔屈如棉，更练内功，调匀气息，贯全身之气于一指之尖，使直达病源之所在，其功效有过于药石”。根据万法归一的法则，一指禅推拿学派通常称一指禅推法为“一指禅”。“一指”是大拇指，“禅”可解释为静虑、思维修、自我探究之意。静虑是一种思维修养、自我探究的方法。“一指禅”的含义是主客体双方心念集定于拇指之尖和指端所及之处，调匀气息，意念守一，潜心贯注，聚功力内劲于手法。一指禅推拿学派的代表手法是一指禅推法，其主要是以单手或双手的拇指施术操作，故名“一指禅”，这是一指禅的实际含义。

一指禅推拿具有三大特点，一是手法柔和深透，柔中寓刚，刚柔相济，强调以柔和为贵，讲究法度，要求意守丹田，气凝指尖，将一指禅功透入肌肤，沿着经络直达病源；二是取穴准确，以指代针，力度集中，因其接触面积小，压强大，加上持续节奏的操作，故对全身各部穴位都能力透；三是注重练功，一练外壮功，锻炼强壮体魄，功法是达摩易筋经，以其达到“缓节柔筋”，二练手指功，使指力强健，无坚不入，聚精、气、神于指尖，柔能克刚。（均摘自《推拿名家朱春霆学术经验集》）

第三节　拿　　法

【动作】　用手指或指掌相对着力，从体表对称的位置向深部组织进行挤捏提拧，并作节律揉滑动作的手法，称拿法（见图5—14、图5—15）。

【结构】　拿法是点、线、面、体结合的刚性手法，是相对挟持、相向着力，

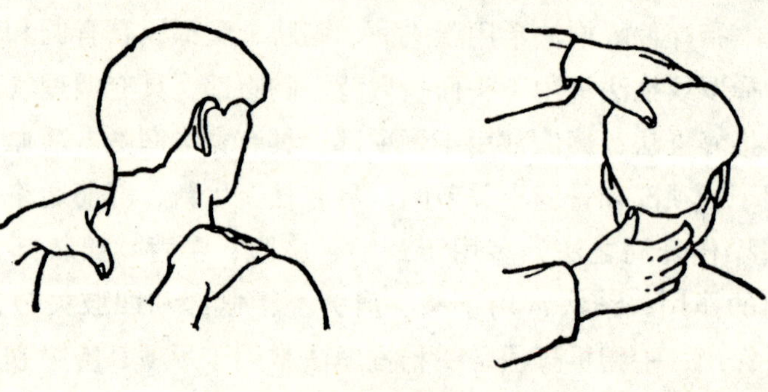

图5—14　拿法

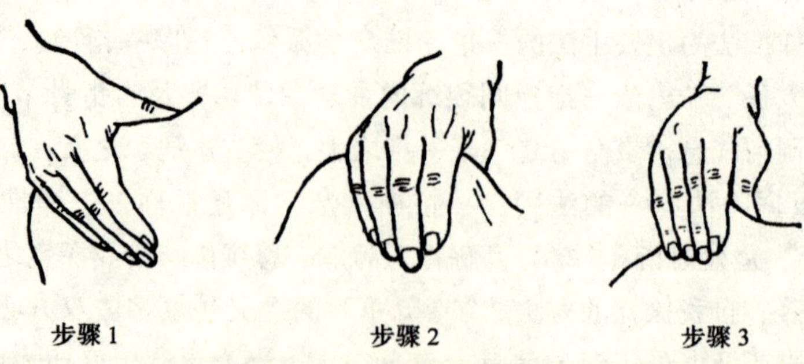

图5—15　拿法操作分解步骤

随之提拉滑动，构成立体状的用力形式。侧重于按压力，还有部分牵拉力、摩擦力，手法强度较大。因配合腕部放松揉动，则缓冲了手法的刚性，使之刚中有柔。

【要领】 沉肩，垂肘，臂柔松，指掌蓄劲，用力柔韧、匀称，动作缓和、连贯，由轻渐重，持续节律。

【分化】

（一）三指拿法

用拇指和食指、中指相对着力捏提的手法，称三指拿法。

（二）五指拿法

用拇指和其余四指指腹相对着力捏抓的手法，称五指拿法（见图5—16），也称五指抓法。

（三）指掌拿法

用五指指面和大、小鱼际相对着力捏挤的手法，称指掌拿法（见图5—17）。

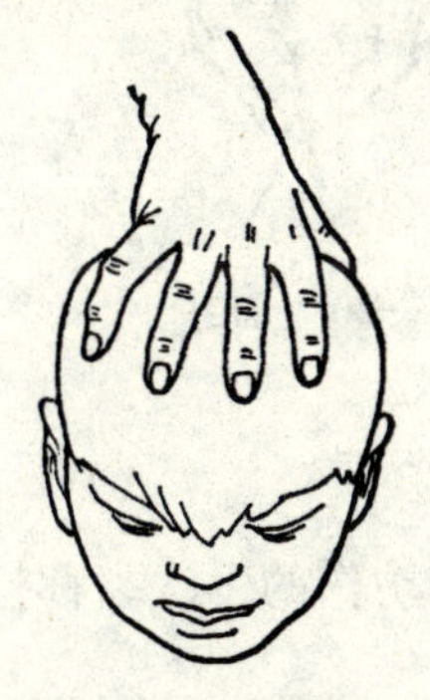

图5—16 五指拿法

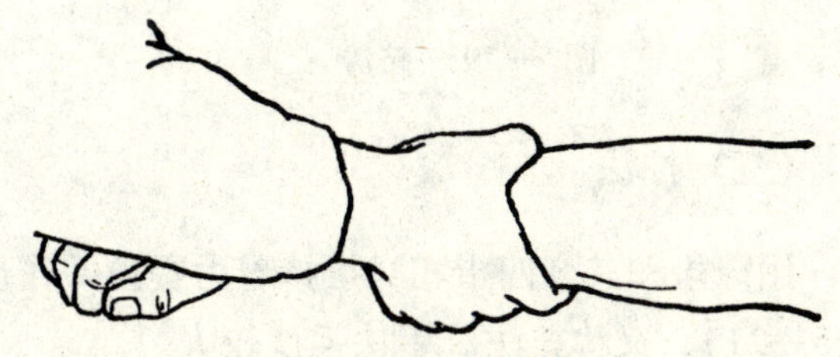

图5—17 指掌拿法

【衍变】

（一）捏法

用拇指、食指或拇指、食指、中指，或拇指和其余四指相对着力提捏的手法，称捏法（见图5—18）。捏法动作同拿法相似，手法强度较拿法轻柔。用于脊柱两旁，挟持肌肤组织进行辗转移动的捏法，称为捏脊法，又称捏积法。手法操作时结合提拉动作，每捏拿3次，则提拉1次，即“捏三提一”。

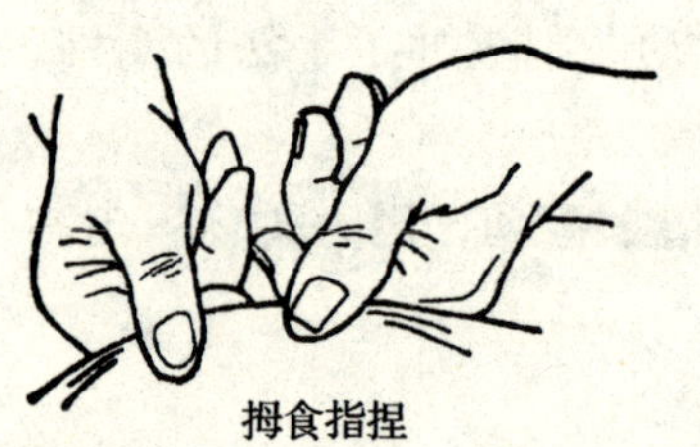
拇食指捏

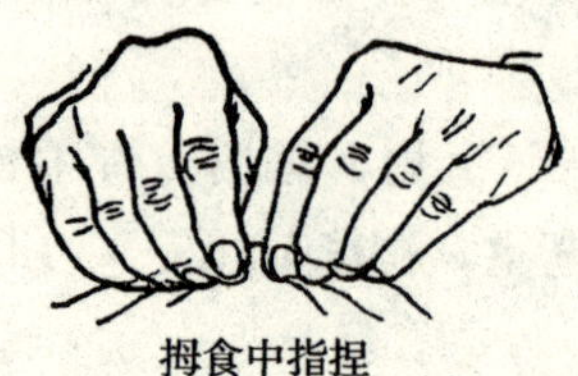
拇食中指捏

图 5—18 捏法

（二）挤法

用拇指和屈曲的食指，或屈曲的食指、中指相对着力挤捏的手法，称挤法（见图 5—19），也称揪法。挤捏伴有提拉的手法，即称扯法（见图 5—20），手法强度均大于拿法、捏法。

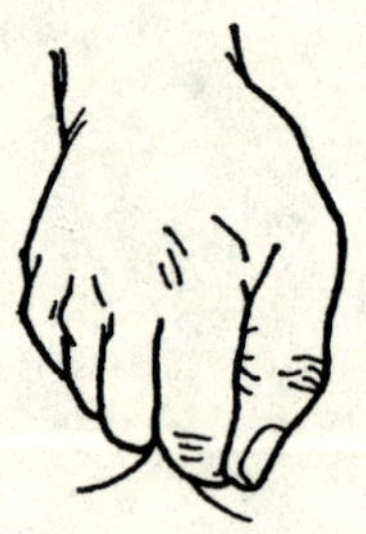
图 5—19 挤法

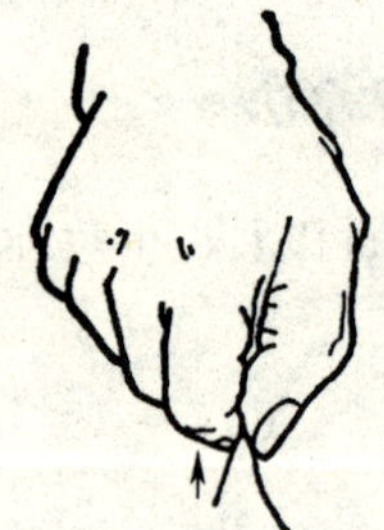
图 5—20 扯法

（三）拧法

用拇指和其余四指相对挟持着力提拉并作反复扭转动作的手法，称拧法（见图 5—21），又称扭法。手法强度较大。

（四）弹法

用拇指和食指、中指相对紧捏后着力提拉并作迅速放松的手法，称弹法（见图 5—22），也称弹筋法。手法强度大于拿法。

（五）握法

用手握住肢体，并以指掌相对着力捏拿，松紧交替、循序移动的手法，称握法，又称理法。

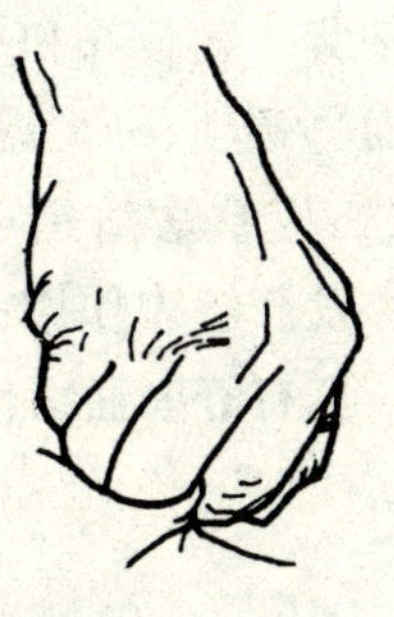

图 5—21　拧法

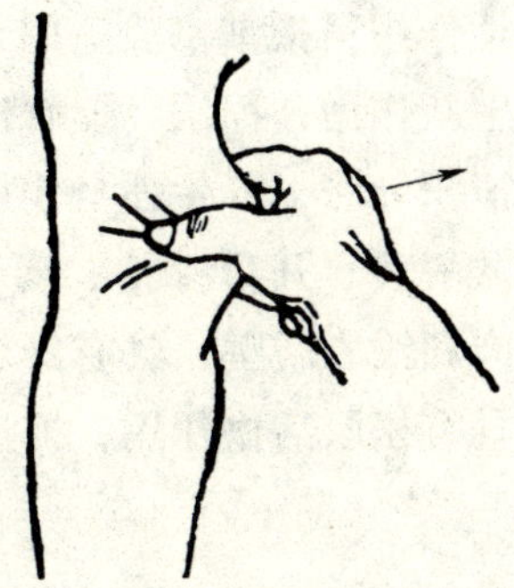

图 5—22　弹法

（六）挪法

用手掌平伏，并以指掌相对用力捏拿，松紧交替、循序移动的手法，称挪法（见图 5—23）。

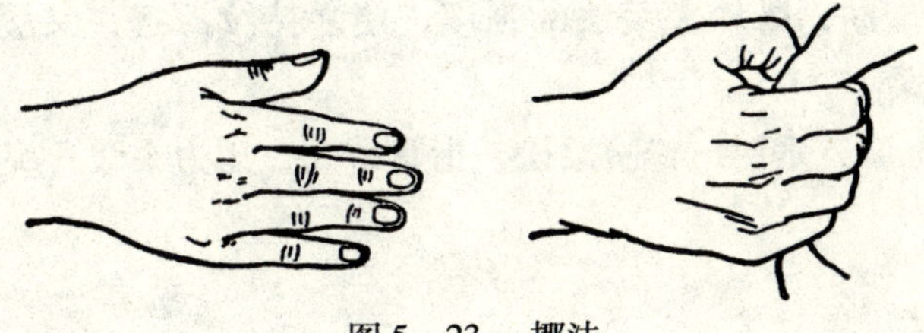

图 5—23　挪法

【复合】

（一）捏揉法

用手指或指掌相对着力挤捏，同时施以小幅度的环旋揉动的手法，称捏揉法（见图 5—24）。手法强度是刚中见柔，小于捏法。

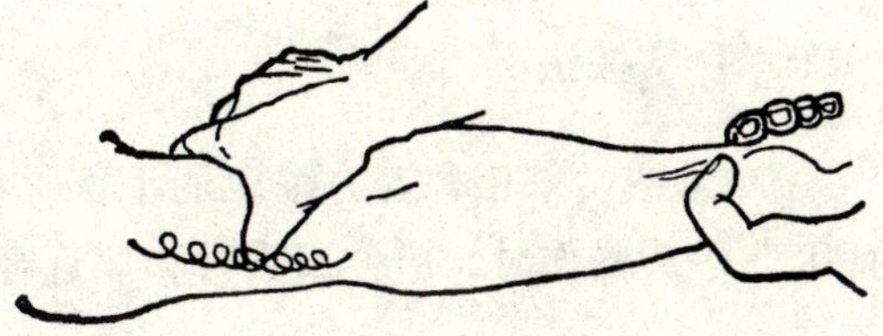

图 5—24　捏揉法

（二）提拿法

用手指或指掌相对着力挤拧，同时施行提拉的手法，称提拿法。手法强度大于拿法。

【应用】　拿法适用于全身肌肉筋腱部位和穴位。其中三指拿法、提拿法常用于颈项、肩背、四肢部，具有舒筋通络、解痉镇痛作用，前辈称肩井穴为大关津，常以提拿肩井为结束操作的收功手法；五指拿法适用于头部，具有醒脑明目、消劳除烦作用；指掌拿法适用于肌肉丰厚的肩袖、胸背、四肢部，具有行气活血，祛瘀生新作用；捏法、捏脊法、捏揉法常用于腰背、胸腹部和小儿，具有养心安神、消积导滞、养生强身作用；拧法适用于头面、颈项、肩、腰背、胸腹部，具有发散解表、开窍摄神、通经开郁作用；弹法、提拿法适用于颈项、肩背、胸部肌肉和浅表肌腱，具有舒筋通络、解痉镇痛、发汗解表作用；握法适用于四肢部，具有松肌活血作用；挪法适用于背、腹部，具有舒筋通络作用。

第四节　按　　法

【动作】　用手指、手掌、拳端或肘端着力，沿体表向浅、深部组织施行按压，逐渐用力，按而留之的一种手法，称按法。

【结构】　按法是点、面结合的刚性手法，主要是按压力。手法着力于点或面，通过稍有的旋动，既增大手法的强度，使之持续深透，又缓冲了手法的刚性，使之刚中寓柔。

【要领】　沉肩，垂肘，臂腕柔松，指掌蓄劲，用力柔缓，旋动节律。

【分化】

（一）指按法

用指端、指腹或屈曲拇指的指间关节突起部着力按压的手法，称指按法（见图5—25）。手法着力角约45°～60°（手法着力于体表的指掌面同体表构成的角度称手法着力角）。

（二）掌按法

用单掌或两掌相叠着力按压的手法，称掌按法（见图5—26）。手法着力角约90°。手法操作时，应伸直手臂，靠近客体，以借助于自身的体力。

（三）拳按法

用握拳时的食指、中指、无名指近端指间关节突起部着力按压，并作小幅度推动的手法，称拳按法（见图5—27）。

（四）肘按法

用肘端（鹰嘴突出部）着力按压的手法，称肘按法（见图5—28）。手法着

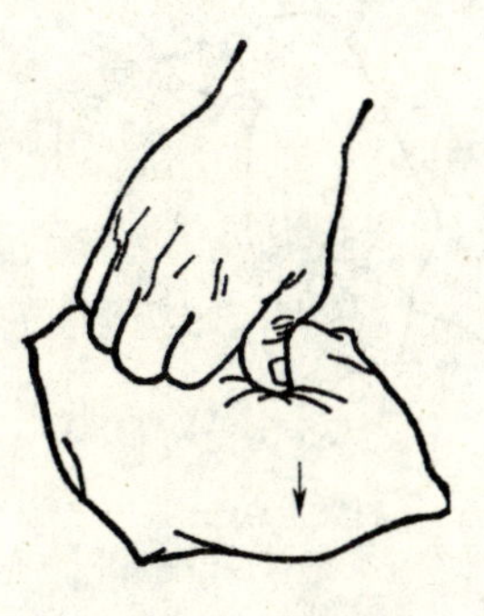
图 5—25 指按法

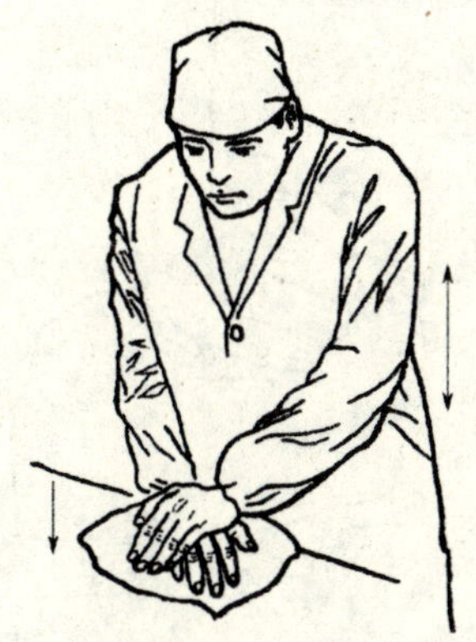
图 5—26 掌按法

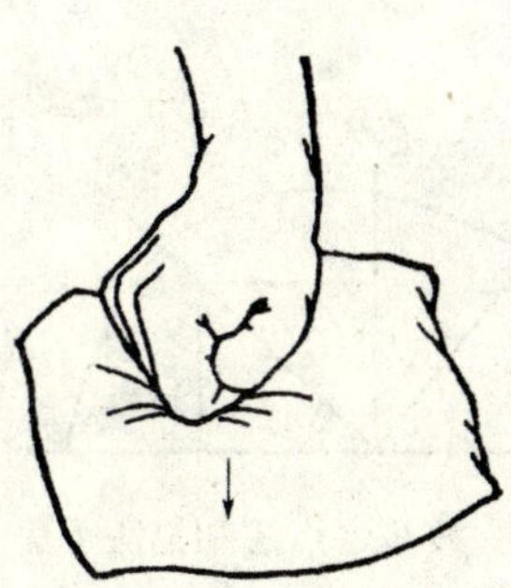
图 5—27 拳按法

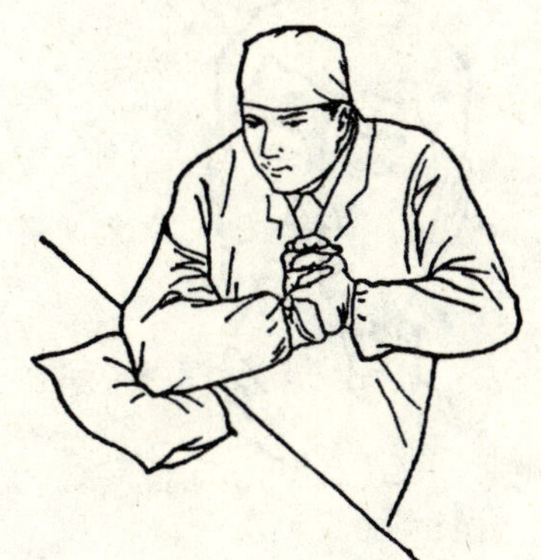
图 5—28 肘按法

力角约 90°。手法操作时，屈肘靠近客体，以借助于自身的体力。

【衍变】

（一）点法

用拇指指端、拇指或食中指屈曲时的指间关节突起部，屈肘时的肘端鹰嘴突出部着力点压，并作旋动的手法，称点法（见图 5—29），并分别称屈拇指点法、屈食指点法、肘点法。手法着力角大于按法（约 90°），手法着力点小于按法，手法用力及其手法强度均大于按法。

（二）掐法

用拇指指甲着力按压的手法，称掐法（见图 5—30），也称指针法。手法着力角约 120°，手法强度大于按、点法。手法操作时，切忌抠动皮肤。按法、点法和掐法手法着力角区别如图 5—31 所示。

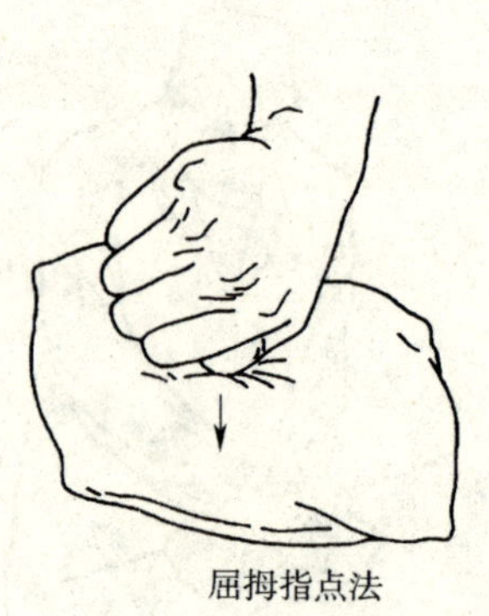

屈拇指点法

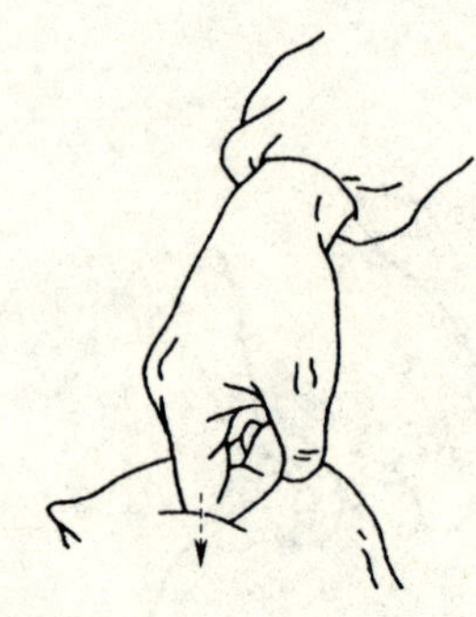

屈食指点法

图 5—29　点法

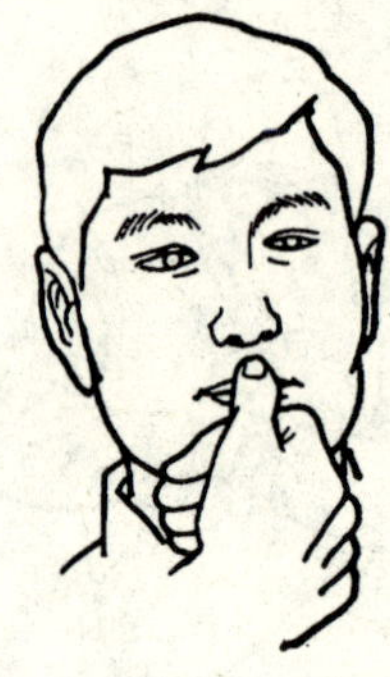

图 5—30　掐法

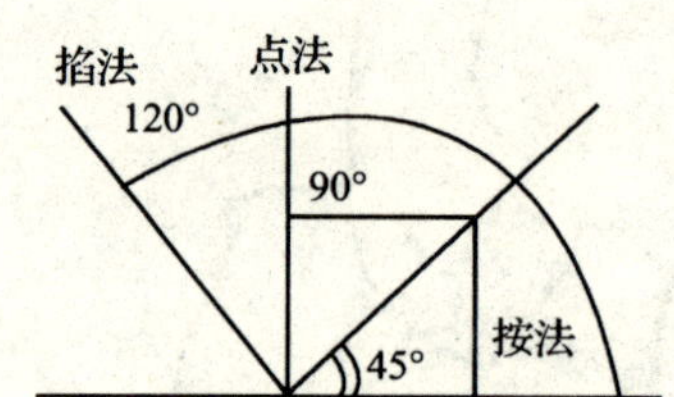

图 5—31　按法、点法和掐法手法着力角区别示意图

（三）压法

偏重于手法压力并不作旋动的按法，称压法。以手法着力点的不同，有指压法、掌压法、肘压法之别，也统称为按压法。手法强度大于按法，小于点法。手法用力类似点法，手法操作时，着力按压与迅速放松结合，并可伸直手臂，靠近客体，以借助于自身的体力。

（四）抵法

用两手指或两手掌相对称着力按压的手法，称抵法（见图 5—32），又称合按法。

（五）踩法

用单足或双足取代手部着力踩踏，并作适当弹跳的手法，称踩法（见图 5—33），又称踩跷法。手法强度较大。手法操作时扶持于栏杆等设置，以分散体

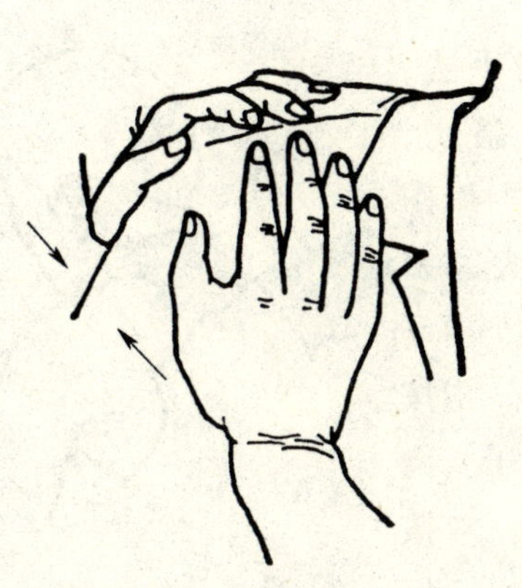

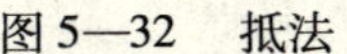

图 5—32　抵法

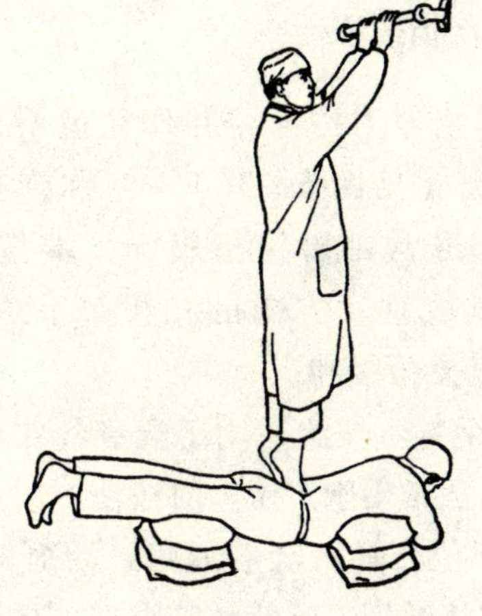

图 5—33　踩法

重的压力，并控制踩踏的用力与弹跳的幅度。踩踏动作应节律柔缓，客体应随弹跳的起落配合呼吸。

【复合】

（一）按揉法

用手指或手掌着力按压，并作小幅度环旋揉动的手法，称按揉法（见图 5—34）。手法强度小于按法。

（二）按摩法

用手指或手掌着力按压，并作较大幅度盘旋摩动的手法，称按摩法（见图 5—35）。手法强度小于按法。

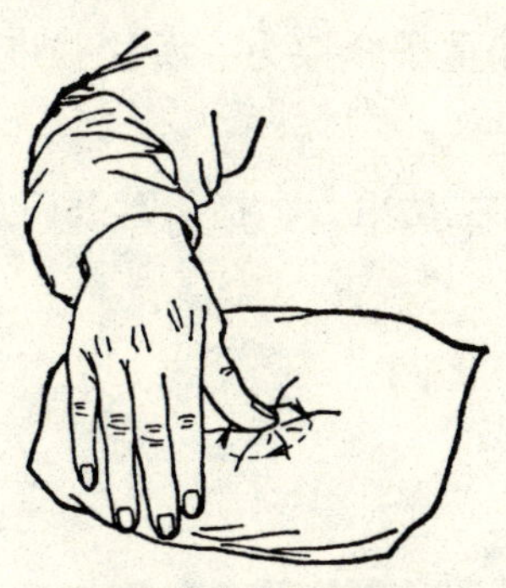

图 5—34　按揉法

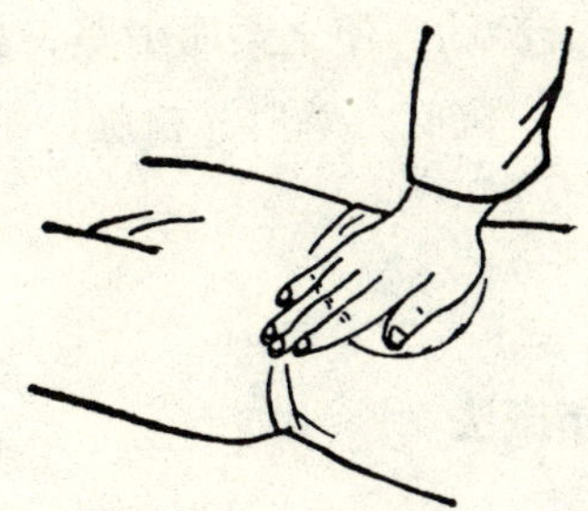

图 5—35　按摩法

（三）指拨法

用手指着力按压，并作往返滑动扣拨的手法，称指拨法（见图 5—36），也称弹拨法、拨络法、拨法等。通常用拇指指腹、指端按压推动，并作与肌纤维成垂直方向的扣拨。手法强度较大，手法操作应灵巧缓和。

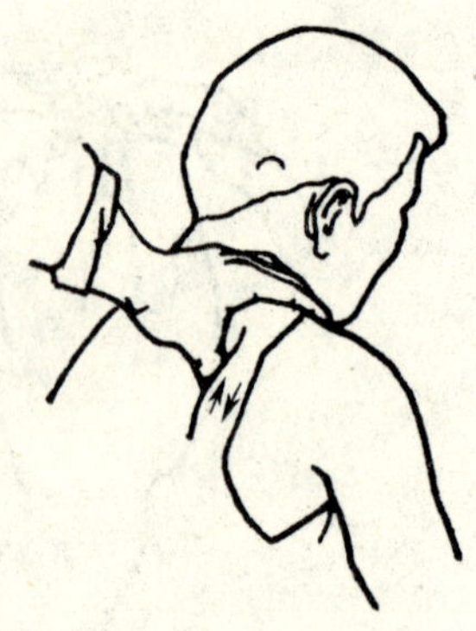

图 5—36　指拨法

【应用】　按法适用于全身各穴位和部位。指按法、指压法常用于穴位，肘按法、肘压法适用于肌肉丰厚的部位，具有舒筋通络、活血蠲痹作用；掌按法、掌压法适用于腰背、脘腹部，具有温通气血、舒筋松肌作用；点法适用于肌肉较薄的骨缝处及腰臀部，具有开通闭塞、解痉镇痛作用；掐法适用于切刺穴位，也用于小儿，具有开窍醒脑、解痉镇惊作用；抵法适用于对称性穴位（如太阳穴）、四肢部，具有疏理气血、通利筋骨作用；拳按法、踩法适用于腰臀、大腿部，具有祛瘀生新作用；按揉法、按摩法适用于全身各部位，常用以解痛消肿，开导阻滞；指拨法适用于肌筋组织及感触有“筋结”的部位，具有解痉镇痛、剥离粘连作用。

第五节　摩　　法

【动作】　用手指或手掌平伏着力，在保持一定垂直压力下进行节律柔和盘旋摩动的手法，称摩法。

【结构】　摩法是着力于面的柔性手法，偏重于摩擦力。手法强度较小，周而复始地盘旋摩动，使之柔而中坚，温通渗透。

【要领】　沉肩，垂肘，松腕，平掌，前臂主动用力，指掌蓄劲，柔和稳实，连贯灵活。

【分化】

（一）指摩法

用拇指或食指、中指、无名指指腹平伏着力旋摩的手法，称指摩法（见图 5—37）。

（二）掌摩法

用指掌、掌面或掌根平伏着力盘摩的手法，称掌摩法（见图5—38）。

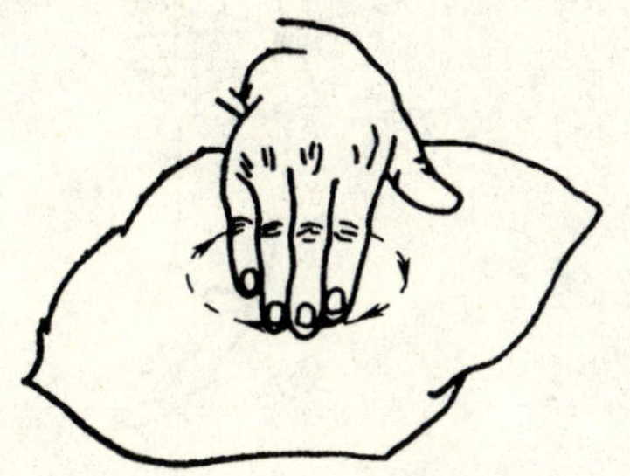
图5—37　指摩法

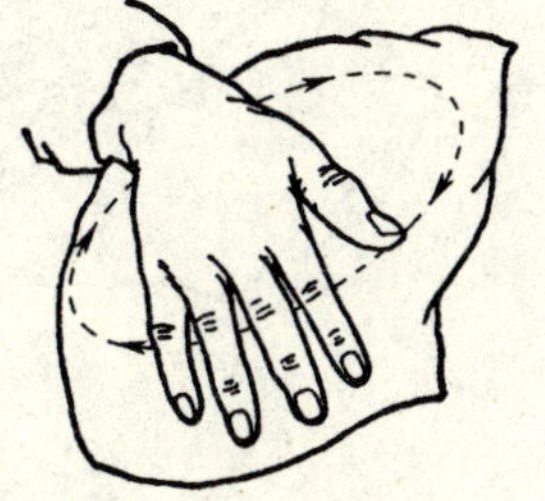
图5—38　掌摩法

【衍变】

（一）揉法

用指腹，大、小鱼际或掌根着力的轻柔环旋摩动的手法，称揉法，又分别称为指揉法（见图5—39）、鱼际揉法（见图5—40）、掌根揉法（见图5—41）。手法摩动幅度和手法强度相似于摩法。手法操作时，手腕松柔，以紧贴体表带动皮下组织而旋摩，使之轻巧、明快、柔软、节律。

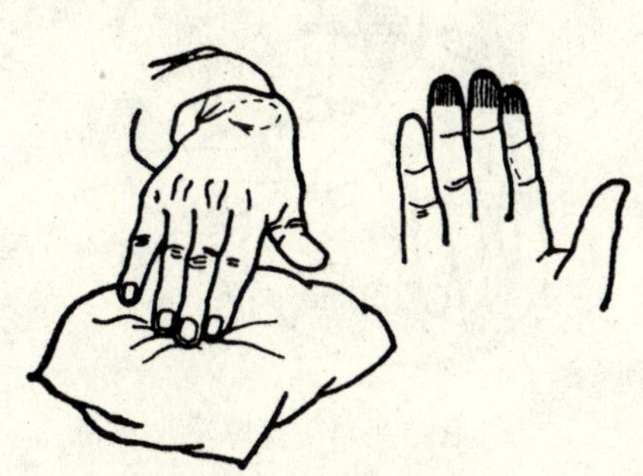
图5—39　指揉法

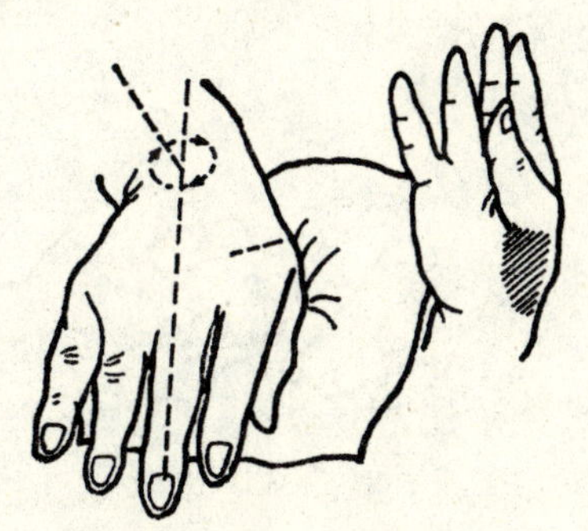
图5—40　鱼际揉法

（二）搓法

用两手指掌对称地扶住肢体的一定部位相对着力，作盘旋摩动的手法，称搓法（见图5—42）。手法操作时，用力均称，移动缓慢，柔和有节律。

（三）捻法

用拇指、食指指腹相对着力柔捏旋捻的手法，称捻法（见图5—43）。手法

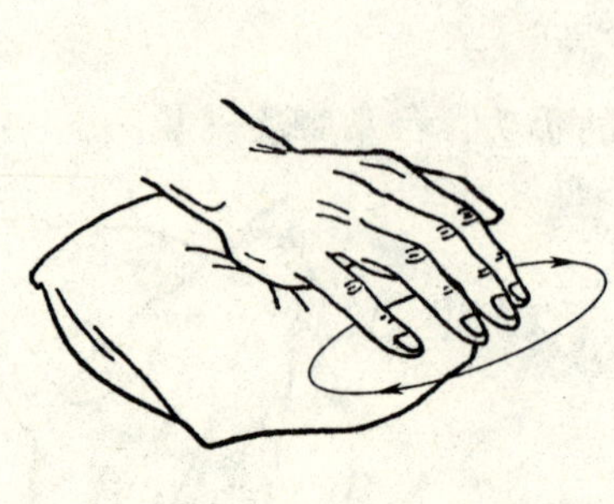

图 5—41 掌根揉法

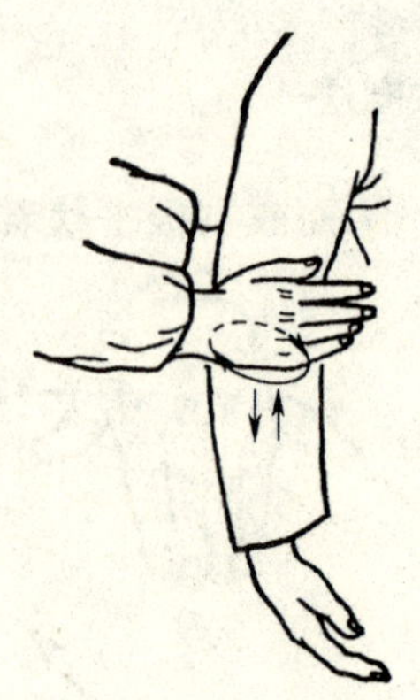

图 5—42 搓法

操作时，应灵巧、明快、着实。

【复合】

(一) 揉摩法

用指腹，大、小鱼际或掌根着力进行轻柔节律的揉动，同时作紧贴平伏盘旋摩动的手法，称揉摩法（见图 5—44）。手法强度轻柔，感应范围较大。

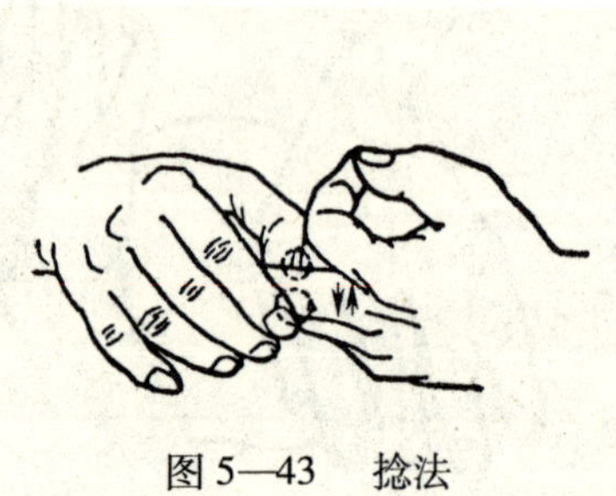

图 5—43 捻法

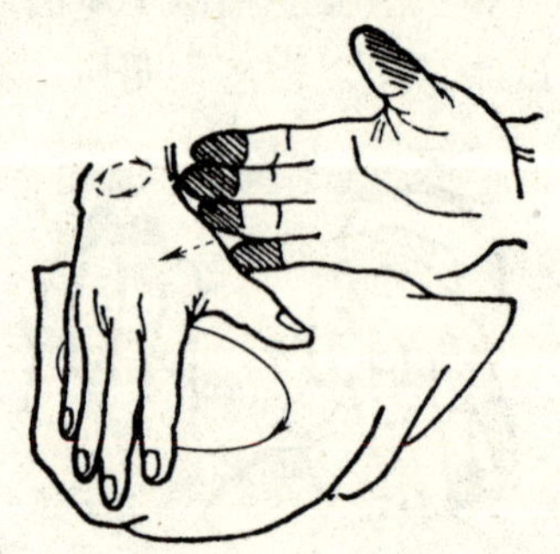

图 5—44 揉摩法

(二) 揉捏法

拇指外展，其余四肢并拢，相对着力，拇指和掌根揉动，其余四指松紧捏拿，并作螺旋形缓慢移动的手法，称揉捏法。揉捏法以揉为主，手法强度小于捏揉法。

【应用】 摩法适用于全身各部位。指摩法适用于头面部和小儿，具有温通经络、调养气血作用；掌摩法、揉摩法多用于胃脘部和肿痛部位，具有顺气通郁、消积导滞、消肿止痛作用；搓法常用于肩、胸胁和四肢部，是常用的结束操作的收功手法，具有调理气血、舒松肌肉作用；捻法用于耳廓、手指和足趾，具有通理筋脉、滑利关节作用；揉捏法多用于腰背、四肢部，具有松紧活络作用。

第六节 㨰 法

【动作】 掌指关节略为屈曲，用手掌背近小指侧部位先后交替着力，通过前臂主动节律旋转和腕关节持续往返屈伸而复合成滚动的手法，称㨰法（见图5—45）。

【结构】 㨰法是柔性手法，主要是由手法滚动所产生的按压力，还有部分滚动摩擦力。手法着力于面，其作用范围大于手法着力点所接触的面。手法操作时，前臂节律、持续地摆动，导致腕部屈伸和旋转的复合运动，增强了手法的功力，缓冲了手法的刚性，保持手法具有一定的强度，又富有柔软性。手法滚动过程中充分施展腕部的技巧，腕部屈伸幅度近似90°角，滚动频率为每分钟120～140次，滚动时用力相对均衡，往返比例，腕屈外旋：腕伸内旋为3∶1，称“㨰三回一”。手法操作时，可在稳定基础上作缓慢移动，即“紧㨰慢移”。

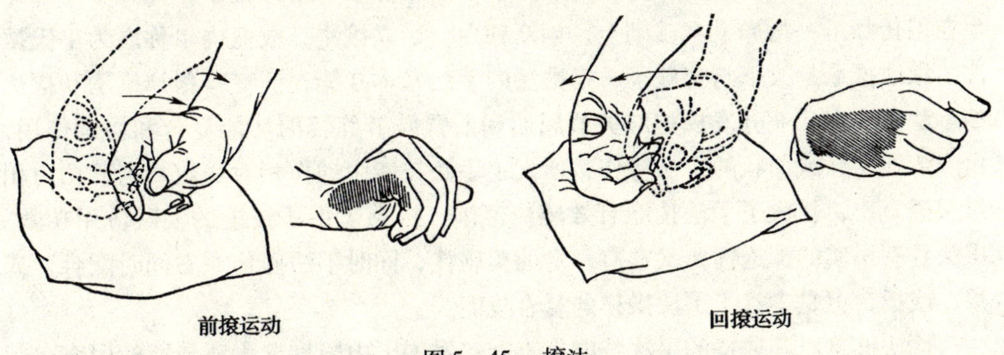

图5—45 㨰法

【要领】 沉肩，伸臂（约40°），屈肘（约120°），松腕，并尽量屈伸，使手法着力的掌背大半部位紧贴吸定，用力稳实、均匀，动作柔和、协调。㨰法训练姿势如图5—46所示。

【应用】 㨰法适用于颈项、肩背、腰臀、四肢等肌肉丰厚部位，具有舒筋通络、消劳除累、祛瘀生新、滑利关节等作用。

【文摘】 㨰法“操作方式”是“以手掌背部近小指侧部分于治疗部位上，作为运用压力的着力点，掌指关节略为屈曲，依靠腕关节的屈伸动作，使手掌背部在治疗部位上持续不断地来回运动。”“在进行这种手法操作时，有一半以上的

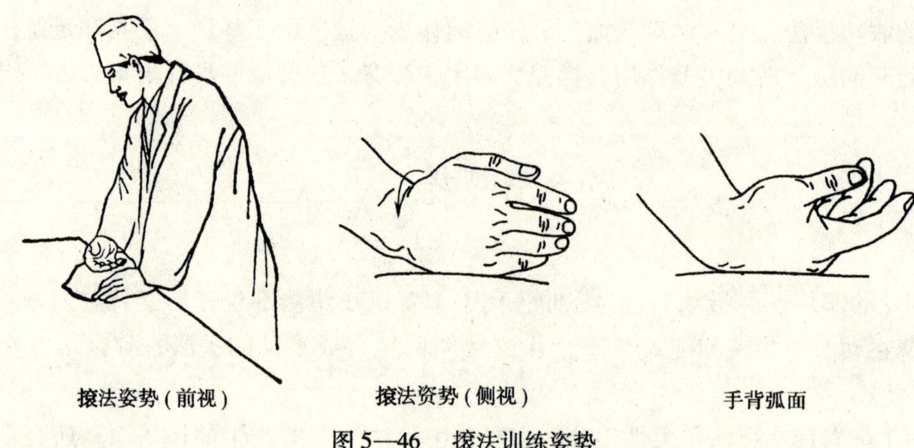

图5—46　滚法训练姿势

掌背部接触在人体体表上，所以它不但刺激力量强，而且刺激面积也较大，这就是滚法的操作所具有的特点”“就易于使刺激渗透到肌肉深层而直接作用于患病部位”。操作要点是“腕关节屈伸幅度要大，手掌背部近小指侧部分要紧贴于治疗部位上，不宜移动、顶压或跳动，压力要均匀，不宜时轻时重”。（均摘自丁季峰《滚法推拿》）

据载，以滚法为主要手法的滚法推拿学派，源于一指禅推拿，先师丁季峰先生在祖传师承一指禅推拿基础上，创新独白，始立滚法，故业内也称之为丁氏滚法。滚法推拿是改革与突破了一指推法的手法基本技能，演变一指禅推法和滚法的手法着力点，充分发挥腕部关节屈曲和前臂肢节旋转的功能复合和协调作用，由点、线状，或面状的手法操作，增大了手法技能中动作相对稳定均衡，功力相对深透宽广；扩大了手法技能有效感应范围，提高了手法技能的实践应用功效。滚法具有稳实的深透性，又富有一定的柔软性，同时手法操作左右同时配合，或滚，或扳，更是丰富了手法操作的复合技能。

滚法推拿以其独特的手法技能，丰富和发展了中国推拿手法技能的内容，却仍不失一指禅推拿内涵原意，并在广泛应用与传承中发挥专长，体现价值。（均摘自范立伟《重温丁师教诲，弘扬滚法推拿》）

第七节　振　　法

【动作】　用手指或手掌着力按压或扶持，作节律、快速、小幅度颤抖动作，使之产生振颤波动的手法，称振法（见图5—47），又称振颤法。

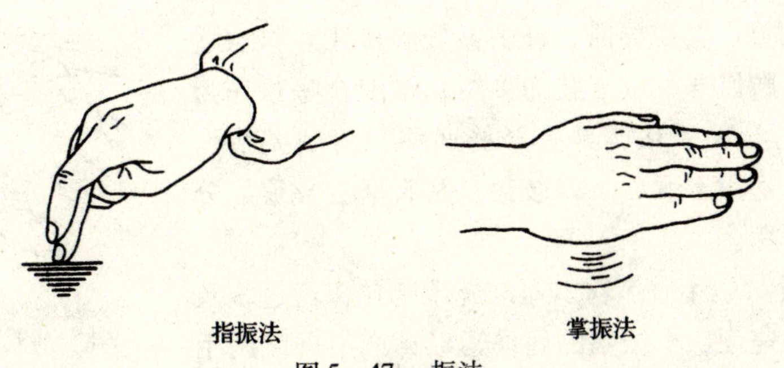

指振法　　掌振法

图 5—47　振法

【结构】　振法是着力于点、面的柔性手法，主要是意志控制，由丹田提“气”上行，经任脉至膻中，并经手三阴经脉至肩、臂、掌、指，转化为劲、力。即以意行气，运气化力。表现为上肢肌肉静止性收缩，产生较高频率的振颤动作与节律的振动力。通过手法着力点传递形成微温与振动效应。手法用力强度通常保持不变，振动频率为每分钟 300 次左右。

【要领】　呼吸自然，形正体松，气沉丹田，意念控制，心神贯注，功力集中。

【衍变】

抖法：用两手着力扶持关节活动的远端，作上下节律颤抖动作的手法，称抖法（见图 5—48）。手法操作时，动作柔和，用力轻巧，幅度宜小。

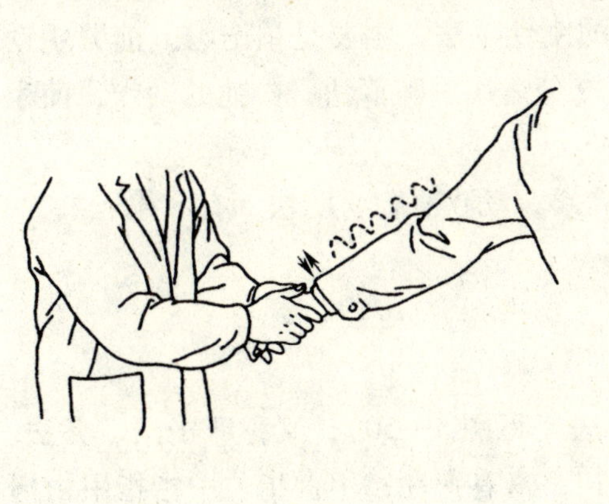

抖上肢法

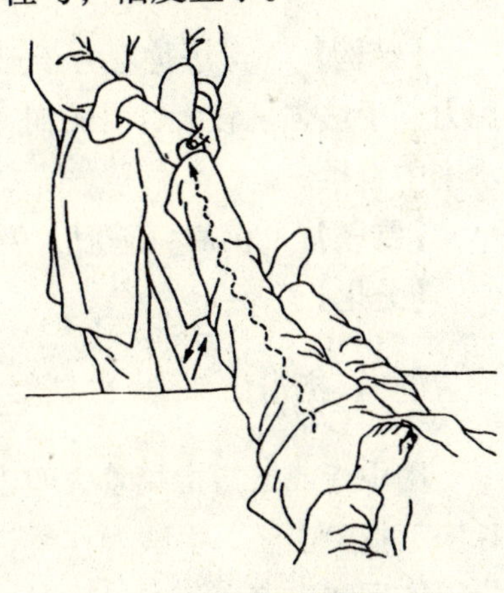

抖下肢法

图 5—48　抖法

【复合】

提颤法：用手指或指掌相对着力提捏，同时施行节律振颤的手法，称提颤法（见图 5—49）。

【应用】　振法适用于全身各部位与穴位，头面、胸腹、腰背部更为相宜，具有清脑明目、消积导滞、补中益气等作用。抖法适用于四肢、腰骶部，以上肢为多用，常配合搓法作为结束操作的收功手法，具有舒筋通络、滑利关节作用；提颤法适用于颈项、四肢部，具有活血化瘀、分离粘连等作用。

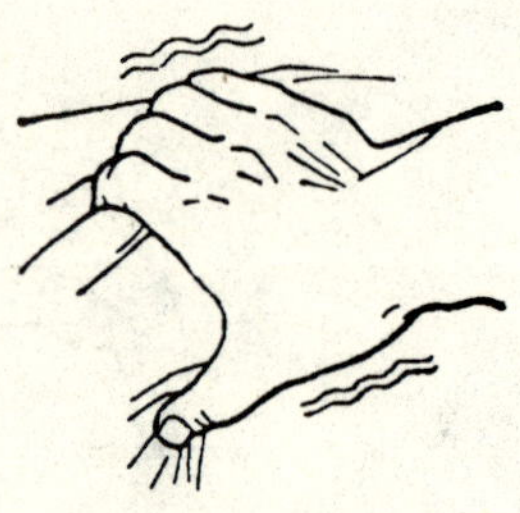

图 5—49 提颤法

【文摘】“以手掌劳宫穴对准施术部位，通过腕及掌指关节块速度、小振幅的屈伸运动，产生震颤的手法，称为震颤法”（摘自周信文主编《推拿手法学》）

振法“运用时要肩部放松、肘关节微屈，并强力地静止地运动，使气力集中于指端或掌面，并发生‘抖动’。上技‘抖动’时要‘外静内动’。”（摘自金义成《中国推拿》）

第八节 击 法

【动作】 用手指、手掌或拳着力，施行节律拍打、叩捶动作的手法，称击法。

【结构】 击法是着力于点、线、面的刚性手法，主要是拍击力。前臂主动用力，手法强度较大，着力时间较短，且充分运用手腕蓄劲、松弛的动作，使手法刚中有柔。

【要领】 沉肩，垂肘，腕力松柔，含蓄，动作平稳、明快、有节律。

【分化】

（一）指击法

用中指或五指指端着力叩击，称点击法（见图 5—50），又称叩击法、餐法、啄法、指尖击法，手法操作时，应轻巧节律，富有弹性；用食指、中指指甲由拇指压住后弹出着力弹击，称弹击法（见图 5—51），手法操作时，应把握指力弹击强度与速度。点击法、弹击法都属于指击法的范畴。

（二）掌击法

用指掌面着力拍击，称拍击法或拍打法（见图 5—52），手法操作时，五指微屈，虚掌蓄劲，由轻渐重；用单掌或两掌结合的掌侧鱼际着力叩击，称掌侧击

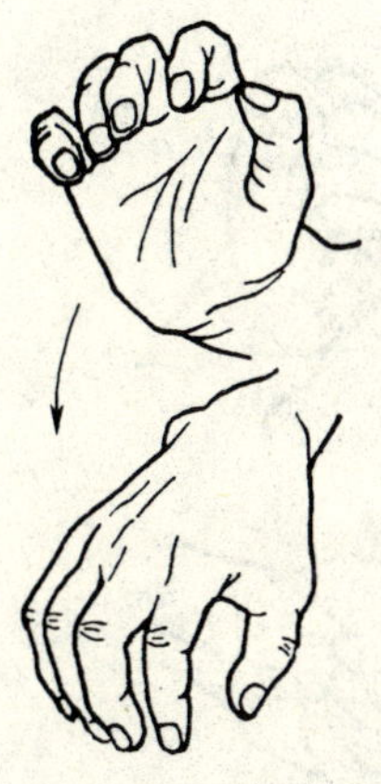
图 5—50 点击法

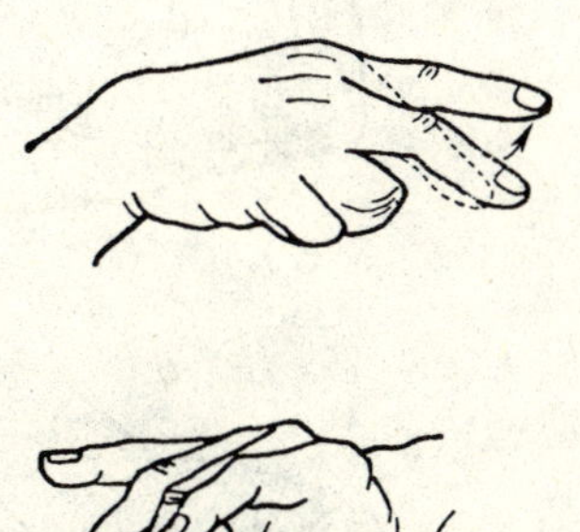
图 5—51 弹击法

法（见图 5—53），手法操作时，手指自然屈曲，腕略背屈；用掌根着力叩击，称掌根击法（见图 5—54）。拍击法、掌侧击法和掌根击法都属于掌击法的范畴。

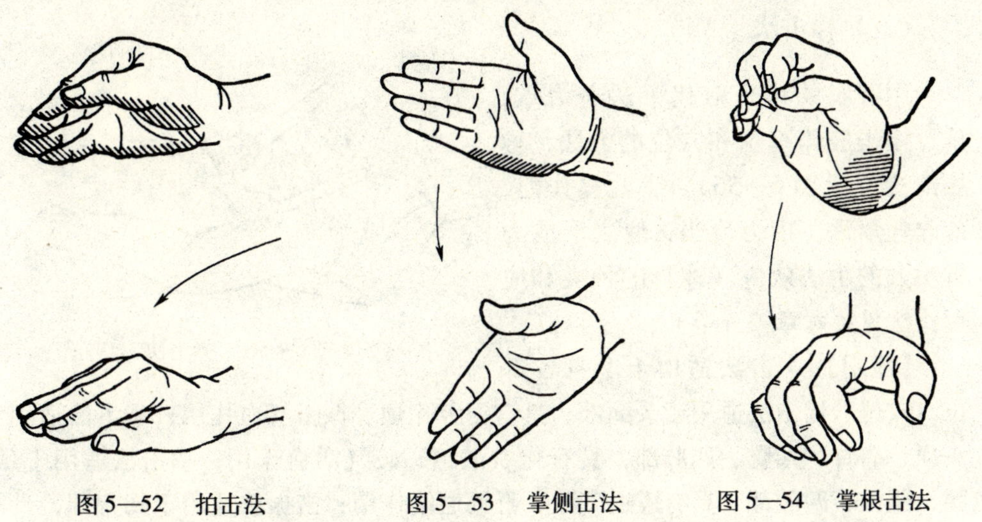
图 5—52 拍击法　图 5—53 掌侧击法　图 5—54 掌根击法

（三）拳击法

用拳侧或拳背着力捶击的手法，称拳击法，又称捶击法（见图 5—55）。手法操作时，手握虚拳，腕部放松，用力稳实。

【衍变】

（一）击振法

用一手掌平伏，另一手以拳侧或拳背捶击其手背的手法，称击振法，又称振动法。手法操作时，应轻快节律，使手法受力部位的局部深层产生振动感觉。

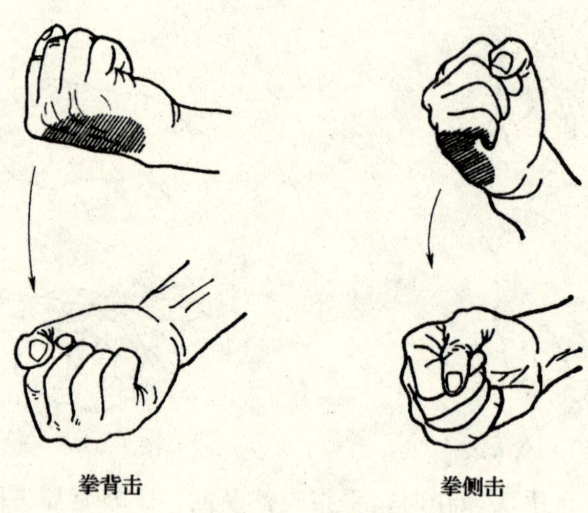

图 5—55　拳击法

（二）棒击法

用特制的棒具取代手法着力点，施行捶击肢体部位和穴位的方法，称棒击法（见图 5—56）。手法操作时，应先轻渐重，用力恰当，使之形成力省功大的手法效应（棒具的种类和应用作法见第六章第三节）。

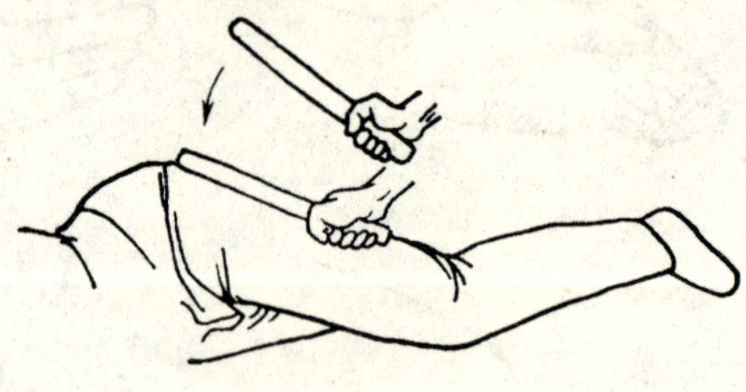

图 5—56　棒击法

【应用】　击法适用于全身各部位、穴位。指击法适用于头面部，具有消劳除烦、振奋气血作用；掌击法适用于头顶、肩背、腰臀、四肢部，具有化瘀散结、破气活血作用；拳击法适用于颈、腰、骶椎、四肢部，具有震通气血、舒筋通络作用；击振法适用于胸背部，具有宽胸理气作用；棒击法适用于肩背、颈、腰、骶椎、腿臀等部，具有祛瘀生新、活血通脉作用。

【文摘】　有关棒击法专题论述：范立伟氏曾撰文《推拿棒击法的变革及其运用》（见解放日报 1994 年 4 月 8 日）

第九节　扳　法

【动作】　用两手指掌着力扶持关节活动部位的两端，作背向或相向伸展或旋转扳动的手法，称扳法。

【结构】 扳法是着力于面、扳动成体的刚性手法，主要是牵拉力。背向扳动时，两手的手法着力点互为力的支点；相向扳动时，则是借助其他部位作为力的支点。作稍有过伸性的被动运动，操作时应控制手法用力的强度和活动幅度，并限于生理许可、病理可忍范围之内。要因势利导，迅速利落，使之刚法柔施，刚中见柔。

【要领】 沉肩，微屈肘，指掌蓄劲，腰和手臂主动用力，带动腕掌，动作果断、协调，幅度控制、适当。

【分化】

（一）旋转扳法

先用两手相对着力扶持关节活动部位两端作旋转动作，再作过伸扳动的手法，称旋转扳法（见图5—57），又称旋转复位法。手法操作时，旋转缓慢，扳动迅快，不宜强求响声及重复扳动。

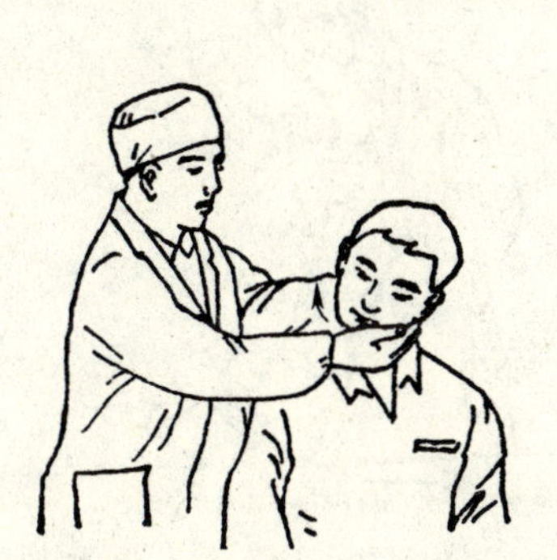

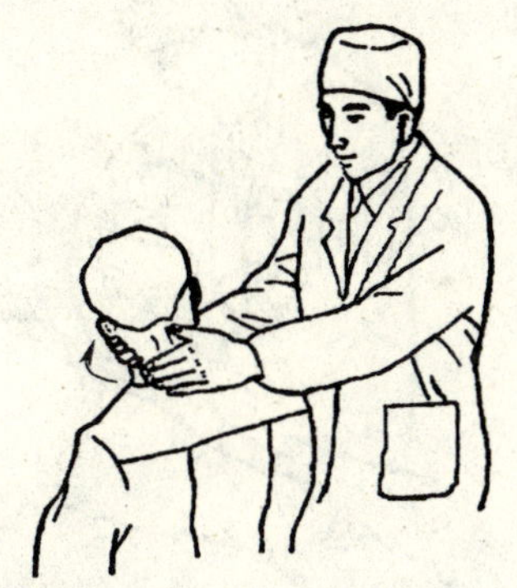

图5—57 旋转扳法

（二）斜扳法

先用两手相对着力扶持关节活动部位两端作旋动，再作增大幅度的猛扳动作的手法，称斜扳法（见图5—58）。手法操作时，扳动迅猛、利落，一次扳动，随即松手，不宜强求响声。

（三）伸展扳法

用两手相对着力扶持与固定关节活动部位两端，作定向过伸扳动的手法，称伸展扳法（见图5—59）。手法操作时，适度过伸，速度迅快。

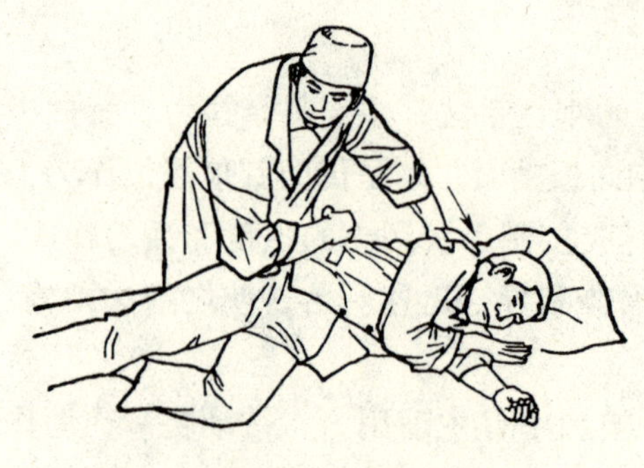

图 5—58 斜扳法

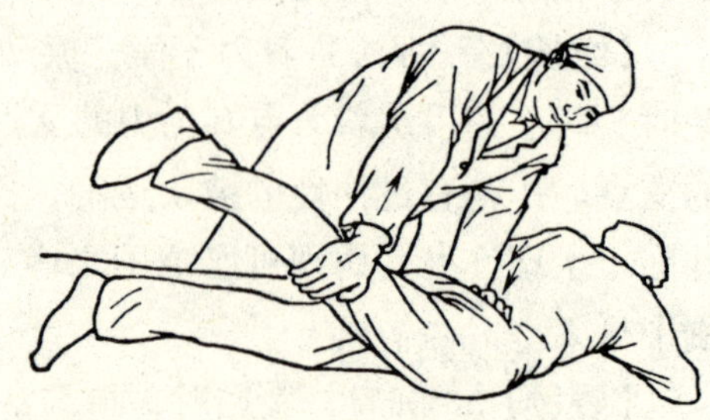

图 5—59 伸展扳法

（四）屈伸扳法

用两手着力扶持关节活动部位一端，作关节屈伸扳动的手法，称屈伸扳法（见图 5—60），又分别称屈法、伸法或称屈伸法。手法操作时，屈曲和伸展相辅相成，可有所侧重，动作缓和、柔稳。

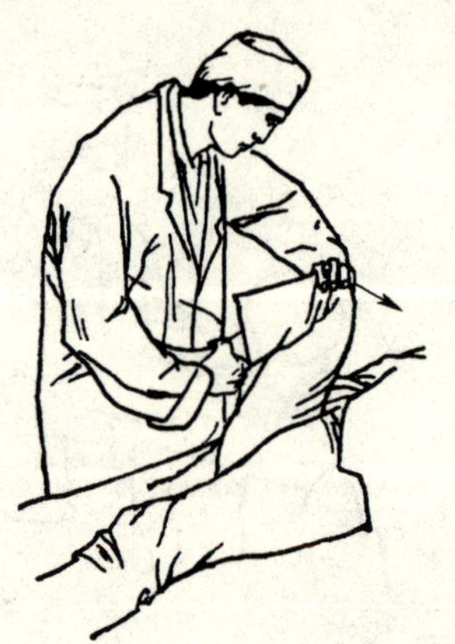

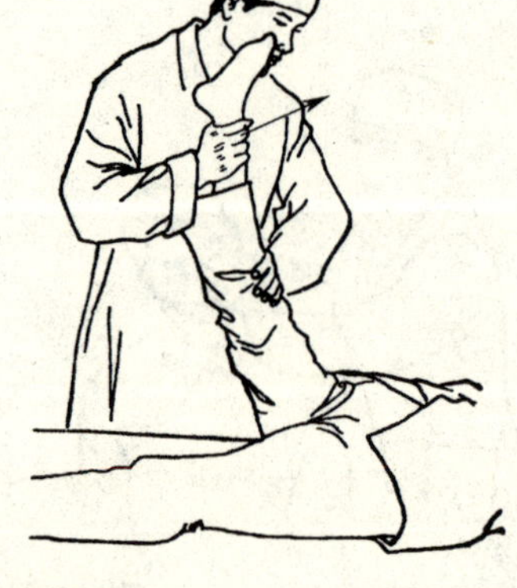

图 5—60 屈伸扳法

【复合】

扳抖法：用两手着力扶持关节活动部位的两端，作定向过伸扳动，同时施行节律抖动的手法，称扳抖法。手法操作时，动作柔缓，幅度宜小。

【应用】 扳法适用于脊柱和四肢关节。旋转扳法、斜扳法适用于颈、腰椎；伸展扳法适用于颈、胸、腰椎、肩部；屈伸扳法适用于肘、腕、髋、膝、踝部。以上手法均具有理顺筋骨、整复错位、松解粘连、滑利关节作用。

第十节 拔 法

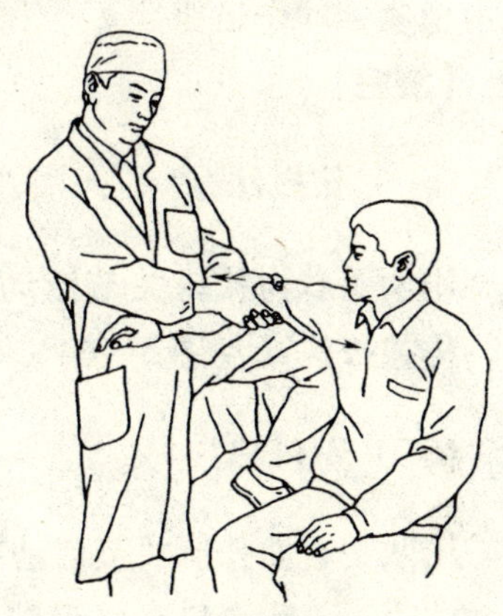
图 5—61 拔法

【动作】 用两手指掌着力扶持关节活动部位的两端或一端，作背向或相向牵拉、拔伸动作的手法，称拔法（见图5—61），也称拉法、拔伸法、牵引法。

【结构】 拔法是着力于面，进行牵拉、拔伸成体的刚性手法，主要是牵拉力。两端反方向用力，形成对抗性牵拉、伸展，或一端固定作为用力的支点。手法强度较大，手法操作时，应控制牵引强度、拔伸方向、动作方向，使之刚中有柔。

【要领】 沉肩，微屈肘，指掌蓄劲，腰和手臂主动用力，带动腕掌，动作柔缓、协调，幅度控制、适当。

【衍变】

（一）背法

主客体相背紧靠而立，两足分开同肩宽，用两臂挽持客体肘弯部，继而弯腰，屈膝并以臀部着力，作伸膝、挺臀、摇晃的系列动作，称背法（见图5—62）。手法操作时，客体下肢离地，肢体松弛，腰骶部受牵拉拔伸，使椎间关节间隙拉开，可闻及弹响声。

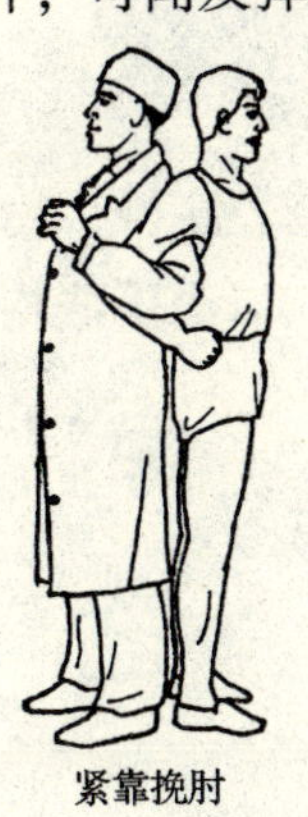
紧靠挽肘

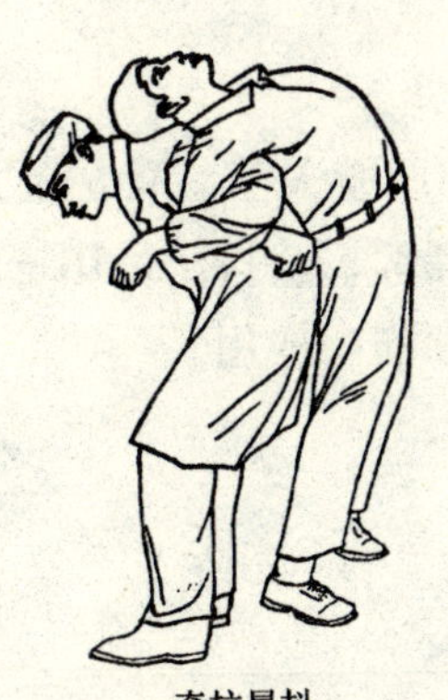
牵拉晃抖

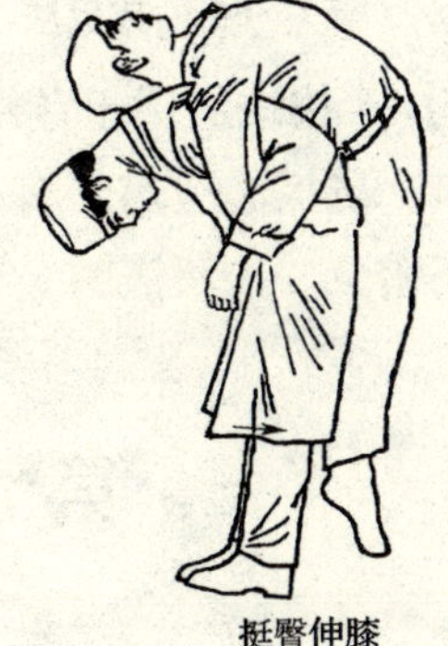
挺臀伸膝

图 5—62 背法

（二）勒法

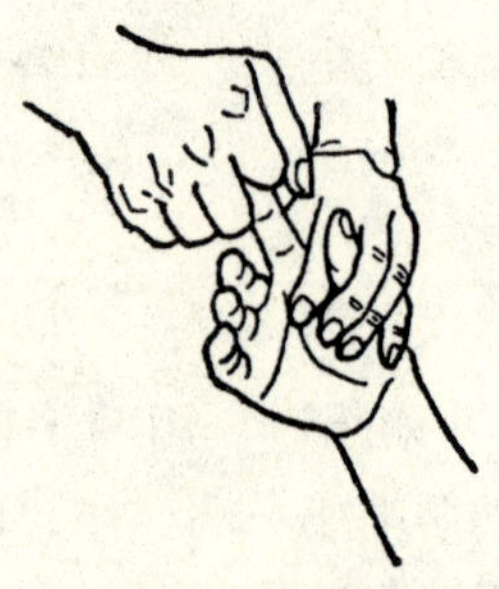
图 5—63 勒法

用屈曲的食指、中指紧挟其指、趾根部，并作迅速滑脱动作的手法，称勒法（见图 5—63）。手法操作时，用力稳实，动作迅捷。

【复合】

（一）拔扳法

用两手着力扶持关节活动部位作牵拉拔伸，同时施行增大幅度的扳动的手法，称拔扳法（见图 5—64）。手法操作时，动作柔缓，用力含蓄。

（二）牵抖法

用两手着力扶持关节活动部位的一端作牵拉拔伸，同时施行一定幅度的节律抖动的手法，称牵抖法（见图 5—65），又称拔伸牵抖法。手法强度较大于拔法。手法操作时，动作柔缓，抖动幅度宜小，频率宜快。

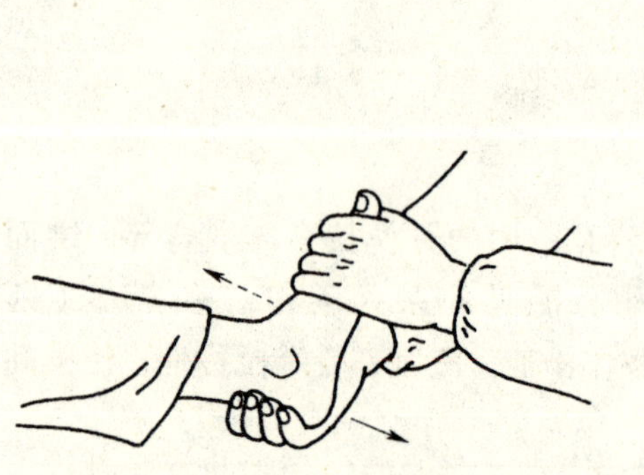
图 5—64 拔扳法

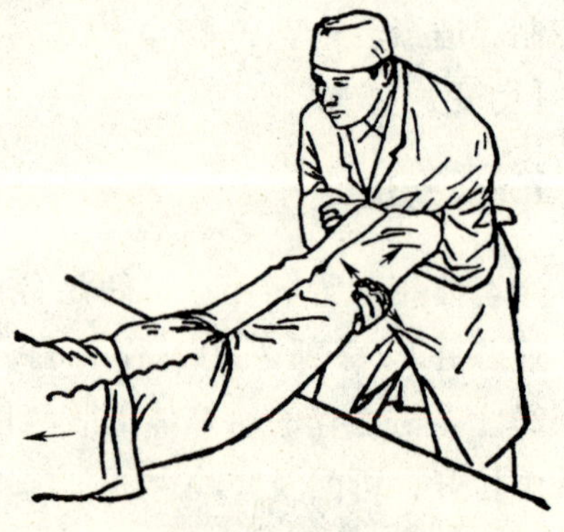
图 5—65 牵抖法

【应用】 拔法适用于脊柱和四肢关节。背法适用于胸、腰椎；勒法适用于指、趾关节；拔扳法适用于腕、踝部；牵抖法适用于腰椎。以上手法均具有解痉镇痛、纠正错位、松解嵌顿、理顺筋肉作用。

第十一节 摇 法

【动作】 用两手指掌着力扶持关节活动部位的一端或两端，作关节被动环旋运动的手法，称摇法（见图5—66）。

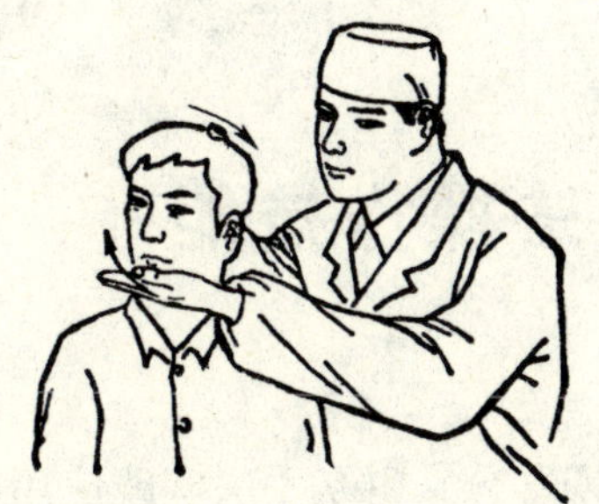
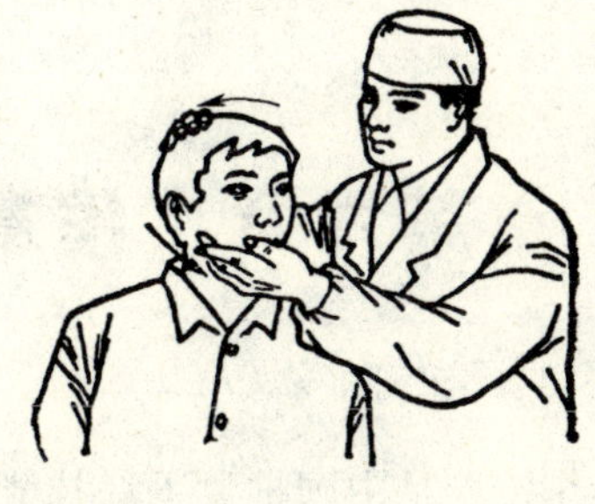

图5—66　摇法

【结构】　摇法是着力于面、摇动成体的柔性手法，主要是牵拉力。被动的环旋转动形成一定幅度的旋转牵拉、伸展，固定的一端具有旋转轴心与力的支点作用。摇动幅度应控制在生理许可、病理可忍范围之内，缓摇劲旋，使之柔中有刚。

【要领】　沉肩，屈肘，腕掌蓄劲，手臂主动用力，带动腕掌，动作柔缓、协调，幅度控制、适当。

【复合】

（一）摇扳法

用两手着力扶持关节活动部位的两端作环旋转动，同时施行增大幅度扳动的手法，称摇扳法（见图5—67）。手法操作时，用力含蓄，幅度控制。

（二）摇拔法

用两手着力扶持关节活动部位的两端作环旋转动，同时施行一定幅度拔伸的手法，称摇拔法（见图5—68）。手法操作时，用力柔和，动作迅捷。

【应用】　摇法适用于颈、腰椎和四肢关节，具有滑利关节、分离粘连、祛瘀生新作用。摇扳法适用于踝关节；摇拔法适用于腕关节。

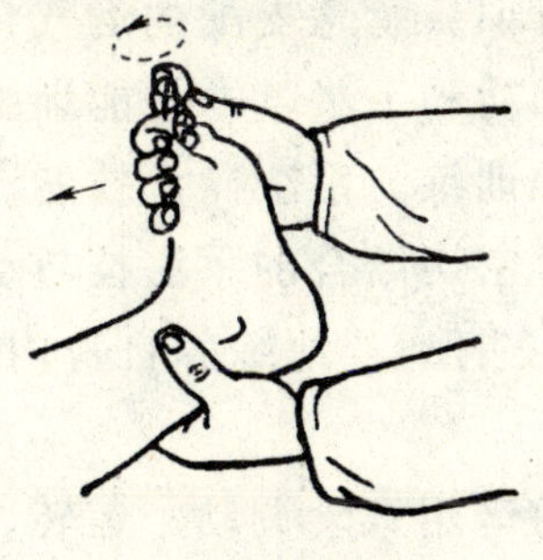

图5—67　摇扳法

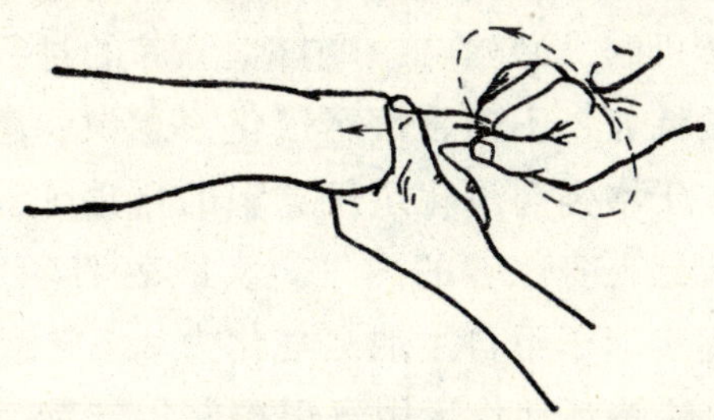

图5—68　摇拔法

第六章　推拿手法操作技能

手法操作技能是中国推拿手法技能的后期部分，也是手法实践应用的基础技能。其主要内容为手法操作过程中意识、技巧动作和力结合运用的方法规范和手法操作规程的模式规范。

第一节　手法操作过程中意识、技巧动作和力的结合运用

手法操作过程中意识、技巧动作和力结合运用有一定的技术难度，整体性很强，尤其是运气意识的领会与掌握，同技巧动作和力之间的协调、配合，必须有一个自觉涵养与反复探索的过程。除此之外，还包括手法操作过程中手法种类的合理选择与合成，手法强度和量的适当运用与掌握。

一、手法操作技能中运气意识的自觉练养

在手法操作过程中，必须保持形体端正、呼吸自然、心神贯注，从身、息、心三方面为造就、促进运气意识提供和谐的内环境。运气意识就是运用意识控制意念调动自身内在气的运动，使自身练养的内气由少腹丹田上行贯注于臂、掌、指，转化为柔劲，即功力。这种由意识、意念支配的运气化力的运转机制，必然有一个自觉练养的过程。推拿练功和手法基本技能训练就是自觉练养、不断领悟运气化力意识、意念的基础训练。手法操作技能训练首先在于增强与深化运气意识的自觉练养，并通过密切结合的手法技巧动作和力传感自身练养的内气。实践表明，只有经过长期刻苦地练养自身内气，才能逐步趋于不自主地运气化力。

手法技巧动作运用意识控制、支配，手法用力运用意念调动、运转，意识、意念是内气运行的先导。因此，在手法操作技能训练中，强化运气意识

的自觉练养，对于促进气和力的运转机理，确保手法技能的内涵功力有着重要的意义。

二、手法技巧动作的选择与合成

通常根据不同的对象、体质、病证，并结合病变范围和操作部位的解剖学特点，选择不同种类的手法。一般情况下，老、幼、虚、弱者宜选用柔性手法，如推、一指禅推、摩、㨰、振、揉等手法，如果病情需要非用刚性手法不可，则也应刚法柔施，刚后柔之；对于肌筋损伤初期保健治疗，局部宜选用轻柔手法，如揉、摩等手法，且由远及近，随着疗程进展，逐步选用侧重于刚性的手法；对于病变范围较广、操作部位较大和肌肉丰厚的腰、背、臀、腿、臂等部位，宜选用手法着力点面积较大的手法，如㨰、掌按、掌推、擦、拍打等手法；病变范围较小、操作部位较窄的部位，如关节凹陷处、深部软组织及全身穴位，宜选用手法着力点较小的手法，如一指禅推、拿、按、点、掐等手法。此外，头面部，常选用一指禅推、抹、拿、按等手法；胸腹部，常选用揉、摩、掌按、振等手法；腰背部，常选用㨰、按、擦、击等手法；四肢关节活动部，常选用㨰、拿、扳、拔、摇等手法。

手法操作过程是不同的或相同的手法基本技能先后交替、连续衔接和协调配合的组合过程，也就是各种手法技巧动作的合成过程。在通常操作规程中，同一部位施行相同的或类同性能手法的交替、连续，必须保持手法强度、动作幅度的持续、连贯性，交替衔接的紧凑性；同一部位交替施行不同性能的手法，必须遵循“柔→刚→柔”原则；两个相近部位同时施行两种性能或相同性能的手法，必须保持手法强度、动作幅度的协调、均衡。如㨰法操作同时配合扳、抖、摇、拿、捏等手法（有的称为被动动作），既能提高手法操作效率，又可增强手法感应效能。柔性手法与刚性手法同时配合操作，可以缓冲刚性手法所产生的强刺激痛楚反应，也可以增大柔刚手法相互应合的效应。如按、拿法操作同时配合揉、摩、虎口推等手法，就是手法实践中常用的复式操作法。

综上所述，手法操作过程中手法种类的选择与合成是手法基本技能，特别是手法技巧动作的综合、汇集，是由实践经验积累而形成的。虽无固定程式，却有其一定的规律性，也就是因人、因病、因部位的不同，选择相宜性能、相宜着力点的手法，并贯穿刚柔相济、以柔和为贵的原则。

三、手法用力强度和量的运用与掌握

手法强度主要是指手法刺激的深浅、大小程度，它同手法压力、着力点和受力方式关系密切。掌握手法强度的大小，除直接控制手法用力的性质、手法压力与动作幅度外，还可以通过变换手法着力点的接触面积与杠杆作用等方法进行调节。通常手法强度同手法着力点的接触面积成反比，如掌按法的手法强度小于同等量压力的指按法。一般说来，使用摩擦力、振颤力的柔性手法，其手法强度小于使用按压力、牵拉力、冲击力、重力的刚性手法；运动关节的扳、拔、摇、背等手法，其手法强度同动作幅度成正比，超越一定限度的手法动作幅度，瞬间就有较大的手法强度。在实践应用中，适当的手法强度是以接受手法刺激后产生的酸、胀、热、重、麻及轻微的痛楚等感应程度为准。通常根据不同的对象、体质、病证和操作部位等特点，运用相宜的手法强度。一般情况下，老、幼、虚、弱者及头面、胸腹部、急性剧痛与慢性缠痛的局部，宜以轻快、柔和的手法强度；体强、年壮者及腰臀部、急性剧痛的远端部位，宜以刚劲、着实的手法强度；强身养生、消除疲劳、延缓衰老等保健推拿，均多宜用柔法调理，手法强度适中。在手法操作过程中，随着手法种类的选择、技巧的合成等变化，必然使手法强度发生变化。然而，必须从总体上保持手法强度的动态平衡，使其始终掌握在机体的生理、病理所许可的范围之内；必须控制手法强度的递增进度，使其由轻渐重、由小渐大。

手法用量是指手法操作所运用的刺激量，通常以手法操作时间和操作次数作为累计手法用量的标准。手法用量的累积，导致手法刺激发生质的变化，从而产生近期和远期的手法效应与临床效果。手法用量的累计，包括各种手法，每一部位、穴位，每次操作和每个疗程的时间与次数。根据不同的体质、证候、年龄、对象，运用不同的刺激量。手法用量同手法强度关系密切。手法强度较小的柔性手法，如揉、摩法，手法用量可适当多些，宜以时间累计，每次用量约 2～5 min；手法强度较大的刚性手法，如拿、点、掐法，手法用量应限于最低的手法感应和生理、病理所许可的范围之内，宜以次数累计，每次用量约 2～3 次；局部、浅表、单纯性的病证，每次操作用量约 10～15 min；面广、深层、复杂性的病证，每次操作用量约 15～30 min；操作部位较大的腰背、胸腹部，每次用量约 20 min 左右；操作部位较小的四肢小关节、穴位，每次用量约 3～5 min，或 5～10次。其中老、幼、虚、弱者的手法用量均不宜过度。应用于强身养生、消除疲劳、延缓衰老的保健推拿，每次操作用量以 30～60 min 为宜。

计程是医疗保健阶段性的手法用量总累计（有的称为疗程），通常根据医疗保健的性质与特点拟定计程。每个计程有 3～5 次、5～10 次或 10～15 次不等，计程之间应有适当的间歇期，以克服机体因过久手法操作所产生的某些痛楚反应与耐受性功效疲沓现象，有利于医疗保健功效的进一步提高。

总之，手法操作过程中应酌情把握手法强度，适当拟定手法用量。这是手法功力在实践应用中的重要标志，同手法技巧动作密切结合，构成完整的手法技能。

第二节　手法操作规程训练模式规范

手法操作规程是手法内涵意识，技巧动作，力及其强度、用量的综合过程。根据全身各部位解剖生理特点，拟定的手法操作程式、顺序，是基本、系统的操作方法与规程。通常作为手法操作技能规范训练的基本模式，称为部位操作法。分为以下 20 节段：

一、推抹面额（坐位或仰卧位）

（一）一手扶持其后枕部，一手以一指禅偏峰、罗纹推法推其面额：①印堂→神庭→头维→太阳→鱼腰→攒竹；②攒竹→鱼腰→瞳子髎→四白→睛明；③睛明→迎香→地仓→下关→四白→睛明。紧推慢移，柔和明快，左右交替，各 2 遍。

（二）以两手拇指指腹着力相继交替推抹其前额，分推其颌面：①攒竹→眉冲→头维→率谷；②攒竹→鱼腰→太阳→率谷；③睛明→四白→瞳子髎→率谷；④分别由迎香、人中、承浆→地仓→颊车→耳门→率谷→翳风。紧抹慢移，顺势按揉上述穴位，共 1～2 min。

二、栉发叩头（坐位）

（一）一手扶持其前额，一手五指微屈，以五指指腹着力捏拿其头部五经（即督脉和两旁足太阳经、足少阳经在头部循行的节段）：前发际→头顶→后枕部。紧拿慢移，3～5 遍。

（二）两手五指微屈，以五指指端着力叩击其头部：前发际→头顶→颞部→后枕部。紧扣慢移，轻巧明快，3～5 遍。

三、扫散头颞（坐位）（见图6—1）

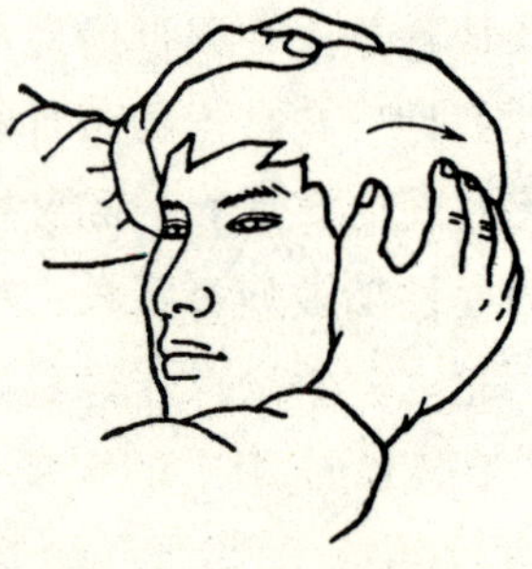

一手扶持其一侧颞部，一手拇指伸直，其余四指并拢微屈，以拇指桡侧端和其余四指指端着力单向推动其另一侧颞部：头维→率谷→翳风。节律轻快，左右同法，各20～30次。

图6—1　扫散头颞

四、按百会，拿风池，推桥弓（坐位）

（一）以拇指指腹着力按揉其百会，5～10次。

（二）以拇指、食指相对着力按拿其两侧风池，先下后上，由轻渐重，2～3次。

（三）以拇指、食指指腹相对交替着力推抹其颈项两侧桥弓：翳风→缺盆。左右交替，节律明快，各10～15遍。

五、捻抹咽喉（坐位或仰卧位）

以拇指和食指、中指指腹相对着力揉捻其喉结1 min，顺势直推其喉管两侧：人迎→缺盆。左右交替，轻柔明快，10～15次。

六、推㨰项背（坐位或俯卧位）

（一）以虎口推法横向推其颈项、肩背部（见图6—2）：①风府→大椎，1～2 min；②大椎→肩井→肩髃，左右并施或交替，柔推慢移，1～2 min。

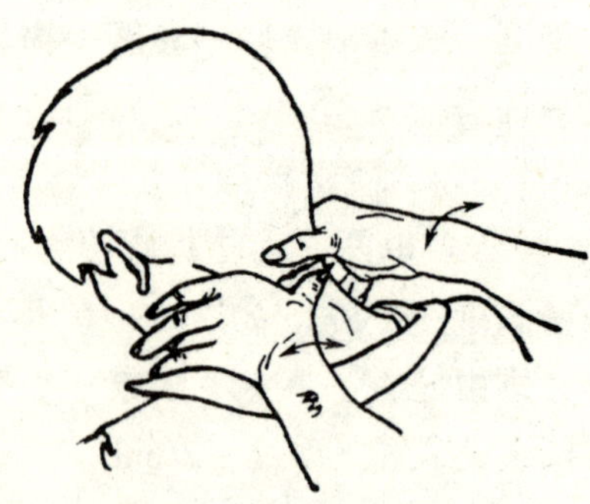

图6—2　虎口推颈项

（二）两手以一指禅罗纹推法推其颈项两侧：风府→大杼。左右并施，紧推慢移，1～2 min。

（三）以㨰法施于其颈项、肩背部：①风府→大椎，1～2 min；②大椎→肩井→秉风，左右并施或交替，紧㨰慢移，1～2 min。

（四）以平掌推其背脊、肩胛部，稳实节律，1～2 min。

七、提肩井，按天宗，击大椎（坐位或俯卧位）

（一）两手以拇指和食指、中指、无名指相对捏提其两侧肩井，柔和快速，捏3次，提1次，左右交替，2～3次。

（二）两手以拇指指腹按其两侧天宗，轻柔缓和，3～5次。

（三）以虚掌拍击，虚拳捶击其大椎、两侧肩井，轻巧节律，各3～5次。

八、㨰捏肩臂（坐位或仰卧位）

（一）以㨰法施于肩臂前、后侧：肩袖→上臂→前臂，紧㨰慢移，2～3 min。在肩袖部操作时，可以配合作肩关节前举、后伸、内收、外展等引申动作。左右同法。

（二）以指掌相对着力捏拿其肩臂内、外侧，自上而下，并顺势以拇指和食指、中指相对着力按拿其主要穴位：肩髃、肩髎→臂臑、极泉→曲池、小海→内关、外关→合谷、劳宫。各3～5次，左右同法。

九、摇肩，搓臂，抖肢，勒指（坐位）

（一）一手扶持其肩部，一手托住其肘部或握住其手掌，作内、外向环旋运转，并把握运转摇动的幅度。各5～10次，左右同法。

（二）两手平掌相对搓摩其肩臂内、外侧：肩→肘→腕。紧搓慢移，2～5次，左右同法。

（三）两手握持其腕掌，作小幅度的上下持续颤抖，节律明快，0.5～1 min，左右同法。

（四）先以拇指、食指指腹相对揉捻，后以屈曲的食指、中指指间紧挟、拔勒其手指，五指依次交替，各1次，左右同法。

十、推揉胸胁（仰卧位）

（一）以虎口推法横向推揉其胸胁部：缺盆→期门，柔推慢移，3～5遍。

（二）以两手拇指桡侧分推其胸胁：胸骨→两侧胸胁，紧推慢移，3～5遍。

（三）以平掌着力横向推擦其胸胁：锁骨→两侧胸胁，柔缓节律，3～5遍。

十一、揉摩脘腹（仰卧位）

（一）以一指推揉、一指推摩法，掌揉、揉摩法施行于其脘腹部：胃脘→脐→少腹。轻柔节律，2～3 min。

（二）以平掌着力揉摩其脘腹部，顺时针向，周而复始，升摩轻柔，降摩稳实，2～3 min。

十二、按振胸腹（仰卧位）

（一）以拇指或中指指腹按揉其胸腹部主要穴位：天突、膻中、中脘、神阙、气海、关元，各3~5次。

（二）以两手拇指指腹着力分推、揉按其腹部穴位：天枢、大横、气冲。稳柔缓和，各3~5次。

（三）以指掌平伏着力于脘腹部，作节律振颤，意念集中，1~2 min。

十三、推㨰腰背（俯卧位）

（一）以虎口、平掌或掌根着力推揉其腰背部，着重于脊柱：大椎→长强。柔缓稳实，紧推慢移，1~2次。

（二）以㨰法施于腰背部，着重于脊柱及其两侧：大椎→长强。紧㨰慢移，左右并施或交替，2~3 min。

十四、捏脊按俞（俯卧位）（见图6—3）

（一）以两手拇指、食指相对挟持、挤拧脊柱两旁肌肤，作碾转移动：长强→大椎。每捏挤3次，提拉1次，柔缓轻巧，3~5遍。

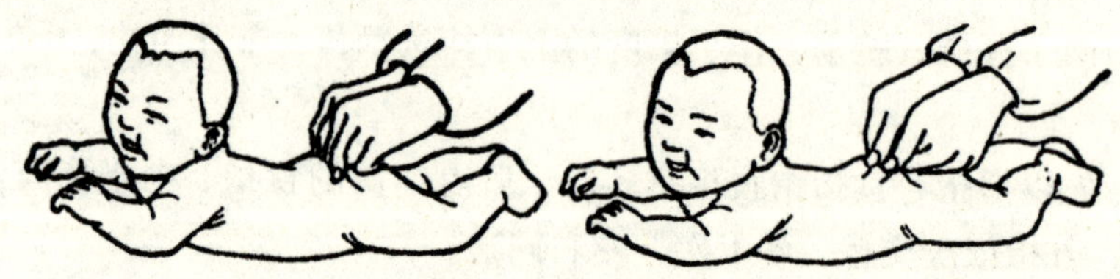

图6—3 捏脊按俞

（二）以两手拇指指腹着力按揉其脊柱两旁背腧穴，自上而下，顺序按揉，着重于风门、肺俞、膏肓俞、心俞、肝俞、脾俞、肾俞、大肠俞和八髎。柔缓稳实，各3~5次。

十五、㨰压腰腿（俯卧位）

（一）以㨰法施于其腰骶、腰臀部，自上而下，紧㨰慢移，左右并施或交替，2~3 min，左右同法。

（二）两掌相叠，按压其腰骶部，稳实明快，1~2次。

（三）以掌根着力推压其腿臀部，自上而下，缓和稳实，紧压慢移，2~3次。

（四）屈肘，以肘端着力按压其腰骶部、臀部，着重于腰阳关、八髎、环跳。缓压柔动，各2~3次，左右同法。

十六、过伸扳腰（俯卧位）

（一）一手托持其大腿前下端，一手平掌按压其腰骶部，相对着力扳动，并作稍增幅度的过伸扳动。平稳协调，着重于平掌按压，左右交替，各1次。

（二）一手扶持其肩部前端，一手平掌按压其腰背部，相对着力扳动，并作稍增幅度的过伸扳动。稳实明快，着重于平掌按压，左右交替，各1次。

十七、斜扳腰脊（侧卧位）

一手扶持其肩部前端，一手屈肘，以肘臂部着力按抵住其臀部（客体位于上方的下肢屈膝屈髋，位于下方的下肢自然伸直），作相对着力扳动，并作猛增幅度的过伸旋扳。稳实迅快，左右交替，各1次，常以闻及“咔”声为手法告成，然而斜扳时不一定强求出现响声，它并非手法成功的唯一标志。

十八、捏搓股腨（仰卧位）

（一）以指掌相对捏拿其大腿内、外侧和腿腨，自上而下，并顺势以拇指和食指、中指相对着力按拿其主要穴位：伏兔、风市→梁丘、血海→内膝眼、外膝眼→阴陵泉、阳陵泉→足三里、委中→承山、丰隆→三阴交、悬钟→昆仑、太溪→太冲、涌泉，各3~5次。左右同法。

（二）以两手指掌相对按揉、搓摩其下肢，大腿→膝盖→小腿，紧搓慢移，2~3遍。左右同法。

十九、摇髋，屈膝，拔踝，击底（仰卧位）

（一）两手握持其小腿部，作髋、膝关节屈伸活动，着重屈曲其髋关节后作较小幅度的过伸扳动，柔缓蓄劲，3~5次。左右同法。

（二）两手握持其小腿部，屈曲其髋关节，作最大幅度的旋摇运转，稳实柔和，内外向各3~5次。左右同法。

（三）两手握持其足跟和足蹠部，相对着力作内、外向旋摇和前、后向扳动，稳实蓄劲，各3~5次。左右同法。

（四）一手扶持其足蹠部，一手虚拳捶击其足底，柔缓明快，3~5次。左右同法。

二十、擦腰搓胁（坐位）

（一）以平掌或小鱼际侧着力，摩擦其腰背、腰骶部：脾俞→八髎。稳实节律，左右交替，2 ~3 min。

（二）以两手指掌相对着力搓摩其胸胁两侧，腋下→胁肋。节律柔缓，紧搓慢移，2 ~5 遍。

第三节　手法操作过程中介质和棒具的应用

在传统的保健推拿实践中，通常运用特制的介质和棒具配合、辅助手法技能，发挥中介作用。这对于增强手法感应效能，提高手法作用功效有着非常重要的意义。

一、介质

介质，又称递质，通常是指在推、摩、擦、按揉等手法的操作过程中，沾用的油、膏、酒、脂、粉、汁之类制剂。介质可防止皮肤破损，增强手法效能，促进药物性能渗透。手法操作时，常在手法着力点沾用各种剂型与性能的介质。介质是由古代膏摩演化而来的。如《圣济总录》载述："若疗伤寒以白膏摩体，手当千遍，药力乃行，则摩之用药，又不可不知也。"《景岳全书》载述："治发热便见腰痛者，以热麻油按痛处揉之可止。"现在养生保健推拿、小儿推拿以及防治软组织损伤的手法实践中，还是广泛应用各种介质，可见传统的膏摩原理与方法依然受到人们的关注。

在实践应用中，通常根据不同的手法，不同的对象、病情，以及不同的季节、条件，选用适宜、适量的介质。一般说来，在推、摩等手法操作时，夏季可选用薄荷水、滑石粉之类清凉润滑剂作介质，冬季则可选用姜汁、葱白汁、药酒、红花油一类温热之品作介质；在擦、按揉法等手法操作时，可选用冬青膏（冬绿油和凡士林的混合剂）、麻油一类油膏、脂霜作为介质。

在保健推拿实践应用中，含有各种营养素，具有护肤养颜作用的脂、霜、液之品，以及矿泉水、蛋清等都可以作为保健推拿手法操作的介质。现代由天然植物提炼特制而成的各种精油，更是广泛应用于面部或全身养生保健推拿实践。然而，介质的选用必须因人而施、因地制宜，应该注意各人的习惯爱好、皮肤性能等特点，酌情而用。

据有关资料报道，近年来国内外有不少专家、学者运用特制的介质，结合手法操作技能，在护肤养颜、减轻肥胖、康复伤痛等方面做了很多富有成果的探索与研究。特别是中药制剂和手法操作有机结合的研究，展示了传统膏摩、药摩的广阔前景。实践表明，以药物作介质进行手法操作，能促进作为介质的药理成分渗透与吸收，而药物的润滑作用反之又使手法作用力均匀分布与深及透入，从而形成良性的连锁反应，具有一定的实践功效。目前初露端倪的有：焦东海氏采用以大黄为主要成分的膏型制剂为介质，对减肥的近期效果观察取得了可喜的成绩；陈省三氏选用由蕲蛇、蟾酥、三七、当归、红花等10余种中药制成的霜型制剂为介质，对各类软组织损伤治疗有明显的消肿止痛、康复功能作用等。可见，古代膏摩、药摩的原理方法至今仍有其发展余地，并蕴有很大的潜力。合理运用介质，密切结合手法，将是一项热门的研究课题。

应该指出的是在正确、合理运用介质中，不可忽视手法技能在操作过程中的主导地位。任何摒弃介质或完全依赖介质的作用都是片面的。就膏摩、药摩的延续与发展而言，介质与手法技能应该是相辅相成、不可缺一的完整体。

二、棒具

在传统的推拿手法中，采用特制的棒具捶击肢体部位与穴位的方法，称棒击法。棒具不仅是指用于棒击法的特制击棒，而且也包括所有取代按、摩、点、滚等手法的棍棒式工具。实践表明，在手法操作过程中合理运用适宜的棒具，可以有效地取代手法着力点（接触面），形成力省功大的手法效应，取得满意的功效。在实践应用中，棒具对于由外感内伤等原因引起的颈项、肩背、腰臀、四肢等部位软组织酸痛、麻木、痉挛、萎缩、功能障碍等病症有着促进功能康复之功效。有人通过实验观察，发现棒击法叩击体表会使局部组织产生振动源，诱发次声波，促进微血管的血液流通，改善局部组织细胞营养。也就是说，棒击法具有舒筋通络、祛瘀生新、振奋精神等作用。棒具是配合手法的辅助工具。

据文献记载，传统的棒具有很多形式。如《医学入门·历代医学姓氏》载述："马湘：字自然，唐之盐官县人……治病以竹杖打之。"《医宗金鉴·正骨心法要旨》载述："振挺，即木棒也……盖受伤之处，气血凝结，疼痛硬肿，用此挺微微振击其上下四旁，使气血流通，得以四散，则疼痛渐减，肿硬渐消化。"此外，有关医籍中还有木槌、木杵、石袋等棒具的载述。这些棒具不仅用以治疗伤痛，而且作为强筋壮骨的打功用具。据说这种用硬木制成、形如木杵的棒槌质硬体大，使用时更需慎重。现在，棒具制作材料与工艺有很大改进，其应用范围也不再局限于棒击法。近代棒具变革中影响较大、颇有代表性的棒具，大致有下列几种：

（一）拳击棒

拳击棒俗称“美人拳”，是传统的保健棒具，原为一种木制长柄小棰，棰子用裘皮裹成拳状。近代则用木柄或竹柄的前端安上皮球，以代拳击打。该棒具柔软性强，常用于养生强身、消除疲劳等保健推拿。

（二）桑枝棒

桑枝棒是传统的医疗棒具。要求软硬适中、粗细合用，棒长约 40 cm，棒粗约 5 cm。制作时，取鲜桑枝约 12 条（每条粗约 0.5 cm），去皮阴干；每条桑枝均用棉纸卷紧，并用线绕扎；再将 12 条桑枝合成一束，用线密绕一层，棉纸紧卷一层；最后外层用布裹紧缝牢。该棒具刚中透柔，常用于腰背、四肢部击打，对肢体麻木、浅表感觉迟钝病证的治疗尤为相宜。

（三）藤条棒

藤条棒是本人早在 20 世纪 60 年代初根据桑枝棒的原理、方法，设计制作而成柔刚相宜的医疗保健棒具。藤条棒以干藤条取代鲜桑枝，棉絮取代棉纸，棒长 45 ~ 50 cm，棒体粗 5 ~ 6 cm，棒柄适当粗细，以便手握合适。制作时，取粗藤条 3 ~ 4 根，用线扎紧，并用棉絮薄匀裹紧、粗纱线密绕一层，最后用布紧束缝裹。通过长期临床实践表明，该棒具刚柔性能、应用范围均优于拳击棒与桑枝棒，弥补了两者的不足，保存了两者的长处。

（四）保健棒

保健棒也是本人于 20 世纪 80 年代在原设计的藤条棒基础上，根据桑枝棒、藤条棒的制作原理、应用原则，结合长期临床经验，重新构思设计，并在上海医疗器械高等专科学校的合作与支持下，启用现代材料与新颖工艺，扩大操作方法与应用范围，研制成传统特色和现代风格相结合的新一代棒具。该棒具经原中国中医药协会推拿学会主任委员曹仁发教授等 9 名专家鉴定认可，并获国家专利局颁发的“实用新型专利证书”（专利号：ZL93226016.0）。通过专家临床使用观察疗效，指出该棒具“对半身不遂和肌肤麻木病证疗效更显著……有舒筋活血，消除疲劳，缓解肌肉酸痛，减少脂肪堆积等作用”。实践表明，保健棒能够符合推拿手法技能必须遵循的“刚柔相济，以柔和为贵”的基本准则。除了握持棒具一端施行击打外，还可以握持棒具的中段施行按、点穴位；握持棒具的两端施行滚压。该棒具一棒多用（棒击、棒按、棒点、棒滚等）也是对手法技能的一种合理取代。手法操作时，应保持手腕柔和、松弛，用力轻巧，动作明快，并根据不同的部位和穴位，不同的体质和病情，把握手法用力的适量、适度；必须先轻渐重、柔缓合劲；切忌操之过急、用力过猛。通常根据“以痛为俞”和局部近取的原则和方法，结合部位进行手法操作，并注意由远及近。在腰背、四肢部击打操作时，要按照肌肉起止点垂直方向为宜，横向击打会有明显疼痛反应，并注意肌肉丰厚和瘦薄情况，区别手法用力的轻重缓急。保健棒不但是推拿科医师的临床辅助治疗工具，而且又可成为社会家庭开展保健推拿、进行防治疾病的卫生器械，是一种目前较为理想的实用、新颖、经济、有效的医疗保健棒具，值得推广。该棒具以钢筋、弹簧、海绵、棉布等为制作材料，又含有丁香、山萘等中药制剂作介质，制作时，有着严格的材料规格和工艺规范，可以把握其柔刚性能和质量。

近年来，市场上也出现过木柄或钢丝弹簧塑料柄的前端安有磁胶头、橡皮球、钢丝拍子等各种健身棒槌，都有其一定的用途，是近代棒具变革的产物，这里不一一赘述。

本人曾撰文《推拿棒击法的变革及其运用》（见《解放日报》1994 年 4 月 8 日 11 版）作专题论述。

肆

第四篇 养生保健

中国保健推拿实践应用重在全方位介入“治未病”健康保障工程。强调宏观运筹方略，微观辨证施术，研究以消除疲劳、延缓衰老、调整体质偏颇、改善亚健康状态和促进功能康复为主体的养生保健推拿新思路，整理规范不同群体养生保健推拿系列常规模式。

养生保健推拿大致可分为用于消除疲劳、延缓衰老、调整体质偏颇、改善亚健康状态的强身养生保健推拿系列，应对既病防变、促进功能康复的康复养生保健推拿系列，推崇功法训练和自身养生保健推拿密切结合的内功养生保健推拿（现代导引）系列三大板块。

第七章　强身养生保健推拿系列

养生防患是中国传统预防医学的基本思想。早在《易经》中已提到："君子以思患而预防之。"《素问·上古天真论》载述："上古之人，知其道者，法于阴阳，和于术数，食饮有节，起居有常，不妄作劳，故能形与神俱，而尽其天年，度百岁乃去。"这是古人有关养生防患的最早记载，也是中医养生观的重要理论依据。这里，阴阳属于中国古代哲学的范畴，高度概括了自然界一切事物发生、发展与变化的由来、本质及规律。人的生命活动也必须顺应这一基本规律，即阴阳变化的法则，也就是说，人的生活节律应该顺其自然，包括饮食、起居、劳逸等方面均应保持节制与限度，合乎常规。同时，要注意调养形体与调摄精神的密切结合，使形体与精神俱健。所以，合理掌握包括推拿、气功在内的各种养生法术，才能尽天年、度百岁，可谓"欲得长生，必究养生"。

第一节　强身养生保健推拿系列概论

一、中医体质学理论概述

在现代保健推拿服务体系中，引入现代健康管理理念和中医体质学理论，不仅有助于提高保健推拿服务的针对性和有效性，而且也为保健推拿技能的开发整合和营运服务提供了理论依据。健康管理的核心是收集客人的健康信息，其内容主要包括生物遗传、心理、社会环境等因素及保健服务水平、个人医学问题等，通过对收集所得信息的科学测评，制订有针对性的干预措施，其中就包含着体质信息。体质是影响人体健康的重要因素，如何评价体质类型，并且根据个体体质，进行相应干预，具有重要的养生保健意义。中医学体质理论是以中医学基础理论为指导，研究人类各种体质特征、体质类型的生理和病理特点，并以此分析疾病的反应状态、病变的性质及发展趋向，从而指导疾病预防、治疗以及养生康复的一门学科，是当代指导养生保健较成熟的理论体系。

兴起于20世纪70年代有关中医体质学说的研究，为保健推拿提供了健康管理指标的规范标准。

（一）体质的基本概念

中医体质学认为，体质是指人体生命过程中，在先天禀赋和后天获得的基础上所形成的形态结构、生理功能和心理状态方面综合的、相对稳定的固有特质，是人类在生长、发育过程中所形成的与自然、社会环境相适应的人体个性特征，表现为结构、功能、代谢以及对外界刺激反应等方面的个体差异性，对某些病因和疾病的易感性，以及疾病传变转归中某些倾向性。它具有个体差异性、群类趋同性、相对稳定性和动态可变性等特点。这种体质特点或隐或现地体现于健康和疾病过程中。通过客观的评价个体体质，可以更加全面的了解个体的健康状况，获得预测个体未来发病风险的资料，并且可以通过调理体质的方法，改善个体的健康水平。体质类型、评估和预防将是保健推拿主要相关研究内容。

（二）体质类型

人是一个有机的整体，人体的结构、功能与心理是构成体质的三大要素。认识与辨析体质，必须遵循共同的原则，依据个体的肤色、形态、举止、饮食习惯、性格特点、心理特征，以及对季节的适应性、对疾病的易感性等方面表现的特征，全面审查其神、色、形、态、舌、脉等体征及性格、饮食、二便等情况，进行综合分析。

有学者依据体质分型方法的临床应用原则，运用以阴阳、气血津液的盛衰、虚实变化为主的分类方法，提出了体质九分法，将我国人群的体质分九类：平和质、阴虚质、阳虚质、气虚质、瘀血质、痰湿质、湿热质、气郁质、特禀质。其中平和质为比较健康的体质，目前仅占32.75%，其余8种均为偏颇体质，占到了67.25%，与亚健康的流行病学研究结果基本相同。

（三）体质偏颇产生的原因分析

体质形成的机理是极其复杂的，它是机体内外环境多种复杂因素综合作用的结果。形成体质偏颇的原因主要有以下几种：

1. 地理环境因素

人的体质受着地理环境、水土性质、气候类型、生活条件的影响，正如清代医家徐灵胎在《医学源流论》中说："人禀天地之气以生，故其气体随地不同。"现代环境地质学研究也表明：在地质发展的历史过程中逐渐形成地壳表面元素分布的不均一性，在一定程度上影响和控制着世界各地区人类的发育，形成人类明显的地区性差异。

2. 先天因素

人类遗传学的研究还发现人的各种体质如体型、眼型、发型、肤色、眉毛式样、血型、免疫性、对药物的反应、代谢类型乃至智力、寿命等都由遗传决定或与遗传有关。形体始于父母，体质是由先天禀赋，父母的体质特征必然影响后代。

3. 年龄因素

体质可随着年龄的增长而发生变化，因为人体的结构、机能和代谢是随着年龄而发生改变的。如《灵枢·逆顺肥瘦篇》指出："婴儿者，其肉脆，血少气弱"，说明了小儿脏腑娇嫩、形气未充、筋骨未坚的体质特点；《灵枢·营卫生会篇》说："壮者之气血盛，其肌肉滑，气道通，营卫之行不失其常"，说明了青壮年强壮的体质特点；《灵枢·营卫生会篇》亦云："老者之气血衰，其肌肉枯，气道涩"，说明了老年人的体质特点，也可用来解释为何老年人容易发病的原因。

4. 精神因素

如《素问·疏五过论》指出："暴乐暴苦，始乐后苦，皆伤精气，精气竭绝形体毁沮。"可见人的精神状态可影响脏腑气血的活动功能，也能改变体质。强烈的精神刺激可直接损伤人的机体结构，产生体质偏颇。美国哈佛大学精神病专家维兰特博士曾指出："精神遭受痛苦，就意味着身体健康遭到至少长达五年的损害。"现代医学证实了精神心理因素有害健康，能影响机体的免疫状态，促使疾病发生，催人衰老。

5. 营养因素

《素问·平人气象论》中载有："人以水谷为本"，这说明禀赋于先天的体质，也依赖于后天水谷的滋养，饮食获得的营养是人体不断生长发育的物质基础。但营养不当，也会引起疾病。《素问·至真要大论》里就指出："久而增气，物化之常也，气增而久，夭之由也。"不当的饮食营养可以改变机体的适应能力，改变机体生理效能，继之发生偏颇体质而诱发疾病。

此外，偏颇体质的形成，还与性别、社会、环境、体育锻炼、疾病等因素有关。如人们由于所处的社会环境不同，其情志、劳逸各不相同，物质生活也有优劣之分，从而导致了不同的体质特征。

（四）中医体质学理念在养生保健实践中的应用

1. 实现了个性化保健思想

中医体质学提倡科学积极的预防思想，重视个体体质状态的辨析，通过收集和分析体质状态的信息，可及时发现与认识个体体质的偏颇状态，并对已经出现的偏颇状态采用相宜的方药、药膳、运动、推拿等保健方法，以调整其偏颇状态，阻断其传变途径。随着人们防病理念不断增强，密切相关生命健康的体质状态必然会被高度重视。通过大力推广养生保健方法改善体质偏颇状态，可以预防相关疾病的发生，干预相关疾病的发展和病后的康复。可见中医体质学理论发展对于实现个性化保健思想有着重要的指导意义。

2. 突出了对疑难病的预防

随着社会进步和发展，人们生活起居、饮食习惯、生活环境发生了巨大变化，人类疾病谱发生改变，如高血压、肿瘤、糖尿病等当代疑难病，目前的医疗水平只能缓解病情、控制症状，对这类疾病的预防重于治疗。根据个体体质状态的分析，采用相宜有效的养生保健方法，改善调整个体体质偏颇的功能状态，是预防这类疑难疾病发生的最佳良策。

（五）养生保健推拿对偏颇体质的调理作用

随着保健意识的提高，人们逐步认识到防、调偏颇体质对养生保健的意义，从而促进了现代养生保健服务业的发展。保健推拿作为养生保健的重要组成部分，以其不用药、无毒副作用、舒适与愉悦的过程以及肯定的效果等特点，越来越受到人们的欢迎。特别指出的是：推拿是以灵巧的双手直接操作，是两个生命之间的交流，偏颇体质者除能体会到心理上的被关爱外，还能通过推拿对经穴的作用，激活潜能，调理全身，有效地缓解症状，促使体力和脑力的恢复与协调发展。在现代养生保健服务业中，保健推拿所具有的这些特色与优势是其他方法无可比拟的。

保健推拿对偏颇体质的调理作用主要表现在：

1. 能消除疲劳感，改善睡眠，以减少躯体症状，同时还可以改善心理亚健康的躯体化症状，如抑郁、焦虑、精神病性及其他等症状。

2. 能有效地缓解躯体的紧张，使人心身愉悦，活力充沛，防止偏颇体质的产生。因为现代医学应激理论认为，躯体紧张的积累有害于身体健康并使人消沉，会导致偏颇体质的产生。

3. 通过激发人体经络系统，实现祛邪扶正、平衡阴阳、调节脏腑气血，从而使机体正常活动得以恢复和维持，将机体各脏腑组织器官的功能调节到或接近于最佳状态。

4. 在脊背部的保健推拿，能通过纠正失常的生理解剖位置，消除因生理解剖位置失常而引起的病变信息，改变紊乱的信息通道，恢复机体的动态平衡。

5. 在手足部的保健推拿，能畅通血脉，祛邪扶正，沟通表里，协调脏腑，安神定志。

体质不同，患病特点、易患倾向、偏颇状态、病中传变和病后表现都不尽相同。清代医家章楠在《医门棒喝·人身阴阳体用论》指出："治病之要，首当察人体质之阴阳强弱，而后方能调之使安。察其之道，审其形色气脉……因其病虽同，而人之体质阴阳强弱各异故也。"正是由于人们体质阴阳的偏盛偏衰，形成不同的个体功能状态，从而对生活环境产生不同的反应性、亲和性和耐受性。不同体质之人对某些外邪不同的易感性、耐受性，决定了不同的发病倾向。调整体质的阴阳偏颇，是养生保健推拿实践的关键，各项养生保健推拿在实践应用中必须要以客体的特征作为施方遣法的重要依据。

二、亚健康状态理论概述

（一）亚健康状态的基本概念

亚健康状态是人们对健康概念深入认识后形成的新概念。20 世纪 80 年代中期，前苏联学者布赫曼通过研究提出，除了健康状态、患病状态之外，人体还存在着非健康非患病的中间状态，即亚健康状态，又称第三状态、中间状态、病前状态等，属于健康与疾病之间量变趋向质变的过渡阶段。处于亚健康状态的人虽无明确的疾病诊断，却表现出生活能力降低，社会适应能力减退。亚健康状态是一种有其征象而查无实据的无器质性疾病的功能性改变，是与身心相关并以躯体与心理的不适感觉和疲劳为主要征象，人体生理功能失调的综合表现。据学术资料统计，目前国内健康人群占 15%，疾病患者占 15%，而亚健康状态人群多达 70%。亚健康状态主要征象包括乏力疲惫、体力下降、情绪低落、反应迟钝、失眠多梦、记忆减退、烦躁焦虑等，由于与某些疾病相似，故也常有慢性疲劳综合征、神经衰弱之称。亚健康状态是由于心理、社会、生理等因素导致的机体神经、内分泌、免疫等系统功能失调与紊乱，究其原因，大致有精神情绪、自然环境、社会因素、体质状况等方面，包括自身先天不足、不良嗜好习惯、缺乏体育锻炼、性格偏激暴躁、生活节奏紧张等。

中医体质学的基本理论为指导、干预和调护亚健康状态提供了理论基础。通常来说，体质偏颇的亚健康状态是属于阴阳失衡、气血失调，而尚未传变成疾病的无病有症状态，也是“治未病”的关键阶段。在亚健康状态期间重视自身预防，通过调节体质和相宜的养生保健方法恢复阴平阳秘健康状态，可阻断疾病的发生与传变。

特殊体质对某些致病因子具有易感性，病理体质是导致疾病发生的重要因素，故预防亚健康状态关键在于积极改善体质，阻止致病因子侵袭，倡导健康生活方式，纠正不良生活习惯（包括吸烟、酗酒、暴饮暴食、过多摄入高热量高脂肪饮食、膳食结构不合理、生活起居无规律、缺乏体力劳动和体育锻炼），避免过度疲劳（包括体力、心神、嗓音、眼神、房事等疲劳过度），重视心理调节，保持良好的心理适应能力，尤其要提高抗压力的能力，培养健康心态与性格，善于稳定情绪。

传统养生保健方法在调整不良状态，改善体质，提高人群健康水平方面显示出整体的优势。亚健康状态通常表现为身心异常的特点，而中医强调形神合一，重视心情对健康的影响等理论。在实践应用中，根据个体体质状况和亚健康具体表现征象，综合运用不同有效的养生预防措施，选择相宜的养生保健方法，完全可以充实形体、强健精神、纠正偏颇体质、促进身心健康。保健推拿尤其是强身养生保健推拿系列，注重调摄精神，调理气血和调节脏腑功能，对于身心疾病的防治，对于及时干预亚健康状态更是具有不可低估的作用功效。

（二）亚健康状态的测查方法和评估标准

亚健康状态的躯体和心理所出现种种不适的感觉和征象，表现为个体活动和对外界适应能力降低。多因个体生理机能或代谢功能低下退化所致，有其征象而无实质，各项检查指标尚属正常，暂无定论。根据世界卫生组织提出的相关身心健康标准，亚健康状态的测查方法内容主要为：工作精力、处事处世、神态情绪、睡眠质量、应变能力、抗病能力、体重形态、视力反应、肌肉皮肤、头发色泽等项标志内容，并以快食（食欲佳）、快睡（睡眠香）、快便（二便畅）、快语（思维敏捷）、快行（行动自如）、良好个性（调适情绪）、良好处世技巧（实现自我）和良好人际关系（尊重他人）八项内容作为具体标准。

在实践应用中可以将通过测查体质项目方法所获得的结果，作为亚健康状态评估的依据。现提出体质测查项目方法和亚健康状态评估标准模式，见表7—1。

表7—1　亚健康状态测查评估表

一、体质测查项目

血压		工作精力	
体重		神态情绪	
皮肤		睡眠质量	
肌肉		应变能力	
头发		抗病能力	
牙齿		视力反应	
脉象		生活爱好	
舌苔		不良习惯	

二、亚健康征象自测

1. 乏力怠倦□　常易感冒□　6. 厌倦工作□　反应迟钝□
2. 焦虑抑郁□　烦躁易怒□　7. 体重变异□　纳食不香□
3. 记忆减退□　心算迟钝□　8. 视力模糊□　颈项僵直□
4. 失眠多梦□　眩晕盗汗□　9. 脱发早秃□　神态憔悴□
5. 性欲减退□　尿频腰酸□　10. 舌苔厚腻□　口唇干燥□

三、亚健康状态评估

□Ⅰ级：具有其中2~3项体情征象者。

□Ⅱ级：具有其中4~6项体情征象者。

□Ⅲ级：具有其中7项以上体情征象者。

四、疲劳的性质和类属评估

	一般疲劳	过度疲劳
心神疲劳		
体力疲劳		
眼神疲劳		
嗓音疲劳		
房事疲劳		

三、强身养生保健推拿系列理论概述

中医学历来认为，养生防患乃医学之要道，强调防重于治，重视未病先防，提出“不治已病治未病”的观点，认为“夫病已成而后药之，乱已成而后治之，譬犹渴而穿井，斗而铸锥，不亦晚乎”（见《素问·四气调神大论》），“古人的预防之道，由于治于未形，所以用力少而成功多”（见《类经》）。古时尊“治未病”者为“圣人”“上工”，《内经》首论就是养生之道。可见，养生防患从来都是医家之首务。

《尊生类辑》指出：“延年却病以按摩导引为先。”强身养生保健推拿以强身防病，抗衰延寿为目的，通过手法技能激发经络气血运行，调整脏腑功能，从总体上保养和维护正气、强壮体质、增进健康，有效地防范疾病，延缓衰老，延长寿命。

中医学认为“邪之所凑，其气必虚”（见《素问·评热病论》）。正气的充盛是健康的象征，也是健康的重要保证，疾病的发生通常是以正气虚弱为内在因素，包括组织结构损伤，气血津液不足，脏腑功能失调等。因此，积极地防范疾病，主要是通过养生保健，扶固正气，以抗御邪气，乃至达到健康长寿之境界。随着对生命活动和人体本质认识的不断提高，人们对健康的理解也有新的发展。“健康是一种身体上、精神上、社会上完全安宁的状态，不仅是没有疾病或体质虚弱”，“健康是基本人权，达到尽可能的健康水平是世界范围内的一项重要的社会目标”，这是世界卫生组织（WHO）对健康下的定义，也是目前关于健康最具影响的定义之一。可见，健康的完整概念应包括正常的生理功能、良好的心理状态和成功的社会适应能力等方面的内容。也就是说，生命活动的某一阶段，机体组织结构和功能、生理和心理、功能（包括心理）和环境（特别是社会环境）都保持在相对正常范围之内的稳定和有序统一状态，称之为健康。拥有健康素质，不仅自身客观上拥有健康，而且应具有追求健康的信念知识和安全意识，具备维护健康的基本知识和生活方式、适应能力，承担健康的社会责任。

历代医家和养生家积累了丰富的养生防患理论知识与实践技能，逐步发展形成了中医养生观和养生防患基本原则，归纳起来，主要为：强调顺应自然的整体观念，注重扶固正气的内因作用，提倡身心俱健的调养措施，主张动静结合的方式、方法。保健推拿在养生防患实践中，也必须遵循这一主要原则。其中身心俱健和动静结合是具体的方法问题，同强身养生保健推拿关系尤为密切。

强身养生保健推拿系列是中国保健推拿主体部分，其方法内容相当丰富。包括强身养生保健推拿模式（四十大法）、精摩养生保健推拿、手足养生保健推拿、消除疲劳保健推拿、延缓衰老保健推拿、男子养生保健推拿、妇女养生保健推拿、老年养生保健推拿、小儿养生保健推拿和运动养生保健推拿等。

除小儿养生保健推拿外，通常都可以采用自身推拿或客体推拿方式进行保健推拿，也可以两种方式交替结合、部分取代。必须注意因人、因时、因地的不同，把握手法技能的适度、适量、适当，酌情而定，量力而行，只要长期坚持不懈，必然会取得满意的保健功效。

第二节 强身养生保健推拿（四十大法）

一、强身养生保健推拿（四十大法）理论概述

强身养生保健推拿（四十大法）是强身养生保健推拿系列的总体模式，是以手法操作技能基本模式部位操作法为基点，通过长期实践探索研究，整理总结而成的。强身养生保健推拿（四十大法）全面汇集常用推拿手法基本技能，尤其是收入了一指禅推、㨰法等传统典范手法和综合全身各部位的推拿手法操作技能，可以适应不同群体强身防患的不同需求。强身养生保健推拿（四十大法）整体布局，合理运作，冠以传统色彩的节段名称，使之更富有生动形象和文化底蕴，便于领会掌握。强身养生保健推拿（四十大法）通过汇集传统经典手法，整体规范系统操作，统筹全身，突出局部，可以健脾补肾，扶固正气，促进气血温通、精神调摄、肌肤濡润、筋骨理顺，从总体上调整机体功能，增强抗病能力，广泛应用于消除疲劳、延缓衰老、改善亚健康状态的强身养生实践，具有手法技能全面、应用范围广泛、综合效能突出等特点。实践表明，强身养生保健推拿（四十大法）是强身养生保健推拿系列的总体基础常规和经典基本模式。

二、强身养生保健推拿（四十大法）常规模式（见表7—2）

表7—2　　强身养生法

次序	节段名称	操作规程（概要）	计时
1	虎口浴身	虎口横向推法开局：背脊（肩筋、肩胛）→腰膂（腰部两侧骶棘肌）	2 min
2	细揉背躯	一指禅推、揉：背脊（肩筋、肩胛）→腰膂（腰部两侧骶棘肌），大椎→命门→腰阳关	5 min
3	双龙戏珠	双手㨰或滚、掌按揉背脊→腰膂→小腿肚	5 min

续表

次序	节段名称	操作规程（概要）	计时
4	提拔晋京（提拔肩筋）	双手提拿肩筋。左右交替	各 1 min
5	松鼠点月（双指点穴）	双指揉两侧天宗→膀胱经背腧穴（着重于肺、心、肝、脾、肾俞）→命门→腰阳关→环跳→承扶→殷门→委中→承山，左右交替	各 2 min
6	统督寻根	相继以掌根揉、推督脉（大椎→命门→长强）→两下肢后侧（环跳至足跟）	2 min
7	叠掌压脊	双手相继按压脊柱、大椎→长强	3 遍
8	环推带脉	虎口横向环推带脉（命门→两侧腰眼）	2 min
9	温通命门	平掌、鱼际擦腰眼→命门→八髎	2 min
10	鱼跃龙门	双侧后伸扳腰脊，左右交替	各 1 次
11	卧龙腾云	双侧斜扳腰脊，左右交替	各 1 次
12	虎口开锁	虎口横向推上胸部：缺盆→锁骨→肋骨两侧	2 min
13	盘缠脘腹	揉摩（鱼际、掌根、掌面）：上腹→脐→少腹→全腹	5 min
14	分推任脉	双手分推抹：鸠尾、中脘→脐→气海→关元→中极	2 min
15	按振丹田	中指或四指指端分别按振：中脘、气海、关元、中极	2 min
16	气冲血海	双手虎口推揉双侧腹股沟气冲，揉拿髀关、伏兔、梁丘、血海、内外膝眼，左右交替	各 2 min
17	三里太溪	揉拿双侧足三里、阴、阳陵泉、三阴交、昆仑、太溪，左右交替	各 1 min
18	屈膝拔河	屈伸、摇、拔双侧髋关节，搓双侧膝关节，左右交替	各 5 次
19	跟踪追击(脚)	拔伸踝关节，击双侧足底、足跟，左右交替	各 5 次
20	涌泉探宝	按拿双侧涌泉及足底各部域敏感点，左右交替	各 2 min
21	蝶飞天庭	一指禅推：攒竹→印堂→神庭→头维→太阳→攒竹	2 min
22	熨目掐眦	双手掌相对擦热即熨其双目，继以双拇指甲揉掐眼眶四角：睛明、瞳子髎、四白、鱼腰，左右同步或交替	各 2 min
23	指振睛明	拇指两指端按振双侧睛明	1 min
24	开天辟地	双拇指推揉抹：攒竹→上星→攒竹→太阳	5 次
25	浴面推鼻	双手掌摩面抹额、推鼻擦耳。周而复始	10 次
26	掩耳鸣鼓	双手掌紧掩迅放两耳孔，并弹击耳后高骨	10 次

续表

次序	节段名称	操作规程（概要）	计时
27	鹰爪五经	五指捏拿头顶五经，前发际→后发际	5次
28	擗发叩头	双手五指端叩击头部（前后左右）	2 min
29	扫散头颞	四指或五指端分别推扫两侧头颞部（率谷），左右同步或交替	各1 min
30	推抹桥弓	拇指、食指腹推抹两侧桥弓：翳风→缺盆，左右交替	各10次
31	风池进府	拇指、食指端按拿风池、风府	5次
32	指点天柱	双拇指分别按压颈椎：风府→大椎	5次
33	拔伸颈项	双手持头顶下额部旋扳、拔伸	1~2次
34	威震八百	拳背捶击百会、大椎、八髎	3次
35	跃龙滚球	双手㨰两侧肩筋、肩胛、上臂前后侧，左右交替	各2 min
36	牵手纤指	摇肩臂，捻手指，左右交替	各2次
37	极泉下海	捏拿左右手臂：极泉→少海→小海→合谷，左右交替	各2次
38	大鹏展翅	左右提肩引申、扩胸引申	2~3次
39	搓肋卫胁	双手搓摩两侧胸胁：极泉→章门	各3次
40	背驮仙境	背驮、晃腰、屈膝、挺臀	3次

第三节 精摩养生保健推拿

一、精摩养生保健推拿理论概述

精摩养生保健推拿是在中国古代按摩中“膏摩”的原理和方法基础上总结形成的，将传统手法操作技能结合现代工艺特制而成的天然精油之类介质，以增强手法的作用功效，并促进精油的有效成分渗透，进一步提高护肤强身、消除疲劳的效果。

膏摩之名始见于《金匮要略》，后屡见于汉代医药简牍及王叔和《脉经》等历代医籍，曾广泛应用于防治疾病。经过多年沿革改良，古代膏摩逐步演化为选用油、汁、水之类液体作为手法操作过程中的介质。现代SPA会所常用的精油按摩推背是选用各种含有营养素和香料的制剂与精油，通过手法操作产生综合作用，因而很受青睐。因大多用精油作为介质又常用摩法施行，这类养生保健推拿，即可被命名为“精摩”。在实践应用中，客体有必要在施术前浴身，在应用精油前先施行传统手法“干浴”，即在皮肤表面常以虎口推法“浴身”，这将有助于洗除表皮残污坏死细胞，也有利于精油手法渗透。操作时，借助精油的润滑，手法应注重柔中见刚，必须把握手法强度，绝不依赖精油渗透作用。精油剂量也务必适当，不能太多或不及。

二、精摩养生保健推拿常规模式（见表7—3）

表7—3　　精摩养生法

<table>
<tr><th>次序</th><th>节段名称</th><th colspan="2">操作规程（概要）</th><th>计时</th></tr>
<tr><td rowspan="2">1</td><td rowspan="2">虎口浴身</td><td>开局操作</td><td>先不沾精油（干沐浴）：背脊（肩筋、肩胛）→腰膂（腰部两侧骶棘肌）→两大腿后侧</td><td>3～5 min</td></tr>
<tr><td>虎口横向推法</td><td>背脊（肩筋、肩胛）→腰膂（腰部两侧骶棘肌）</td><td>2 min</td></tr>
<tr><td>2</td><td>推抹桥弓</td><td colspan="2">拇指、食指腹推抹两侧桥弓：翳风→缺盆，左右交替</td><td>各10次</td></tr>
<tr><td>3</td><td>风池进府</td><td colspan="2">拇指、食指端按拿风池、风府</td><td>1 min</td></tr>
<tr><td>4</td><td>指点天柱</td><td colspan="2">双拇指分别按压、推擦颈椎：风府→大椎</td><td>1 min</td></tr>
<tr><td>5</td><td>提拔晋京</td><td colspan="2">双手提拿肩筋，左右交替</td><td>1 min</td></tr>
<tr><td>6</td><td>细揉背躯</td><td colspan="2">一指禅推、揉：背脊（肩筋、肩胛）→腰膂（腰部两侧骶棘肌），大椎→命门→腰阳关</td><td>5 min</td></tr>
<tr><td>7</td><td>双龙戏珠</td><td colspan="2">双手擦或㨰、掌按揉背脊→腰膂</td><td>5 min</td></tr>
<tr><td>8</td><td>松鼠点月</td><td colspan="2">双指揉两侧天宗→膀胱经背腧穴（着重于肺、心、肝、脾、肾俞）→命门→腰阳关→环跳→委中→承山，左右交替</td><td>各2 min</td></tr>
<tr><td>9</td><td>叠掌压脊</td><td colspan="2">双手相继按压脊柱、大椎→长强</td><td>3～5遍</td></tr>
<tr><td>10</td><td>温通督脉</td><td colspan="2">双掌鱼际交替推大椎至长强、八髎</td><td>2 min</td></tr>
<tr><td>11</td><td>环推带脉</td><td colspan="2">虎口、平掌横向环推带脉（命门→两侧腰眼）</td><td>2 min</td></tr>
<tr><td>12</td><td>刨根问底</td><td colspan="2">㨰下肢至跟腱，虎口直推、按揉（承扶、殷门、委中、承山、昆仑、太溪），左右交替</td><td>各3 min</td></tr>
<tr><td>13</td><td>涌泉探宝</td><td colspan="2">按拿双侧涌泉及足底各部域敏感点，左右交替</td><td>各5 min</td></tr>
<tr><td>14</td><td>虎口开锁</td><td colspan="2">虎口横向推上胸部：缺盆→锁骨→肋骨两侧</td><td>2 min</td></tr>
</table>

续表

次序	节段名称	操作规程（概要）	计时
15	盘缠脘腹	双手揉摩（鱼际、掌根、掌面）：上腹→脐→少腹→全腹	5 min
16	分推任脉	双手分推抹：鸠尾、中脘→脐→气海→关元→中极	2 min
17	摩肋卫胁	双手拉摩两侧胸胁：极泉→章门	1 min
18	气振丹田	中指或四指指端分别按振：中脘、气海、关元、中极	2 min
19	牵手纤指	推肩臂，捻手指，左右交替	各 1 min
20	极泉下海	捏拿手臂：极泉→少海→小海→合谷，左右交替	各 1 min
21	气冲血海	双手虎口推揉双侧腹股沟气冲，揉拿髀关、伏兔、梁丘、血海、内外膝眼，左右交替	各 2 min
22	三里太溪	揉拿双侧足三里、阴陵泉、阳陵泉、三阴交、昆仑、太溪，左右交替	各 1 min
23	推抹天柱	一手拇指按住同侧风池穴，另一手转头，然后拇指顺势沿胸锁乳突肌滑下	2 min
24	巧拨玉枕	双手指勾住枕骨隆起下缘，轻轻拨动	2 min
25	蝶飞天庭	一指禅推：攒竹→印堂→神庭→头维→太阳→攒竹	2 min
26	熨目掐眦	双手掌相对擦热即熨其双目，继以双拇指甲揉掐眼眶四角：睛明、瞳子髎、四白、鱼腰，左右交替	各 2 min
27	指振睛明	拇指两指端按振双侧睛明	1 min
28	掩耳鸣鼓	双手掌紧掩迅放两耳孔，并弹击耳后高骨	2 min
29	浴面推鼻	双手掌摩面抹额推鼻擦耳。周而复始	2 min
30	开天辟地	双拇指推揉抹：攒竹→上星，攒竹→太阳	10 次

第四节　手足养生保健推拿

一、手足养生保健推拿理论概述

手足养生保健推拿是依照经络学说相关手足部十二经脉（循行走向、交接规律与穴位功效）的理论概念整理总结而成，采用传统的手法基本技能和规范的手法操作技能，注重刚柔相济、因人制宜、循经取穴、手足并重。手法操作技能配合特制药汤温泡，可以激发手足部位经络，使气血通畅运行，促使手足三阴、三阳经脉的融会贯通，进而滑利关节，濡润肌肤，调整脏腑，达到消除疲劳，抗衰延寿、强身防病的目的。

“手足情深同养生”已为现代人们保健热点。古为今用、洋为中用、他为我用的方法观有助于手足养生保健推拿进一步完善与发展。

据《史记》载述：“上古之时，医有俞跗，治病不以汤液醴酒，砭石跷引，案杌毒熨。”这里跷引、案杌都系指按摩，俞与愈相通，跗即是足背，俞跗可能是指摸脚治病的医生。此外，古籍中还曾有“观趾法”“足心道”的记载，史料表明，足部保健推拿古来有之。近几年国内流行的足部保健推拿，无疑都为中国古代按摩流传国外，经欧美、日本反馈国内。“区域疗法”“足心道”“足反射疗法”“病理按摩”“足部反射区健康法”等各种足部保健推拿于20世纪70年代流行于东南亚与港台地区，通过交流发展，形成不同的技能流派，其中影响较大的是玛鲁卡多的《足反射疗法》，玛萨福瑞的《未来健康》和日本柴田氏的“足心道”。正如前卫生部部长钱信忠所说：“国外学者应用现代科学技术研究中国传统医学，发现在脚上存在着与人体各腑脏器官相对应的反射区（穴位），运用不同的手法按摩这些反射区（穴位），可以促进血液循环，增强内分泌系统，调节人体各部分的机能，取得防治疾病，自我保健的效果。”（见抗雄文《足部反射区健康法学习手册》）现在国内各地足部保健推拿遍布市井，对于人们养生保健产生一定的影响与效果。

同认识“足穴”“足部反射区”一样，人们发现手部也有着类似的反射区、反应点。手足养生保健推拿重视与关注手足与精气神、与脏腑器官的内在联系，其标则为手足部相关压痛敏感点的手穴或足穴。北美反射学者会议所提出了这样的论点：“足部和手部反射区疗法的基点是，在足部和手部存在着与人体各部分相对应的反射区。在不使用油膏和液剂的情况下，运用拇指、手指与手的技巧（对反射区）施加特定压力的这种物理行为能缓解（人体内部的）紧张状态，引起人体的某种生理变化。”在实践应用中，手指触摸探索其相应的敏感位置可能出现压痛、酸楚、肿胀、硬结等异常现象，通过点压、按揉等手法操作得以改善与消除，这同“以痛为俞”“通则不痛”的理念不谋而合。所以，手足养生保健推拿实践应用可以以经络学说气血理论为主导思想，着重于手足部常用经穴、经外奇穴和阿是穴，施行循经取穴，“推经络，走穴道”，同时也探索反射区敏感点，两者密切结合，相辅相成，不能偏废一方。

在实践应用中，手足并重，着重于手掌、足底。手法操作时强调刚柔相济，点、压、按、拿手法施术应先柔后刚、刚中有柔、刚后再柔，不可一味刚强，更应注意适量适度。长期刚强手法刺激穴位或反射区，必然导致客体痛楚反应迟钝，损害局部软组织，产生不良后果。

二、手足养生保健推拿常规模式（见表7—4）

表7—4　　手足养生法

次序	节段名称	操作规程（概要）	计时
1	虎口浴臂	虎口横向推揉、捏拿前臂内外侧：肩→肘→腕。左右交替（下同）	各1 min
2	极泉下海	捏拿左右手臂：极泉→少海→小海→合谷	各2次
3	二关三阳	一指禅推或按拿内外关、阳池、阳溪、阳谷	各2 min
4	旋拔腕筋	握持腕关节两端做旋摇、拔伸	各1 min
5	三阴养老	双手拇指交替平推手三阴前臂节段，拇指按揉养老穴	各2 min
6	细揉掌背	揉按掌背，着重于掌骨间隙。细揉慢移	各2 min
7	劳宫八卦	按揉大小鱼际、劳宫，拇指推八卦（以劳宫穴为圆心、一寸为半径环绕一圈）	各2 min
8	捻勒五指	先捻后勒五指，指拨十宣	各1次
9	掌劈指缝	手掌鱼际侧先后劈击其五指指缝	各1次
10	气冲血海	双手虎口推揉双侧腹股沟气冲，揉拿脾关、伏兔、梁丘、血海、内外膝眼	各2 min
11	三里陵泉	揉拿双侧足三里、阴、阳陵泉、三阴交	各1 min
12	中山循根	指掌按捏小腿部：委中→承山→足跟，着重按揉足跟部敏感点	各2 min
13	屈膝拔河	屈伸、摇、拔双侧髋关节，搓双侧膝关节	各3次
14	跟踪追击(脚)	拔伸踝关节，击双侧足底、足跟	各2次
15	涌泉探宝	按点、捏拿双侧涌泉及足底各敏感点部域	各2次
16	足底八卦	以拇指或食指指间关节端按揉、旋推足底中心（相当八卦）	各2 min
17	解溪扣蹠	按揉足背解溪→蹠骨间隙	各2 min

续表

次序	节段名称	操作规程（概要）	计时
18	太冲潜阳	鱼际推擦足外侧，按揉丘墟、足临泣、太冲	各 2 min
19	太溪育阴	鱼际推擦足内侧，按揉太溪、照海、然谷	各 2 min
20	捻勒五趾	先捻后勒五趾，按揉八风	各 1 次

第五节　消除疲劳保健推拿

疲劳系指精神困倦、肢体懈怠。中医学称为“解亦”“怠惰”“体惰”，是人体正常生命活动中一种生理性保护反应和防御功能。长期的过度劳累、过度消耗，将使机体功能与免疫能力明显减弱，超越正常生理负荷的过度疲劳如不及时消除，势必会促进机体的衰老过程，导致疾病的发生。因此，疲劳被称为是介于健康与疾病之间的“第三种状态”，国内外都统称为“疲劳综合征”。疲劳的机理较为复杂，目前尚不清楚，一般认为中枢神经在起重要作用，通常同超时、过量、紧张的工作有密切关系，故多以神经系统症状表现为主，如：神经功能紊乱、记忆力下降、情绪烦躁不安，甚至出现恐慌等。国内外医学专家十分重视对疲劳的研究，因为疲劳的结局，不是健康，便是疾病。已经证明，疲劳是导致病毒性疾病发生的重要诱因，其原因是疲劳（尤其是过度疲劳）会使免疫能力下降，病毒乘虚而入。可以说，疲劳是人体安全的“信号灯”。

一、疲劳的分类

根据疲劳发生的原因，大致可分为一般疲劳、过度疲劳和病态疲劳。

（一）一般疲劳

通常因过分劳累、过多焦虑或摄食不足等引起头昏脑涨、精神萎靡、能力减低、思想分散、视物模糊等疲惫困乏状态，称为一般疲劳，即生理性疲劳。这是由于机体剧烈运动或重体力劳动时，营养物质在有氧代谢过程中供氧不足，不能产生足够的能量以满足机体需要，当超过人体正常耐受量，对神经系统产生不良刺激时，就会造成疲乏、劳倦。经过适当的休息调整、足够的睡眠或足量的摄食，一般可以恢复正常。如不及时克服，势必会积累成为过度疲劳。

（二）过度疲劳

简称过劳。因体力、心神、眼神、嗓音及房事等过度劳累、过度消耗而引起机体功能或反应能力明显减弱，如不及时消除，不是促使衰老，就是导致疾病，这就是常说的“积劳成疾”。因此，过度疲劳就是疲劳由量的积累到质的转变的关键阶段。可以说，过度疲劳实际上已迈进疾病的门槛，是疾病发生的预兆。中医学历来认为过劳是致病的重要因素，会引起劳倦内伤。《内经》载述：“五劳：久视伤血、久卧伤气、久坐伤肉、久立伤骨、久行伤筋，此五久劳所病也。”（见《素问·宣明五气篇》）

过度疲劳可分为下列几种常见状况：

1．体力过劳

体力过劳是长期过度耗用体力，包括劳动和运动所积累而成的疲劳。中医学认为，“劳则气耗”，“劳则喘息汗出，外内皆越，故气耗矣”（见《素问·举痛论》）。体力过劳过度致气喘、汗出过多，都会损耗精气，引起倦怠乏力、肢节酸痛，久之则气少力衰，神疲消瘦。体力过劳又称物理性疲劳。据现代医学研究，劳力过度会使新陈代谢过程中产生的 CO_2 和乳酸凝聚在血液中以致引起疲劳。

2．心神过劳

心神过劳是长期过度耗费脑神，包括焦虑、失望、烦恼、抑郁等所积累而成的疲劳。中医学认为，“脾在志为思”（见《素问·阴阳应象大论》）、“心生血”（见《素问·阴阳应象大论》）、“心藏神”（见《素问·调经论》）。思虑太过、烦恼过甚、紧张过度都会耗伤心血，损伤脾气，引起困乏神倦，头昏脑涨，久之则使心神失养、脾不健运，出现心悸、健忘、失眠、纳差、腹胀、便溏等证。心神过劳又称心理性疲劳。

3．眼神过劳

眼神过劳是长期过度耗伤眼神，包括远眺、近视、斜视、弱光视、强光视等积累而成的疲劳。中医学认为，“五脏六腑之精气皆上注于目为精”（见《灵枢·大惑论》），“是以嗜欲不能劳其目”（见《素问·上古天真论》）。眼的功能在脏腑关系中尤以与肝相关密切。《灵枢·脉度》指出：“肝气通于目，肝和则目能辨五色矣。”《素问·阴阳应象大论》载述：“肝主目。”久视则劳于精气而伤血，用眼过度必然耗伤肝血、心神，引起眩晕困倦、双目无神，久之发生近视、远视、弱视等目疾。

4．嗓音过劳

嗓音过劳是长期过度耗用嗓音，包括职业用嗓不当或发声过甚所积累而成的疲劳。中医学认为，肺为声音之门，肾为声音之根。过度喊叫、过多发声都会耗伤肺阴，损伤肾气，引起疲乏神倦、发音无力、发声变暗，久之则导致声音嘶哑、咽喉异物感、喉痛黏痰感等。

5. 房事过劳

房事过劳是长期过度耗泄精液，包括房事不节和手淫过频所积累而成的疲劳。中医学认为，肾气"受五脏六腑之精而藏之"（见《素问·上古天真论》），"肾主蛰，封藏之本、精之处也"（见《素问·六节脏象论》）。肾精不宜过度耗泄，房事失度和手淫太过必然会耗伤肾气，引起疲惫萎靡、腰膝酸软、眩晕耳鸣，久则势必造成阳痿、早泄、遗精等。

（三）病态疲劳

病态疲劳又称病理性疲劳，是由疾病引起的软弱乏力、困倦疲惫。通常持续时间较长，经休息又无济于事。呈现在病前是体内潜伏病邪和功能失调的一种信号；呈现在病期是体内病理状态的一种症状；呈现在病后则是疾病未痊愈，身未康复的一种征象。临床常见的疾病，如糖尿病、结核病、心肌梗死、营养障碍、原发性肝癌、内分泌紊乱、病毒性疾病（肝炎、流行性感冒等）、缺氧性疾病（慢性心脏功能不全等）、急性发热病的前驱期、化学物质中毒等都会出现不同程度的病态疲劳。因此，对长期出现的疲劳现象，应当高度警惕，及时就医诊察和治疗。

二、消除疲劳保健推拿的作用意义

保健推拿对于消除疲劳具有明显的作用和积极的意义。

应该指出，消除疲劳的关键是从根本上解除造成疲劳的直接原因，尤其是杜绝过度疲劳的发生和发展。中医学主张"劳而温之"（见《素问·至真要大论》），是指因劳所致的疾病，用温养的方法治疗。它可作为消除各种原因所致的疲劳的指导思想和保健原则。保健推拿则通过温通经络、调养气血、理顺肌肤、疏松筋骨等作用，达到消劳除累、消劳除烦、消劳明目、消劳培元等目的；通过调节神经与脏器的功能，促进血液循环和新陈代谢，改善机体内环境的稳定能力，以有效、及时恢复机体的疲劳，特别是过度疲劳，从而阻断疲劳由量到质的演变过程。

消除疲劳保健推拿有力显示了中医预防学的理论、观点和方法的合理性和科学性。实践表明，保健推拿可以及时克服机体的疲劳，尤其是过度疲劳状态，对于延缓衰老的进程，控制与消除疾病的潜伏隐患，进而防止与减轻疾病的发生和演变，具有非常重要的保健价值。因此，充分认识与重视疲劳，及时消除疲劳，特别是过度疲劳，对于保障身心健康、提高工作效率，有着显著的现实意义和社会效益。

消除疲劳保健推拿注重于一般疲劳和过度疲劳。对于病态疲劳的先期防范、初期防变和后期康复，应该持慎重的态度，务必明确诊断、尊重医嘱，不宜草率就事。

三、消除疲劳保健推拿常规模式

消除疲劳保健推拿主要采用自身推拿的方式方法，也可以采用客体推拿的方式，或两者交替、部分取代、相互变通为用。在实践应用中，应根据不同原因的疲劳和过度疲劳，酌用不同的常规模式，诸如自身除倦法（消除自身疲劳）、消劳除累法（消除体力过劳）、消劳除烦法（消除心神过劳）、消劳明目法（消除眼神过劳）、消劳润嗓法（消除嗓音过劳）、消劳培元法（消除房事过劳）。除自身除倦法外，其余均为客体推拿方式。

（一）消除自身疲劳——提神松肌、消劳除倦

【自身除倦法】

1. 形神三调、摩指擦掌

形正体松，含胸拔背（调身）；呼吸调匀、气沉丹田（调息）；心神怡宁、意念贯一（调心）；两手相合，摩指擦掌（摩手）。1～2 min。

2. 推鼻抹额、摩面擦耳

两手平掌，按伏于两侧面颊，作由内向外环旋摩动：小指侧推鼻旁，四指指面抹前额，掌面摩面颊，拇指侧擦耳廓。顺序是：吻鼻（上）→前额（分）→耳颞（下）→颏颊（合）。周而复始，轻巧明快，操作时，上、分，稳实；下、合，轻柔。10～15 次。

3. 揉按攒竹、旋推太阳

（1）以拇指、食指端揉按两侧攒竹。15～20 次。

（2）两手微屈，以拇指指腹旋推两侧太阳。15～20 次。

4. 梳头栉发、叩击头皮

（1）两手微屈，以五指指端着力：1）梳摩头皮、理顺发根。顺序是：前发际→头顶→后枕；前发际→颞部→后枕。各 5～10 遍。2）按揉头皮，推揉发根。顺序同上，各 5～10 遍。3）叩击头皮，通利发根。顺序同上，各 3～5 遍。

(2) 两手微屈，以食指、中指、无名指相并指腹拍击头部。顺序是：前额→颞部→后枕。3~5遍。

(3) 两手微屈，以掌心拍击头顶百会。3~5次。

5. 按揉风池、震击百会

(1) 两手张开，扶持后枕，以两拇指指端按揉两侧风池。3~5次。

(2) 两手微屈，以掌心拍击头顶百会。3~5次。

6. 揉捏肩筋、拍击背胛

(1) 提手，以拇指和食指、中指相对揉捏对侧肩筋。左右交替，各3~5次。

(2) 提手，以虚掌拍击背脊及对侧肩胛。左右交替，各5~10次。

7. 揉按腰膂、击擦肾府

(1) 两手张开，以拇指按揉或两手虚拳，以食指指间关节突起部按揉腰脊两旁背腧穴：脾俞→肾俞→大肠俞→八髎。各5~10次。

(2) 两手以虚掌拍击、虚拳捶击两侧腰膂、腰骶：命门→腰阳关→八髎。3~5遍。

(3) 两手以鱼际、掌根或拳背、拳眼摩擦或推擦两侧腰膂、腰骶：脾俞→八髎。10~15次。

8. 按拿合谷、摩擦涌泉

(1) 以拇指、食指相对按拿对侧合谷、劳宫。左右交替，各5~10次。

(2) 足部搁置于对侧大腿，一首握住足趾部，一手以小鱼际侧或握拳时拇指指间关节突起部摩擦足底涌泉。左右交替，各3~5 min。

(二) 消除体力过劳——舒筋活络、消劳除累

【消劳除累法】

1. 摩背㨰背、压脊推腿（俯卧位）

(1) 以指掌、掌根揉摩其背腰部：大椎→长强。紧揉慢移，2~3遍。

(2) 以㨰法施于其腰背、腿臀部：大椎→长强→环跳→委中→承山。紧㨰慢移，左右交替，各2~3遍。

(3) 两掌相叠，以掌根按压其脊柱：大椎→长强。节律明快，2~3遍。

(4) 以指掌、掌根推按其股腘部：环跳→委中→承山。紧按慢推，左右交替，各2~3遍。

2. 拿肩井、按背腧（俯卧位）

(1) 两手以拇指和食指、中指、无名指相对，捏拿其两侧肩井。各2~3次。

(2) 两手以拇指指腹按揉其腰背部主要腧穴，自上而下：风门→天宗→膏肓俞→心俞→脾俞→肾俞→腰眼→大肠俞→八髎。左右交替，各3~5次。

3. 分推背腰、搓摩腰胁（俯卧位）

(1) 两手张开，以虎口部分推其背腰部，即由脊柱向两旁分推：大椎→长强。各2~3次。

(2) 两手张开，以指掌搓摩其胸胁两侧：腋下→胁肋。2~3遍。

4. 捏捶股腨、摇搓髋膝（仰卧位）

(1) 两手以指掌捏拿其大腿内、外侧和小腿，并顺势按拿其主要穴位：气冲→伏兔→梁丘→血海→阴陵泉→阳陵泉→足三里→委中→承山→三阴交→昆仑→太溪→太冲→涌泉。左右交替，各3~5次。

(2) 先以虚掌拍击，后以虚拳捶击其大腿内、外侧和小腿。左右交替，各2~3遍。

(3) 两手扶持其小腿两端，屈伸其髋、膝关节，并作最大幅度的内、外旋摇。左右交替，各3~5次。

(4) 两手指掌相对搓摩其大腿内、外侧和小腿。自上而下，紧搓慢移，左右交替，各2~3遍。

5. 㨰肩㨰臂、摇扳肩袖（坐位）

(1) 以㨰法施于其肩臂前、外、后侧。自上而下，左右交替，各2~3 min。

(2) 以指掌捏拿其肩臂内、外侧，并顺势按拿其主要穴位：肩颙、肩髎→极泉、臂臑→曲池、少海→内关、外关→合谷、劳宫。左右交替，各3~5次。

(3) 两手分别扶持其肩端和肘臂，作内、外环旋摇动，各3~5次，并作小幅度的过伸扳动、前举、外展、后弯。左右交替，各1~2次。

6. 搓抖上肢、拍捶颈腰（坐位）

(1) 两手指掌相对搓摩其肩臂前、后侧。自上而下，紧搓慢移，2~3遍。并继以两手握持其腕掌，作小幅度的上下持续颤抖。节律明快，左右交替，各0.5~1 min。

(2) 先以虚掌拍打，后以虚拳捶击其颈部大椎，腰骶部腰阳关。各3次。

（三）消除心神过劳——健脑益智、消劳除烦

【消劳除烦法】

1. 推抹面额、栉发叩头（坐位或仰卧位）

(1) 一手扶持其后枕部，一手以一指禅推法施于其前额：印堂→神庭→头

维→太阳→鱼腰→攒竹→印堂。紧推慢移，左右往返，2～3遍。

（2）两手以食指、中指、无名指相并扶持其两侧颞部，以拇指指腹相继交替推抹其前额，分推其颌面：1）攒竹→眉冲→头维→率谷；2）攒竹→鱼腰→太阳→率谷；3）睛明→四白→瞳子髎→率谷；4）分别由迎香、人中、承浆→地仓→颊车→耳门→率谷→翳风。紧抹慢移，顺势按揉上述穴位，共1～2 min。

（3）一手扶持其前额，一手五指微屈，以五指指腹捏拿其头部：前发际→头顶→后枕部。紧拿慢移，3～5遍。

（4）两手微屈，以五指指端叩击其头部：前发际→头顶→颞部→后枕部。紧叩慢移，轻巧明快，3～5遍。

2. 扫散头颞、按震头顶（坐位）

（1）一手扶持其一侧颞部，一手拇指伸直，其余四指并拢微屈，以拇指桡侧端和其余四指指端单向推动其另一侧颞部：头维→率谷→翳风。节律明快，左右交替，各20～30次。

（2）先以拇指指腹按揉其头顶百会，5～10次。后以虚掌拍击其头顶百会，2～3次。

3. 拿风池、推桥弓、提肩井、按膏肓（坐位）

（1）先以拇指、食指相对按拿其两侧风池，3～5次。继以顺势推抹其两侧桥弓：风池→翳风→缺盆，左右交替，各5～10次。

（2）两手以拇指和食指、中指相对揉捏、提拿其两侧肩井。柔和快速，捏3次提1次。左右交替，各3次。

（3）两手以食指、中指、无名指扶持其肩端，拇指指腹按揉其两侧膏肓俞。5～10次。

4. 捏脊按腧、摩腹拿穴（俯卧位、仰卧位）

（1）两手以拇指、食指相对挟持、挤拧其脊柱两旁肌肤，作辗转移动：长强→大椎。每捏挤3次，提拉1次。返程时，顺序以拇指指腹按揉其脊柱两旁腧穴，着重于风门、肺俞、膏肓俞、心俞、脾俞、肾俞、大肠俞。各3～5次，往返3～5遍。

（2）以平掌着力揉摩其脘腹部，顺时针向，周而复始，升摩轻柔，降摩稳实。2～3 min。

（3）以拇指和食指、中指相对按揉其四肢部主要穴位。上肢：曲池→小海→神门→合谷→劳宫；下肢：足三里→阳陵泉→三阴交→太冲→涌泉。各3～5次，左右同法。

（四）消除眼神疲劳——醒眼养睛、消劳明目

【消劳明目法】

1．推抹面额、栉发叩头（坐位或仰卧位）

（1）一手扶持其后枕部，一手以一指禅推法施于其前额：印堂→神庭→头维→太阳→鱼腰→攒竹→印堂。紧推慢移，左右往返，2～3遍。

（2）两手以食指、中指、无名指相并扶持其两侧颞部，以拇指指腹相继交替推抹其前额，分推其颌面：1）攒竹→眉冲→头维→率谷；2）攒竹→鱼腰→太阳→率谷；3）睛明→四白→瞳子髎→率谷；4）分别由迎香、人中、承浆→地仓→颊车→耳门→率谷→翳风。紧抹慢移，顺势按揉上述穴位，共1～2 min。

（3）一手扶持其前额，一手五指微屈，以五指指腹捏拿其头部：前发际→头顶→后枕部。紧拿慢移，3～5遍。

（4）两手微屈，以五指指端叩击其头部：前发际→头顶→颞部→后枕部。紧叩慢移，轻巧明快，3～5遍。

2．掐振四眦、熨颤两目（坐位或仰卧位）

（1）两手以拇指指甲掐其两侧睛明、鱼腰、瞳子髎、四白。柔缓轻巧，各5～10次。

（2）以拇指、食指指端按其两侧攒竹，继以作节律持续振颤。2～3 min。

（3）两手掌摩擦极热，以掌心敷熨其双目。3～5次。

（4）以掌心轻按其眼眶，作节律持续振颤。左右交替，各2～3 min。

3．扫散头颞、按震头顶（坐位）

（1）一手扶持其一侧颞部，一手拇指伸直，其余四指并拢微屈，以拇指桡侧端和其余四指指端单向推动其另一侧颞部：头维→率谷→翳风。节律明快，左右交替，各20～30次。

（2）先以拇指指腹按揉其头顶百会，5～10次。后以虚掌拍击其头顶百会，2～3次。

4．捻捏耳垂、按揉翳风（坐位或仰卧位）

（1）两手以拇指、食指相对捻捏其两侧耳垂。2～3 min。

（2）两手以拇指指端按揉其两侧翳风。5～10次。

5．拿风池、推桥弓、提肩井、按膏肓（坐位）

（1）先以拇指、食指相对按拿其两侧风池，3～5次。继以顺势推抹其两侧桥弓：风池→翳风→缺盆，左右交替，各5～10次。

（2）两手以拇指和食指、中指相对揉捏、提拿其两侧肩井。柔和快速，捏3次提1次。左右交替，各3次。

（3）两手以食指、中指、无名指扶持其肩端，拇指指腹按揉其两侧膏肓俞。5～10次。

6．拿合谷、按三里（坐位或仰卧位）

以拇指和食指、中指相对按拿其合谷、足三里。左右交替，各5～10次。

（五）消除嗓音过劳——清咽宽喉、消劳润嗓

【消劳润嗓法】

1．揉捻喉结、推抹喉管（坐位或仰卧位）

以拇指、食指指腹相对揉捻其喉结两旁：廉泉→人迎，2～3 min。顺势推抹其喉管两旁：人迎→缺盆，15～20次。

2．推按天柱、捏拿夹脊（坐位或俯卧位）

（1）以指掌虎口部横向推其颈项：风府→大椎。紧推慢移，3～5遍。

（2）以两手拇指交替按压其颈椎。自上而下，紧按慢移，3～5遍。

（3）以拇指、食指相对捏拿其颈椎两旁。自上而下，紧捏慢移，3～5遍。

3．拿风池、推桥弓、提肩井、按膏肓（坐位）

（1）先以拇指、食指相对按拿其两侧风池，3～5次。继以顺势推抹其两侧桥弓：风池→翳风→缺盆，左右交替，各5～10次。

（2）两手以拇指和食指、中指相对揉捏、提拿其两侧肩井。柔和快速，捏3次提1次。左右交替，各3次。

（3）两手以食指、中指、无名指扶持其肩端，拇指指腹按揉其两侧膏肓俞。5～10次。

4．按天突、揉缺盆、震大椎（坐位）

（1）以中指指端揉按其天突。1～2 min。

（2）两手以食指、中指指腹推揉其两侧缺盆。1～2 min。

（3）先以虚掌拍击，后以虚拳拳背、拳眼捶击其大椎。各3～5次。

（六）消除房事过劳——固肾养精、消劳培元

【消劳培元法】

1．环推带脉、平擦腰尻（坐位或俯卧位）

（1）两手张开、以指掌虎口部横向推揉其带脉：命门→腰阳关。紧推慢移，

3 ~5 遍。

(2) 以平掌鱼际摩擦其腰骶部：腰阳关→八髎。紧擦慢移，3 ~5 遍。

2. 捏脊按腧、推擦督脉（俯卧位）

(1) 两手以拇指、食指相对挟持，挤拧其脊柱两旁肌肤，作辗转移动：长强→大椎。每捏挤3次，提拉1次。返程时，顺序以拇指指腹按揉其脊柱两旁腧穴，着重于肺俞、膏肓俞、心俞、脾俞、肾俞、大肠俞、八髎，各3 ~5 次。往返3 ~5 遍。

(2) 以鱼际、掌根推擦其背部督脉：大椎→长强。1 ~2 min。

3. 摩振肚腹、斜擦气街（仰卧位、坐位）

(1) 以平掌、掌根盘摩其脘腹部：胃脘→脐→少腹，顺时针向，周而复始，升摩轻柔，降摩稳实。2 ~3 min。

(2) 以掌根按其少腹部，或以食指、中指、无名指指端按其气海、关元、中极，作运气振颤，节律持续。2 ~3 min。

(3) 主客体腹背相依而坐，两手以手掌小鱼际侧斜擦其小腹两侧腹股沟。各15 ~20 次。

4. 揉会阴、按三里、拿太冲、擦涌泉（仰卧位）

(1) 以食指、中指指腹揉按其会阴。5 ~10 次。（本法可以自身推拿方式取代）

(2) 以拇指和食指、中指相对按拿其足三里、太冲。各5 ~10 次，左右同法。

(3) 以手掌小鱼际侧摩擦其足底。3 ~5 min，左右同法。

第六节　延缓衰老保健推拿

生长壮老死，是人类生命活动的自然规律。衰老是不可避免的生理过程和生命发展的必然归宿。研究衰老的规律、探索延缓衰老的途径，历来是古今中外热切关注的重要课题。

一、衰老的本质和原因

随着年龄不断增长，组织细胞逐渐老化、器官功能日益衰退引起的生理过程，是由老而衰的生理性衰老，表现为体质、能力、精神等逐步下降。也有未到老龄而受疾病干扰、精神创伤、长期过度疲劳及不良生活习惯等影响，引起细胞和组织进行性毁灭或信息传递误差，促使机体过早步入老境，是未老先衰的病理性衰老，又称早衰，表现为虚弱、疲惫等。

衰老的原因很复杂，假设也很多。目前公认为遗传因素起主要作用。国内外不少学者认为，衰老主要表明代谢调节能力，尤其是整体水平的代谢调节能力逐步下降乃至明显减弱，包括自身内环境相对平衡和对外环境适应性的两个方面，即自身调整和适应环境的能力逐渐减退。衰老的本质是代谢的慢速调节能力的下降。衰老的时间和速度受着各种因素的影响，个体之间的差异很大，衰老的变化在同一机体内的各组织器官普遍发生，但不同器官组织结构和生理功能的衰退变化参差不一。当体内各器官生长成熟后，就开始持续、逐渐地衰退。其发展过程是十分缓慢的。当达到某一程度时，就会从外形上反映出来。如皮肤皱折、肌肉松弛、脂肪积累、牙齿松动、头发枯落等。通常认为人类在 40 岁左右会逐渐出现各种衰老的征象。国外有的学者提出衰老从出生之日起就开始；也有的学者通过实验证实，脑下垂体自青年时代起就开始释放一种致老物质，认为个体衰老从 25 岁左右开始等。目前，多数科学家认为人类出生后经历一定时期，自身调整和适应环境的能力就会逐步减退，机体组织出现有害的改变，以致健康状况下降，患病与死亡的可能性增加，促使衰老的进程加快。

衰老的机理非常复杂，国外有学者认为，由下丘脑整合的神经内分泌系统和免疫系统之间的调节网络在衰老过程中起着重要作用。“免疫－神经内分泌网络学说”认为，神经内分泌和免疫系统的老化，可归纳为“以中枢功能的下降为主导，遍及该系统各个环节的维持机体环境稳定能力的减退”，于是自我反馈调节失衡，引起衰老的连锁反应和恶性循环。这些获得国际认可的有关衰老机理研究的医学理论，在思路上同传统的中医学理论日趋吻合。国内也有人通过实验提出：机体衰老、内环境失衡，主要在于气血失调、瘀血内停。

中医学认为，衰老同肾中精气衰弱密切相关。肾为先天之本，“肾藏精、主封藏”（见《素问·调精论》），肾中精气是机体生长发育与生殖繁衍的物质基础。脾为后天之本，脾主运化。脾胃消化与吸收的水谷精微是延续生命、维持健康的营养物质。生命过程是先天的肾中精气和后天的水谷精微共同作用的结果。因此，人体机能盛衰完全取决于肾脾两脏的精气盛衰与否。《内经》载述：女子“五七阳明脉衰，面始焦，发始堕；六七三阳脉衰于上，面皆焦，发始白；七七任脉虚，太冲脉衰少，天癸竭”。男子“五八肾气衰，发堕齿槁；六八阳气衰竭于上，面焦，发鬓斑白；七八肝气衰，筋不能动；八八天癸竭，精少，肾藏衰，形体皆极，则齿发去”（见《素问·上古天真论》）。这是古人对人体衰老过程观察、归纳的精要，体现了中医学对于衰老过程及其规律的认识。可见，衰老其本在于肾中精气虚弱，表现为面容、头发、颈项、牙齿等焦枯、白秃、脱落等现象。以肾中精气为主题的精、气、神的虚弱与衰退，是导致衰老的重要因素。可以说，肾虚是衰老的本质，脾胃虚衰和肾气虚衰是衰老的根本原因。

二、延缓衰老的保健原则

衰老这一自然发展规律，是不可抗御的。但是，人类可以通过各种方式、方法延缓或推迟衰老的进程，而且，要未衰先防，主动为好。防衰于未老的年龄应把握在青、中年时期，即25～40岁。在通常情况下，机体的衰老进程是非常缓慢的，而延缓衰老的能力也有一个量的积累到质的转化的过程。只有通过多途径、多环节的养生防衰，不断充实、健全机体自我反馈调节能力，促进内环境的相对稳定，才能有效地阻断衰老的连锁反应。中医学认为，防衰于未老的关键在于扶固精气，包括肾中精气和水谷精微之气，必须注重维持和增强脾胃功能，以提供充盈的营养物质；必须节制房事（包括手淫），以控制精气的大量耗泄；同时，必须强调顺应自然，调摄精神。延缓衰老不仅应该注意生理上推迟组织器官的老化进程，而且更应该注意心理上的充实、旺盛，培养自己乐观的情绪，这样才能保持整体统一和身心平衡。对于机体病理性被动衰老，应及时针对早衰的原因进行医治，以阻断早衰的恶性循环，这是延缓衰老的正确途径和合理思路，也是延缓衰老的原则问题。

三、延缓衰老保健推拿的作用意义

大量古今文献表明，保健推拿是中国传统的养生防衰之法。现代科研资料也证实，保健推拿的作用原理同延缓衰老的基本原则十分吻合。

保健推拿手法技能着力于体表，对皮肤及皮下肌肉、脂肪组织产生物理学和生理学效应作用，以至改善和增强皮肤、肌肉和脂肪组织的结构和功能，延缓或减轻皮肤皱折、肌肉松弛和脂肪积聚。然而，保健推拿受益范围并不局限于局部的皮肤、肌肉、脂肪组织以及牙齿、发须，而是整个机体组织，包括组织结构和生理功能。其原理根据“免疫－神经内分泌网络学说”的理论，可以解释为，这是神经、内分泌系统和免疫系统之间的调节网络（通过下丘脑整合）所起的作用，从整体上提高内环境稳定能力，延缓机体衰老的过程。

中医学认为，保健推拿可以温通气血、濡养肌肤、强壮筋骨，使之分肉解利、皮肤柔润、腠理致密，促使面容华润、头发荣泽、形体健壮。这是通过局部组织形态方面进行的抗衰防老；还可以通过补养肾脾、通达任督、强壮气血、调摄精神，从整体上为推迟衰老提供充足的物质条件和良好的心理基础。保健推拿注重顺应自然、辨证量度、心身共养、标本共谋。其标调养头面容颜、濡养肢体肌筋，其本补养脾胃肾、滋养精气神。只有标本兼图，相辅相成，才能从本质和整体上养生防衰。

头面色泽是衰老的重要标志，也是脏腑气血的外在表现。面容华润、头发荣泽是以脏腑气血的健全、充盈为本，以维持与恢复肌肤的健康素质为基础的。保健推拿可以柔润皮肤，强健肌肉、筋骨，促使肌肤组织从本质上重建容颜，从而延缓衰退。任督两脉是贯通腹背躯干的经络，具有统摄全身经气的功能。保健推拿可以通调任督两脉，形成“小周天”沟通循环，对于振奋精神、强壮气血、调整阴阳、养生防老有着重要的作用和意义。

四、延缓衰老保健推拿常规模式

延缓衰老保健推拿在实践应用中，可以根据自身的体质、能力、环境、条件等方面情况，酌选适宜的方式方法。通常是以自身推拿为主，客体推拿相辅。两者可以补充取代，交替结合，变通为用。手法技能力求轻柔、稳实。头面部的手法操作更强调以柔和为贵。手法着力点应连同局部的皮肤和肌肉联合协调运动，强度宜柔，幅度宜小，操作宜缓，移动宜慢，切忌以粗力扯拉皮肤。通常是向上、向外的手法操作宜稳实，向下、向内的手法操作宜轻柔。一般可以在清洗皮肤后先不用介质进行“干浴面”，再根据各自皮肤的特性选用相宜的护肤脂霜之类介质，配合手法操作，功效更佳。

延缓衰老保健推拿常规模式，可归纳为头面华容法、肾脾固本法和任督通调法。前两种是关键，可采用自身推拿方式作为局部和整体结合的组合方法连贯操作应用，也可酌情选节择用，主要适宜中青年用以未老防衰。任督通调法，主要采用客体推拿方式，可以作为前两法的补充、取代。

（一）华容头面——颐养容颜、柔润肌肤

【头面华容法】

1. 形神三调、摩指擦掌

形正体松，含胸拔背（调身）；呼吸调匀、气沉丹田（调息）；心神怡宁、意念贯一（调心）；两手相合，摩指擦掌（摩手）。1 ~2 min。

2. 推鼻抹额、摩面擦耳

【操作】 两手平掌，按伏于两侧面颊，作由内向外环旋摩动：小指侧推鼻旁，四指指面抹前额，掌面摩面颊，拇指侧擦耳廓。顺序是：吻鼻（上）→前额（分）→耳颞（下）→颏颊（合）。周而复始，轻巧明快，操作时，上、分，稳实；下、合，轻柔。10~15次。

【功效】 润泽肌肤、通窍聪耳、明目醒脑、消劳除烦；增强皮肤光泽、弹性、消除皮肤皱斑、减轻皮下脂肪积聚。

3. 按揉眉间、推摩前额

【操作】 （1）闭目，以食指、中指、无名指指腹相并按揉眉间、印堂和两侧攒竹。紧按缓揉，15~20次。

（2）闭目，以两手拇指或食指、中指指腹相并推抹前额：1）由眉间向两侧颞部上方：印堂→鱼腰→太阳→率谷。紧推慢移，各5~10次。2）由眉端向前额发际和两侧颞、枕部：攒竹→眉冲→头维→率谷→风池。紧推慢移，各5~10次。

（3）闭目，以两手大鱼际或食指、中指指腹相并，由前额向两侧颞部上方推抹、旋摩：眼眶上缘→额侧发际。紧推揉摩，稳实和缓，3~5次。

【功效】 增强皱眉肌、额肌、颞颥肌和眼轮匝肌，光滑前额、眉间皮肤，防除前额、眼外角、眉间皱纹和斑痣。

4. 推抹眶角、按掐四眦

【操作】 （1）闭目，以两手拇指或食指、中指指腹相并推抹两眼眶缘：1）睛明→鱼腰→瞳子髎→太阳；2）睛明→四白→瞳子髎→太阳。推眶紧慢，抹角着力，各5~10次。

（2）闭目，以两手拇指端按掐两侧睛明→鱼腰→四白→瞳子髎。各5~10次。

【功效】 增强眼轮匝肌、眼睑肌，防除眼睑松弛、眼袋脂肪积聚、眼角和眼下皱纹。

5. 摩擦面颊、按抹口唇

【操作】 （1）两手以指掌揉摩两侧面颊。向上、向外稳实，向下、向内轻柔，顺势以鱼际推擦鼻两旁和两侧耳前。各5~10次。

（2）两手以拇指指端或屈拇指指间关节突起部揉按和推抹口唇周围：人中、承浆→两侧地仓→颊车→耳门。柔缓稳实，各5~10次。

【功效】 增强面颊肌、大颧肌、小颧肌、口轮匝肌、嚼肌和牙龈，防除面颊部皮肤皱纹、斑痣、脂肪积聚，恢复口唇结实，防除口角皱纹和牙齿松动。

6. 推按下颌、搓摩颈项

【功效】 增强下颌、颈项肌肉，防除下颌和颈项肌肉松弛、脂肪积聚。

【操作】 （1）闭嘴，抬头。1）两手以鱼际或食指、中指指腹相并，由下颌尖部向两侧面颊外上方推抹、揉按：颌尖部→面颊部→耳前凹陷→耳后乳突。紧推柔按，各5～10次。2）两手以拇指、食指指腹相对揉捏下颌部，并向两侧上外方推按。各5～10次。

（2）两手以指掌面相对搓摩颈项两侧：耳后乳突→锁骨。紧搓缓摩，向上稳实，向下轻柔，周而复始，各3～5遍。

7. 梳头栉发、叩头拍面

【操作】 （1）两手微屈，以五指指端着力。1）梳摩头发，理顺发根。顺序是：前发际→头顶→后枕；前发际→颞部→后枕。紧梳、柔摩，5～10遍，2）按揉头皮，推拉发根。顺序同上。紧按、慢移、轻拉，5～10遍。3）叩击头发、通利发根。顺序同上。紧扣、慢移，5～10遍。

（2）两手微屈，以指掌拍打头面部：前额→眼周→鼻旁→面颊→头顶→颞颥→后枕→颈项。紧拍慢移，节律轻柔，3～5遍。

【功效】 改善头面部末梢神经、浅血管和毛囊组织功能，促进头面部肌肉、皮肤的致密韧性，激发头发生长和色素形成，防除白发、枯发和脱发。

（二）固本培元——补养脾肾、扶固精气

【肾脾固本法】

1. 掩耳弹枕、捻郭按穴

【操作】 （1）两手微屈，以掌心相对紧掩两侧耳孔，再骤然放开。连续紧掩、放开，各5～10次。

（2）两手微屈，以掌心相对按掩两侧耳孔，五指扶持后枕部，以食指、中指相压后弹击后枕。10～15次。

（3）两手以拇指、食指指腹相对捻捏，提拉两侧耳廓：耳尖→耳垂。5～10遍。

（4）两手以拇指指端按揉两侧耳前凹陷和耳后乳突，耳门→听宫→听会→翳风。各5～10次。

【功效】 聪耳开窍、固肾益气、提神醒脑。

2. 揉摩脘腹、斜擦丹田

【操作】 （1）两手掌相叠，以指掌面旋摩脘腹，顺时针向，降摩稳实、升

摩轻柔：1）胃脘→脐→少腹，2～3 min；2）脘腹部，2～3 min。

（2）两手掌相叠，以掌心按压于腹部，并随呼吸起伏而轻重交替。5～10次。

（3）两手平掌，以小鱼际侧斜擦肚腹两侧，分别由两旁向中下方斜向缓和推擦，自上而下慢慢移动：章门→神阙，气冲→关元。3～5遍。

【功效】 温通气血，护脾和胃、消积理中、清疏下焦；改善和促进胃肠运动能、帮助消化和吸收，增进泌尿、生殖系统功能等。

3．揉按腰膂、击擦肾府

【操作】 （1）两手张开，以拇指按揉或两手虚拳，以食指指间关节突起部按揉腰脊两旁背腧穴：脾俞→肾俞→大肠俞→八髎。各5～10次。

（2）两手以虚掌拍击、虚拳捶击两侧腰膂、腰骶：命门→腰阳关→八髎。3～5遍。

（3）两手以鱼际、掌根或拳背、拳眼摩擦或推擦两侧腰膂、腰骶：脾俞→八髎。10～15次。

【功效】 固胶补肾、温通经络；防治腰疼、腰痛，男、女生殖泌尿系统疾病等。

4．搓膝盖、擦足底

（1）两手以指掌相对搓摩膝关节两侧。左右交替，各2～3 min。

（2）足部搁置于对侧大腿，一手握住足趾部，一手以小鱼际侧，或握拳时拇指指间关节突起部推擦足底，揉按涌泉。左右交替，各3～5 min，以热为度。

【功效】 补元益肾、温通经络。

5．拿合谷、揉三里

【功效】 强壮气血、健脾和胃、固肾培元。

以拇指、食指相对揉拿合谷、足三里，左右交替，各5～10次。

（三）通调周天——疏导任督、强壮气血

【任督通调法】

【操作】

1．开天门、按神庭（坐位或仰卧位）

（1）两手以拇指指腹交替推抹其前额：印堂→神庭。10～15次。

（2）以拇指指腹按揉其印堂、神庭。各5～10次。

2．推鼻旁、抹口唇（坐位或仰卧位）

（1）两手以拇指推抹其鼻旁两侧，迎香→睛明，推三回一。5~10次。

（2）两手以拇指推抹其口唇周围，分别由人中、承浆→两侧地仓。5~10次。

3．捻廉泉、抹喉管（坐位或仰卧位）

（1）以拇指、食指指腹相对揉捻其廉泉、两侧人迎。各1~2 min。

（2）以拇指、食指指腹相对推抹其喉管两侧。10~15次。

4．拿五经、震百会（坐位）

（1）五指微屈，以指腹着力捏拿其头部五经（即督脉和两旁足太阳经、足少阳经）：前发际→头顶→后枕部。紧拿慢移，3~5遍。

（2）五指微屈，以拇指桡侧端推擦其头部督脉：神庭→百会→风府。轻巧明快，3~5次。

（3）五指微屈，以掌心拍击其百会。稳实柔和，且有弹性，3次。

5．按风府、推天柱（坐位）

（1）以拇指指端揉按其风府。5~10次。

（2）以拇指指腹揉按、推抹其颈椎：风府→大椎。5~10遍。

6．提肩筋、搓胸胁（坐位）

（1）两手以拇指和食指、中指相对揉捏、提拿其两侧肩筋。每捏3次，提1次。左右交替，各3~5次。

（2）两手以指掌相对搓摩其胸胁两侧：腋下→胁肋。2~3遍。

7．揉天突、按膻中（坐位或仰卧位）

（1）以中指指端揉按其天突。轻柔明快，20~30次。

（2）以食指、中指、无名指指腹相并，按揉其膻中。稳实灵巧，20~30次。

8．推胸腹、摩丹田（仰卧位）

（1）两手以食指、中指、无名指指腹相并而叠，直推其胸腹正中线：天突→膻中→中脘→神阙→气海→关元→中极。返程时，两手分开，经两侧气冲上行于乳头线，合叠于天突。周而复始。下推稳实，上推轻柔，5~10遍。

（2）以掌根、大鱼际揉摩其少腹：气海→中极。3~5 min。

9．揉会阴、按长强（仰卧位）

以食指、中指指腹相并揉按其会阴、长强。各5~10次（本法可采用自身推拿方式取代）。

10．捏脊柱、推脊椎（俯卧位）

（1）两手以拇指、食指相对挟持、挤拧其脊柱两旁肌肤，作辗转移动：长强→大椎。每捏挤3次，提拉1次。返程时，顺序以拇指指腹按压其脊柱：大椎→长强。周而复始，3～5遍。

(2) 以掌根、小鱼际侧推擦脊柱夹脊：长强→大椎。紧擦慢移，3～5遍。

第七节　男子养生保健推拿

一、男子生理特点和保健原则

男子以肾为先天，以精为根本。男子养生保健以壮肾保精为要。男子壮肾保精，其意不惟使体壮无病、至老不衰，还在于有健全正常的性功能活动，能生育健壮的后代。提倡男子养生保健，重视男子壮肾保精，应该成为社会、家庭不可忽视的保健项目。

根据男子生理、病理的特点，特别是基于目前对男性特有的腺体组织——睾丸及附睾的结构与功能的研究探索与重新认识，男子养生应以维护和增强睾丸和附睾的功能作为主要环节。这对于促进与改善男子性功能，防治性功能障碍（阳痿、早泄、不射精和逆行射精等）、男性不育症，乃至增进男子健康长寿、增进夫妇感情和家庭幸福，有着积极的现实意义。

睾丸是产生精子和男性激素的器官，具有维持男性性征和性功能、保证男性生育力等功能；附睾具有储存精子、产生和分泌附睾浆以促使精子成熟等功能。

中医学历来重视男子养生，特别提出房事养生，称睾丸为“肾囊”“外肾”，与“内肾”相对而言，两者具有“藏精”功能的相似之处，认为肾“受五脏六腑之精而藏之”，男子“二八肾气盛，天癸至，精气溢泄，阴阳和，故能有子……八八天癸竭，精少，肾藏衰，形体皆极”（见《素问·上古天真论》），指出“夫精者，身之本也”（见《素问·金匮真言论》），“两神相搏，合而成形，常先身生，是谓精”（见《灵枢·决气》）。可见，壮肾保精在男子养生中占有重要地位，是男子养生保健的重要原则。

男子养生以调养肾气为先，从整体上保证精盈不竭、正气充盛，更以节欲保精为正道。节欲保精指节制性欲，不使精液过多泄耗，从根本上保证精盈不亏，并可增强生命力，延长生命活动过程，从而促使身健少病、寿增延年。《素问·上古天真论》将“不妄作劳”以养其精作为“尽终其天年，度百岁乃去”的重要措施，《类经》也提出“善养生者，必宝其精”的观点。历代养生家都强调男子养生以精为宝，保精全神。现在科研资料也表明：肾上腺素的多少决定男子寿命之长短，故男子养生贵在保精、惜精。

二、男子养生保健推拿的作用意义

保健推拿通过手法技能产生强壮气血、补养肾脾、疏通经络、通调任督等功效，从总体上为男子养生奠定物质基础。

保健推拿还可以通过其特殊的手法技能，促进男子性器官和性腺组织的血液循环和新陈代谢，增加睾酮分泌，不仅可以改善性功能亚健康，恢复性系统过度疲劳，而且对下丘脑－垂体产生反馈影响，从而维持人体生命活动协调平衡，从局部和整体两方面为男子养生保精造就良好的内环境。对于促进性系统疾病的功能康复，防治性功能障碍和男性不育症，乃至改善、推迟整个机体的衰老进程有着积极的意义。可以说，男子养生保健推拿主张的壮肾保精和通常所说的节欲保精是相辅相成的两方面。两者密切配合是男子养生保健的全面之策。

男子养生保健推拿强调从总体上调摄精神，促进身心共养；调节脏腑，扶固先天之本——肾和后天之本——脾；注重局部调理肾囊，促进性系功能；使外肾和内肾相应调养、相辅相成。

保健推拿用以男性养生，提倡自身推拿为主，以充分发挥主观能动性，特别是自行阴囊局部的操作。然而，还须注意清心寡欲，排除杂念，以免误入歧途，诱发手淫。男子养生保健推拿主要适用于已婚青年、中老年男子因心神、房事过度疲劳引起的性欲减退及各种性功能亚健康状态。

三、男子养生保健推拿常规模式

男子养生保健推拿根据男性生理、心理和病理的特点，通常采用自身推拿方式。凡有条件的环境和场所，也可探索采用客体推拿相补充取代，但因涉及隐私部位必须慎重严肃，限于男性操作范畴，并应事先告之征得同意。在实践应用中，必须因人而施，并根据不同的体质、病情、条件、环境和季节，酌定手法操作的方式、强度和用量。手法技能以柔和、轻巧为宜，切忌粗暴、急躁。手法操作配合内气练养，其效果更佳。只要长期坚持不懈，必会有强身养生、延年益寿、固精健脑、壮肾保精之奇功。

男子养生保健推拿常规模式是根据历代养生家所秘传的“铁裆功”（又称兜肾囊功）整理改编而成，简称为兜擦肾囊法（自身推拿）。在实践应用时，可系统操作，也可酌情选节操作。其核心是反复揉搓阴囊，刺激睾丸、附睾和附近性器官组织。手法操作前，必先心神怡宁。手法操作过程中，注意避免触及阴茎龟头部，即使引起阴茎勃起，也应不予理会。

（一）男子自身养生

【兜擦肾囊法】

1. 形神三调、摩指擦掌

形正体松，含胸拔背（调身）；呼吸调匀、气沉丹田（调息）；心神怡宁、意念贯一（调心）；两手相合，摩指擦掌（摩手）。1 ~ 2 min。

2. 揉摩脘腹、斜擦丹田

（1）两手掌相叠，以指掌面旋摩脘腹，顺时针向，降摩稳实、升摩轻柔：1）胃脘→脐→少腹，2 ~ 3 min；2）脘腹部，2 ~ 3 min。

（2）两手掌相叠，以掌心按压于腹部，并随呼吸起伏而轻重交替。5 ~ 10 次。

（3）两手平掌，以小鱼际侧斜擦肚腹两侧，分别由两旁向中下方斜向缓和推擦，自上而下慢慢移动：章门→神阙，气冲→关元。3 ~ 5 遍。

3. 直推肚腹、竖按丹田

（1）两手掌相叠，以指掌面着力往返直推脘腹部：鸠尾→神阙→中极。下推稳实，上推轻柔，紧推慢移，15 ~ 20 遍。

（2）一手腕部屈曲，以食指、中指、无名指相并指端按压少腹部：气海→关元→中极。紧按缓松，随呼吸起伏、控制用力轻重。1 ~ 2 min。必要时可另一手加置于该手腕之上，以增强手法强度。

4. 揉按腰膂、击擦肾府

（1）两手张开，以拇指按揉或两手虚拳，以食指指间关节突起部按揉腰脊两旁背腧穴：脾俞→肾俞→大肠俞→八髎。各 5 ~ 10 次。

（2）两手以虚掌拍击、虚拳捶击两侧腰膂、腰骶：命门→腰阳关→八髎。3 ~ 5 遍。

（3）两手以鱼际、掌根或拳背、拳眼摩擦或推擦两侧腰膂、腰骶：脾俞→八髎。10 ~ 15 次。

5. 捻捏根索、搓揉玉柱（仰卧位）

（1）以拇指和食指、中指相对捻捏阴茎根部及两侧阴囊上方之精索。轻巧柔缓，1 ~ 2 min。

（2）两手指掌相对夹住阴茎作前后往返搓揉。紧搓揉动，用力适中（阴茎易勃起者不宜操作)。

6. 兜压肾囊、摇拉玉根(仰卧位)

(1)一手以小鱼际侧按于耻骨联合,一手向上兜提阴囊,相对按压,并作小幅度揉动。用力轻柔、动作缓和,随呼吸起伏控制用力和动作。左右交替,各20~30次。

(2)两手以指掌虎口部挟持阴茎和阴囊根部,作轻柔旋摇、拉拔,用力适度。10~20次。

7. 搓揉肾囊、兜擦肾囊(仰卧位)

(1)两手以指掌相对搓揉阴茎根和阴囊及两侧睾丸。轻柔缓和,20~30次。

(2)一手握持阴茎和阴囊根部,一手以掌心托按于两侧睾丸,稍加压力,作旋揉摩动。轻柔缓和,左右交替,各20~30次。

(3)两手以食指、中指托住同侧睾丸,再以拇指指腹作稍加压力的揉捻。轻柔缓和,20~30次。

(4)一手兜托阴茎和阴囊,一手以指掌小鱼际侧揉擦阴茎根部、阴囊睾丸和会阴部。轻柔缓和,左右交替,20~30次。

8. 揉会阴、按三里、拿太冲(坐位)

(1)以食指、中指指腹相并揉会阴。5~10次。

(2)以拇指和食指、中指相对按拿足三里→阴陵泉→太冲→涌泉。左右交替,各5~10次。

9. 搓摩膝盖、推擦足底(坐位)

(1)两手以指掌相对搓摩膝关节两侧。左右交替,各2~3 min。

(2)足部搁置于对侧大腿,一手握住足趾部,一手以小鱼际侧,或握拳时拇指指间关节突起部推擦足底,揉按涌泉。左右交替,各3~5 min,以热为度。

(二)男子客体养生

【培元固本法】

1. 推揉背躯、㨰揉腰膂(俯卧位)

(1)两手以虎口部着力,推揉其肩背两侧,背脊(肩筋、肩胛)→腰膂(肾俞、腰眼)。紧推揉移,2 min。

(2)以㨰法施于腰膂两侧:肩筋→腰眼→腰骶。紧㨰揉移,左右交替或同时操作,5 min。

2. 环推带脉、平擦腰尻（坐位或俯卧位）

（1）两手张开、以指掌虎口部横向推揉其带脉：命门→腰阳关。紧推慢移，3～5遍。

（2）以平掌鱼际摩擦其腰骶部：腰阳关→八髎。紧擦慢移，3～5遍。

3. 捏脊按腧、推擦督脉（俯卧位）

两手以拇指、食指相对挟持，挤拧其脊柱两旁肌肤，作辗转移动：长强→大椎。每捏挤3次，提拉1次。返程时，顺序以拇指指腹按揉其脊柱两旁腧穴，着重于肺俞、膏肓俞、心俞、脾俞、肾俞、大肠俞、八髎，各3～5次。往返3～5遍。

4. 分推任脉、揉摩脘腹（仰卧位）

（1）双手分推抹任脉胸腹节段：鸠尾→中脘→脐→气海→关元→中极。复始于胸部（或脘部）而推抹向两侧。紧推揉抹，2 min。

（2）以手掌掌根部盘摩其脘腹部：胃脘→脐→少腹。顺时针向，周而复始，升摩轻柔，降摩稳实，2～3 min。

5. 按振丹田，推擦气街（仰卧位）

（1）以掌根按其少腹部，或以食指、中指、无名指指端相并按其气海、关元、中极，作振颤运气。节律持续，2～3 min。

（2）指掌张开，以虎口部推擦其两侧腹股沟。左右交替或同时操作，节律轻柔，各15～20次。

6. 兜擦肾囊、按揉会阴（仰卧位）

（1）一手以小鱼际侧按于耻骨联合，一手向上提振其阴囊作相对兜托挤压。

（2）一手兜托其阴部，一手以指掌鱼际揉擦其阴囊睾丸。轻柔缓和，2～3 min。

（3）以食指、中指相并按揉其会阴部，以酸胀为度。1 min。

7. 按髀关、揉伏兔、拿三里、捏太溪（仰卧位）

用拇指、食指相对按拿其两侧髀关、伏兔、足三里、太溪。轻柔缓和，左右交替，各5～10次。

8. 捏拿太冲、推擦足底（仰卧位）

（1）以拇指、食指相对捏拿其太冲、涌泉。各5～10次，左右同法。

（2）以手掌小鱼际侧推擦其足底。3～5 min，左右同法。

第八节 妇女养生保健推拿

一、妇女生理特点和保健原则

月经、胎孕、产育、哺乳是妇女的四大生理特点，也给妇女带来一系列生理性反应。随着妇女在社会和家庭中地位的提高，妇女养生保健也被人们广为关心和重视。实践表明，做好妇女的养生保健，不仅对妇女本身具有养生防患的价值，而且可以增进夫妇感情，促进家庭幸福，进而对于提高社会和家庭的卫生水平和健康素质，乃至子代的健康和人口的素质都有一定的作用和意义。

妇女生理变化过程主要可分为月经期、妊娠期、产褥期和更年期，不同时期有着不同的生理特点。

（一）月经期

妇女在月经期，局部和全身都会发生很大的生理变化。除周期性阴道出血外，主要是月经前后内分泌的波动影响代谢和神经调节功能，表现为水肿、头痛、嗜睡、乏力、畏寒、小腹胀、腰酸、情绪不稳等。

（二）妊娠期

妇女在妊娠期，新陈代谢和全身重要器官负担明显增加，各器官储备能力相应减少，通常在停经6周左右出现头晕、嗜睡、恶心、厌食、流涎等早孕反应，常会发生妊娠高血压综合征等各种并发症。

（三）产褥期

产妇从分娩到全身器官（除乳房外）恢复到非妊娠期状态的阶段，一般为6～8周。产妇康复过程中的心理活动也很复杂。

（四）更年期

通常妇女从45岁左右开始进入趋于衰老的过渡时期，这一阶段约有8～12年之久。随着机体内分泌环境的逐步改变，更年期会出现以植物神经系统功能紊乱为主的征象。表现为情绪焦虑悲观，个性、行为改变，甚至影响机体的生理功能，导致疾病的发生。更年期的生理、心理上的变化，受个体健康状况、性格特点及复杂的心理－社会因素（包括家庭传统、生活习惯、文化教育、道德观念、特殊经历等方面）影响。

中医学认为，人体以脏腑、经络为本，以气血为用。妇女的月经、胎孕、产育、哺乳等都是脏腑、经络、气血化生功能作用的具体表现。气血是月经、养胎、哺乳的物质基础，脏腑是生化气血之源泉，经络是运行气血的通路。其中肾、肝、脾三脏，冲、任、督、带四脉，在妇女生理、病理变化上起着重要的作用。

妇女养生保健以调养肝肾、通调冲任、调摄精神、调理气血为原则，尤以调摄精神最为重要。女子以肝为先天、以血为根本，故妇女养生以柔肝理血为宗。经常保持情绪乐观、精力充沛，可以疏泄肝气、解利郁结，增进脾胃健运、气血通行。

中医学认为："妇人主血，以肝为血海。""血所以运行周身者，赖冲、任、带三脉以管领之。""冲为血海，任主胞胎，二脉流通，经血渐盈，应时而下。"因此，妇女养生保健应以疏肝理气、通调任督为要。因各种原因导致脏腑功能失常，气血运行失调，而使冲、任两脉劳损，都可引起妇科疾病的发生。

二、妇女养生保健推拿的作用意义

保健推拿以外调内养的形式和方法，从总体和局部两方面增强妇女养生防患的能力。总体上，保健推拿强调调摄妇女的精神情志，确保其肝气条达、精神内守；注重补养脾肾、扶固正气、充盈营血；注重疏通经脉，尤以冲、任、督、带四脉为先。局部上，保健推拿以其手法技能调养胞宫、安抚乳房。实践表明，保健推拿对于妇女平稳、顺利度过月经、妊娠、产褥和更年 4 个生理变化阶段，减轻和缓和其产生的生理反应，增强妇女养生抗病的能力，预防妇科疾病的发生和发展，有着一定的积极意义。

保健推拿可以加强妇女经期保护，防治月经失调。保健推拿可以调摄孕妇的精神情志，减轻妊娠反应，增强其自身免疫功能，防止妊娠高血压综合征之类常见并发症的发生，也有助于胎儿正常发育和顺利分娩。保健推拿对于促进产妇康复，产生足够乳汁，保障婴儿正常发育有着积极的作用。保健推拿还可以推迟或减少妇女更年期的不适和疾病发生，促使机体随着内分泌环境重新建立平衡，尽快适应并顺利度过更年期，步入比较稳定的老年期。

妇女养生保健推拿主张充分发挥妇女本身的主观能动性和其家属，特别是丈夫的积极性。这样。既可最大限度地调摄妇女的精神情志，又能有效地增进夫妇感情，促进家庭幸福。

三、妇女养生保健推拿常规模式

根据妇女心理、生理和病理的特点，妇女养生保健推拿通常可采用自身推拿和客体推拿交替结合的方式，以自身推拿为主。手法技能宜柔忌刚，就远舍近，也就是说，手法应以轻柔、和缓、量度适中为宜，取穴、取部位以远处、远段为主，切忌粗暴、草率。在实践应用时，必须因人而施、辨证量度，因地、因时制宜。

妇女养生保健推拿常规模式，根据妇女一生中主要的月经、妊娠、产褥和更年4期的不同生理特点，可归纳为经期养生法（自身推拿）、孕期养生法（自身推拿）、产期养生法（客体推拿）和更年养生法（自身推拿）四部分。实践应用时，可系统操作，也可选择节段操作。通常应注意，经期养生法可在月经期前后一周进行；孕期养生法在怀孕3个月内的手法操作宜轻柔，避免刺激小腹、腰骶和某些敏感的穴位，曾有习惯性流产史的孕妇更忌手法操作过度、过量；产期养生法可作为产褥期前半阶段之用，后半阶段则可参照经期养生法，施行自身推拿；更年养生法是用于更年期养生保健的自身推拿，其客体推拿可参照产期养生法。

（一）月经期自身养生

【经期养生法】

1．形神三调、摩指擦掌

形正体松，含胸拔背（调身）；呼吸调匀、气沉丹田（调息）；心神怡宁、意念贯一（调心）；两手相合，摩指擦掌（摩手）。1～2 min。

2．推鼻抹额、摩面擦耳

两手平掌，按伏于两侧面颊，作由内向外环旋摩动：小指侧推鼻旁，四指指面抹前额，掌面摩面颊，拇指侧擦耳廓。顺序是：吻鼻（上）→前额（分）→耳颞（下）→颏颊（合）。周而复始，轻巧明快，操作时，上、分，稳实；下、合，轻柔。10～15次。

3．揉捻乳晕、揉捏乳房

（1）以拇指和食指、中指相对揉捻乳头周围。轻柔明快，左右交替，各15～20次。

（2）两手以五指指掌捏拿两侧乳房。轻柔和缓，各10～15次。

4. 推摩胸胁、斜擦丹田

（1）两手平掌，以指掌面推摩胸胁两侧：乳房两侧→季肋。紧推缓摩，15～20次。

（2）两手平掌，以指掌小鱼际侧斜擦肚腹两侧：章门→神阙，带脉→关元，五枢→气冲。各15～20次。

5. 旋摩脘腹、直推任脉

（1）两手掌相叠，以指掌面旋摩脘腹，顺时针向，降摩稳实，升摩轻柔：1）胃脘→脐→少腹；2）脘腹部。各15～20次。

（2）两手以食指、中指、无名指指腹相并、相叠、直推胸腹正中线：天突→膻中→中脘→神阙→中极。返程时，两手分开，分别经两侧气冲上行于乳头线，合叠于膻中。周而复始。下推稳实、上推轻柔，15～20次。

6. 环推带脉、掌擦腰尻

（1）两手以指掌虎口部往返横向环推带脉：神阙→腰阳关。紧推和缓，10～15次。

（2）两手以指掌鱼际、掌根或拳背、拳眼推擦两侧腰脊、腰骶部：脾俞→八髎。紧推慢移，10～15次。

7. 按拿腧穴、擦足捻趾

（1）以拇指和食指、中指相对揉按、捏拿腧穴：曲池→神门→内关→合谷→血海→足三里→阴陵泉→三阴交→太冲。左右交替，各5～10次。

（2）足部搁置于对侧大腿，一手握住足蹠部，一手以小鱼际侧或握拳时拇指指间关节突起部推擦足底。左右交替，各3～5 min。

（3）以拇指和食指、中指相对捻、勒足趾：趾根→趾端。五趾依次，左右交替，各1次。

（二）妊娠期自身养生

【孕期养生法】

1. 形神三调、摩指擦掌

形正体松，含胸拔背（调身）；呼吸调匀、气沉丹田（调息）；心神怡宁、意念贯一（调心）；两手相合，摩指擦掌（摩手）。1～2 min。

2. 推鼻抹额、摩面擦耳

两手平掌，按伏于两侧面颊，作由内向外环旋摩动：小指侧推鼻旁，四指指面抹前额，掌面摩面颊，拇指侧擦耳廓。顺序是：吻鼻（上）→前额（分）→

耳颞（下）→颏颊（合）。周而复始，轻巧明快，操作时，上、分，稳实；下、合，轻柔。10~15 次。

3．按拿风池、推抹桥弓

（1）两手张开，扶持后枕，以两拇指指端揉按两侧风池。3~5 次。

（2）两手张开，以大鱼际部着力推抹两侧桥弓：翳风→缺盆。左右交替，5~10次。

4．揉捻乳晕、揉捏乳房

（1）以拇指和食指、中指相对揉捻乳头周围。轻柔明快，左右交替，各15~20次。

（2）两手以五指指掌捏拿两侧乳房。轻柔和缓，各 10~15 次。

5．合推乳房、推摩胸胁

（1）两手以指掌相对按伏于两乳根外侧，由外向内合推、柔托。轻推和缓，5~10 次。

（2）两手平掌，以指掌面推摩胸胁两侧：乳房两侧→季肋。紧推缓摩，15~20 次。

6．揉摩脘腹、斜推气街

（1）以平掌指掌面揉摩脘腹，顺时针向：1）揉胃脘，降摩稳实，升摩轻柔；2）揉摩脘腹部，降摩轻柔，升摩稳实。各 10~15 次。（怀孕 3 个月内，本法宜少用）

（2）两手平掌，以指掌小鱼际侧斜推两侧腹股沟：五枢→气冲。各 10~15 次。

7．掌摩腰尻、捻捏耳廓

（1）两手以指掌面旋摩两侧腰脊、腰骶部：肾俞→八髎。轻柔和缓，10~15 次。

（2）两手以拇指、食指指腹相对捻捏两侧耳廓：耳尖→耳垂。5~10 遍。

8．按拿腧穴、擦足捻趾

（1）以拇指和食指、中指相对揉按、捏拿腧穴：曲池→神门→内关→合谷→血海→足三里→阴陵泉→三阴交→太冲。左右交替，各 5~10 次。

（2）足部搁置于对侧大腿，一手握住足蹠部，一手以小鱼际侧或握拳时拇指指间关节突起部推擦足底。左右交替，各 3~5 min。

（3）以拇指和食指、中指相对捻、勒足趾：趾根→趾端。五趾依次，左右交替，各 1 次。

（三）产褥期客体养生

【产期养生法】

1．推抹面额、栉发叩头（坐位或仰卧位）

（1）一手扶持其后枕部，一手以一指禅推法施于其前额：印堂→神庭→头维→太阳→鱼腰→攒竹→印堂。紧推慢移，左右往返，2～3遍。

（2）两手以食指、中指、无名指相并扶持其两侧颞部，以拇指指腹相继交替推抹其前额，分推其颌面：1）攒竹→眉冲→头维→率谷；2）攒竹→鱼腰→太阳→率谷；3）睛明→四白→瞳子髎→率谷；4）分别由迎香、人中、承浆→地仓→颊车→耳门→率谷→翳风。紧抹慢移，顺势按揉上述穴位，共1～2 min。

（3）一手扶持其前额，一手五指微屈，以五指指腹捏拿其头部：前发际→头顶→后枕部。紧拿慢移，3～5遍。

（4）两手微屈，以五指指端叩击其头部：前发际→头顶→颞部→后枕部。紧叩慢移，轻巧明快，3～5遍。

2．扫散头颞、按揉百会（坐位）

（1）一手扶持其一侧颞部，一手拇指伸直，其余4指并拢微屈，以拇指桡侧端和其余4指指端单向推动其另一侧颞部：头维→率谷→翳风。节律明快，左右交替，各20～30次。

（2）以拇指指腹按揉其头顶百会。5～10次。

3．拿风池、推桥弓、提肩井、按膏肓（坐位）

（1）先以拇指、食指相对按拿其两侧风池，3～5次。继以顺势推抹其两侧桥弓：风池→翳风→缺盆，左右交替，各5～10次。

（2）两手以拇指和食指、中指相对揉捏、提拿其两侧肩井。柔和快速，捏3次提1次。左右交替，各3次。

（3）两手以食指、中指、无名指扶持其肩端，拇指指腹按揉其两侧膏肓俞。5～10次。

4．横推胸胁、摩托脘腹（仰卧位）

（1）以指掌虎口部横向推擦其胸胁部：锁骨→胸骨→胁肋。紧推慢移，3～5遍。

（2）以鱼际、掌根揉摩其脘腹部，顺时针向，降摩稳实，升摩轻柔：1）胃脘→脐→少腹；2）脘腹部。各10～15次。

（3）以鱼际、掌根揉推、提托其腹部：气海→脐。轻柔和缓，5～10次。

5．捏脊按腧、推擦督脉（俯卧位）

（1）两手以拇指、食指相对挟持，挤拧其脊柱两旁肌肤，作辗转移动：长强→大椎，每捏挤3次，提拉1次。返程时，顺序以拇指指腹按揉其脊柱两旁腧穴，着重于肺俞、膏肓俞、心俞、脾俞、肾俞、大肠俞、八髎，各3～5次。往返3～5遍。

6．环推带脉、平擦腰尻（坐位或俯卧位）

（1）两手张开、以指掌虎口部横向推揉其带脉：命门→腰阳关。紧推慢移，3～5遍。

（2）以平掌鱼际摩擦其腰骶部：腰阳关→八髎。紧擦慢移，3～5遍。

7．拿合谷、揉三里、按涌泉（坐位）

以拇指、食指相对揉拿合谷、足三里，揉按涌泉。左右交替，各5～10次。

（四）更年期自身养生

【更年养生法】

1．形神三调、摩指擦掌

形正体松，含胸拔背（调身）；呼吸调匀、气沉丹田（调息）；心神怡宁、意念贯一（调心）；两手相合，摩指擦掌（摩手）。1～2 min。

2．推鼻抹额、摩面擦耳

两手平掌，按伏于两侧面颊，作由内向外环旋摩动：小指侧推鼻旁，四指指面抹前额，掌面摩面颊，拇指侧擦耳廓。顺序是：吻鼻（上）→前额（分）→耳颞（下）→颏颊（合）。周而复始，轻巧明快，操作时，上、分，稳实；下、合，轻柔。10～15次。

3．梳头栉发、叩击头皮

（1）两手微屈，以五指指端着力：1）梳摩头皮、理顺发根。顺序是：前发际→头顶→后枕；前发际→颞部→后枕。各5～10遍。2）按揉头皮，推揉发根。顺序同上，各5～10遍。3）叩击头皮，通利发根。顺序同上，各3～5遍。

（2）两手微屈，以食指、中指、无名指相并指腹拍击头部。顺序是：前额→颞部→后枕。3～5遍。

（3）两手微屈，以掌心拍击头顶百会。3～5次。

4．掩耳弹枕、捻廓按穴

（1）两手微屈，以掌心相对紧掩两侧耳孔，再骤然放开，连续紧掩、放开。各5～10次。

(2) 两手微屈，以掌心相对按掩两侧耳孔，五指扶持后枕部，以食指、中指相压后弹击后枕。10~15 次。

(3) 两手以拇指、食指指腹相对捻捏，提拉两侧耳廓：耳尖→耳垂。5~10遍。

(4) 两手以拇指指端按揉两侧耳前凹陷和耳后乳突，耳门、听宫、听会、翳风。各 5~10 次。

5. 揉太阳、按风池、推桥弓

(1) 两手微屈，以拇指指端揉按两侧太阳。5~10 次。

(2) 两手张开、扶持后枕，以两拇指指端揉按两侧风池。3~5 次。

(3) 两手张开，以大鱼际部着力推抹两侧桥弓：翳风→缺盆。左右交替，5~10次。

6. 推摩胸胁、斜擦丹田

(1) 两手平掌，以指掌面推摩胸胁两侧：乳房两侧→季肋。紧推缓摩，15~20 次。

(2) 两手平掌，以指掌小鱼际侧斜擦肚腹两侧：章门→神阙，带脉→关元，五枢→气冲。各 15~20 次。

7. 旋摩脘腹、直推任脉

(1) 两手掌相叠，以指掌面旋摩脘腹，顺时针向，降摩稳实，升摩轻柔：1) 胃脘→脐→少腹；2) 脘腹部。各 15~20 次。

(2) 两手以食指、中指、无名指指腹相并、相叠，直推胸腹正中线：天突→膻中→中脘→神阙→中极。返程时，两手分开，分别经两侧气冲上行于乳头线，合叠于膻中。周而复始，下推稳实、上推轻柔，15~20 次。

8. 环推带脉、掌擦腰尻

(1) 两手以指掌虎口部往返横向环推带脉：神阙→腰阳关。紧推和缓，10~15 次。

(2) 两手以指掌鱼际、掌根或拳背、拳眼推擦两侧腰脊、腰骶部：脾俞→八髎。紧推慢移，10~15 次。

9. 按拿腧穴、擦足捻趾

(1) 以拇指和食指、中指相对揉按、捏拿腧穴：曲池→神门→内关→合谷→血海→足三里→阴陵泉→三阴交→太冲。左右交替，各 5~10 次。

(2) 足部搁置于对侧大腿，一手握住足蹠部，一手以小鱼际侧或握拳时拇指指间关节突起部推擦足底。左右交替，各 3~5 min。

(3) 以拇指和食指、中指相对捻、勒足趾：趾根→趾端。五趾依次，左右交替，各1次。

第九节 老年养生保健推拿

一、老年生理、心理特点和保健原则

按照人类的生理变化规律，一般以65岁以上成为老年。46~65岁为渐衰期。实际上科学的划分年龄的方法，应该包括生理、心理和社会三大因素，也就是说不同个体之间的自然年龄和生理年龄可能存在一定的差异。随着人类寿命普遍延长，人口年龄日趋老化，老年医学越来越引起人们的重视，老年养生更是全社会所关注的热点。

人到老年，其生理变化趋于衰老时期，主要原因是：一，组织与细胞的衰老，表现为细胞数量减少，器质改变及脂褐素颗粒堆积；二，细胞间质的衰老，表现为细胞间质中水分减少，黏度增加，血管纤维化造成血管硬化，骨质疏松，皮肤下结缔组织纤维化等；三，体表形态的衰老，表现为须发变白或稀少脱落、皮肤肌肉松弛出现皱纹，牙齿松动、脱落，腰弯背驼等；四，生理功能的衰老，表现为内脏器官的储备能力降低，反应性、敏感性减退，特别是对外环境的适应能力减弱，免疫功能下降，内分泌功能失调等。

老年人心理活动的逐步衰老，主要表现为精神衰老。其明显特点为：一，听力、视觉等感、知觉减退，思维活动迟缓，理解能力下降；二，性格变迁，情感平淡或情绪不稳定，小事易怒，或固执保守，孤僻自私；三，记忆力障碍，特别是近期记忆障碍最为突出；四，动作缓慢而不协调，步履蹒跚，手脚抖颤等。这些心理活动和行为方式，不但同人的神经系统和机体退行性变化密切相关，而且同疾病的因素有关，如高血压、脑动脉硬化及糖尿病、冠心病等。

总之，体表形态的改变、生理功能的减退和精神状态的下降是生理性衰老的重要特征。

中医学认为，因老而衰的本质在于肾中精气虚弱，即肾虚。老年人往往是生理性肾虚。气为血之帅，肾虚必然导致气血衰退。然而，气血充足，气运通畅，则“滋脏腑，安魂魄，润颜色”，七窍灵，四肢用，筋骨柔和，肌肉丰满，津液通利。气血损伤而不能荣养全身，即会出现衰老现象。元代名医朱丹溪说过：“人生至六十、七十之后精血俱耗，此及五十，疾已峰起，气耗血竭。”指出人体

在50岁以后，气血损伤，卫外不固，脏腑失濡，导致逐渐衰老。《素问·上古天真论》载述："男不过尽八八，女不过尽七七，而天地之精气皆竭也。"男子"八八天癸竭，精少，肾藏衰，形体皆极，则齿发去"。女子"七七任脉虚，太冲脉衰少，天癸竭"。可见，以肾中精气为主体的精竭、神衰、气耗、血虚是因老而衰的实质。

人到老年，各系统器官处于整体性衰退阶段。谋求延缓衰老，促进老而不衰，关键是从整体上保持机体的稳定平衡，这就是《内经》所说的"阴平阳秘，精神乃治"。补肾是老年养生的重要原则。科研资料表明，通过补肾的整体调节，可以进一步发掘机体的代偿潜力，增强机体内在环境稳定的能力，以致延缓脑的衰老和机体功能的衰退。然而，延缓衰老的滑坡问题，不可能是某一药物或某一方法所能全部解决的，因此，采用因人辨证、补偏救弊与整体调节内环境（多环节、多途径）相结合，是理想的老而不衰之道。

二、老年养生保健推拿的作用意义

保健推拿是传统的老年养生方法，它根据整体观和补偏救弊的原则，通过强壮气血、补养肾脾，从总体上为延缓衰老的进程提供重要保证，老年养生保健推拿注重补虚扶正，促进脏腑功能，特别是肾脾两脏的功能，从"两本"着手，扶固正气；注重调摄精神，促进身心共养，以维持阴阳动态平衡。总之，保健推拿可以促使老年人通过调节内环境的稳定能力，增强对外环境（包括自然环境、社会环境和生活环境）的适应能力，通过手法技能进行调摄精神，强壮气血，促进身心共养，脾肾共固，达到老而不衰、寿世天年的目的。

老年养生保健推拿提倡自身推拿和客体推拿密切结合，以自身推拿为主，具有运动自身肢体，又可运行自身气血的双重保健意义。同时，可增强老年人自我保健意识与乐观信念，充分调动老年人主观能动性。被动性的客体推拿可以弥补老年人在施行自身推拿时的力不从心、动不如意或能力不足等现实困难和精神、形体上的困惑，作为自身推拿的变通、补充与取代，此外，还可体现社会与家庭中尊老敬长的文明道德风尚。

三、老年养生保健推拿常规模式

老年养生保健推拿应根据老年生理和心理的特点，因人而施，因时而异，因地而行，统筹全身，兼顾局部。在实践应用中，应根据各自体质、病情、环境、条件，酌情选用，辨证量度。自身推拿和客体推拿交替结合、变通为用，手法应以柔和为贵，切忌粗暴蛮力。

老年养生保健推拿常规模式分为寿老养生法（自身推拿）和尊老养生法（客体推拿）两部分，尊老养生法是寿老养生法的继续和补充。实践应用时，可系统操作，也可选择节段，突出要点操作，做到相互参照，变通为用。

（一）老年自身养生

【寿老养生法】

1．形神三调、摩指擦掌

形正体松，含胸拔背（调身）；呼吸调匀、气沉丹田（调息）；心神怡宁、意念贯一（调心）；两手相合，摩指擦掌（摩手）。1～2 min。

2．推鼻抹额、摩面擦耳

两手平掌，按伏于两侧面颊，作由内向外环旋摩动：小指侧推鼻旁，四指指面抹前额，掌面摩面颊，拇指侧擦耳廓。顺序是：吻鼻（上）→前额（分）→耳颞（下）→颏颊（合）。周而复始，轻巧明快，操作时，上、分，稳实；下、合，轻柔。10～15 次。

3．梳头栉发、叩击头皮

（1）两手微屈，以五指指端着力：1）梳摩头皮、理顺发根。顺序是：前发际→头顶→后枕；前发际→颞部→后枕。各 5～10 遍。2）按揉头皮，推揉发根。顺序同上，各 5～10 遍。3）叩击头皮，通利发根。顺序同上，各 3～5 遍。

（2）两手微屈，以食指、中指、无名指相并指腹拍击头部。顺序是：前额→颞部→后枕。3～5 遍。

（3）两手微屈，以掌心拍击头顶百会。3～5 次。

4．掩耳弹枕、捻廓按穴

（1）两手微屈，以掌心相对紧掩两侧耳孔，再骤然放开，连续紧掩、放开。各 5～10 次。

（2）两手微屈，以掌心相对按掩两侧耳孔，五指扶持后枕部，以食指、中指相压后弹击后枕。10～15 次。

（3）两手以拇指、食指指腹相对捻捏，提拉两侧耳廓：耳尖→耳垂。5～10 遍。

（4）两手以拇指指端按揉两侧耳前凹陷和耳后乳突，耳门→听宫→听会→翳风。各 5～10 次。

5．揉太阳、按风池、推桥弓

（1）两手微屈，以拇指指端揉按两侧太阳。5～10 次。

(2) 两手张开、扶持后枕，以两拇指指端揉按两侧风池。3~5次。

(3) 两手张开，以大鱼际部着力推抹两侧桥弓：翳风→缺盆。左右交替，5~10次。

6. 横推胸胁、掌拍胸廓

(1) 两手平掌，以指掌面横向推擦胸胁部：1）两手交替推擦对侧胸胁：锁骨→胸骨→胁肋。3~5遍。2）两手同时推擦两侧胸胁。顺序同上，3~5遍。

(2) 两手微屈，以指掌面轻拍胸胁部：锁骨→胸骨→胁肋。左右交替，两手同时轻拍各3~5遍。

7. 揉摩脘腹、斜擦丹田

(1) 两手掌相叠，以指掌面旋摩脘腹，顺时针向，降摩稳实、升摩轻柔：1）胃脘→脐→少腹，2~3 min；2）脘腹部，2~3 min。

(2) 两手掌相叠，以掌心按压于腹部，并随呼吸起伏而轻重交替。5~10次。

(3) 两手平掌，以小鱼际侧斜擦肚腹两侧，分别由两旁向中下方斜向缓和推擦，自上而下慢慢移动：章门→神阙，气冲→关元。3~5遍。

8. 摩擦腰脊、拍捶腰尻

(1) 两手以鱼际、掌根或拳背、拳眼推擦两侧腰脊、腰骶部：脾俞→八髎。10~15次。

(2) 两手以虚掌拍击、虚拳捶击两侧腰脊、腰骶部，顺序同上。5~10遍。

9. 捏拿肩臂、拍推上肢

(1) 以拇指和其余四指相对捏拿对侧上肢的内、外侧。自上而下，左右交替，各3~5遍。顺序着重揉拿上肢主要穴位：肩颙、肩髎→臂臑、极泉→曲池、小海→内关、外关→合谷、劳宫。左右交替，各3~5次。

(2) 以虚掌拍击对侧上肢的内、外侧。自上而下，左右交替，各3~5遍。

(3) 以指掌或虎口推擦对侧上肢的内、外侧，腕内侧→肘、肩内侧→肩外侧→肘、腕外侧。左右交替，各3~5遍。

10. 搓拍膝腿、推擦足底

【功效】 温经通络，补元益肾，活血祛瘀，潜阳育阴，防治下肢酸痛麻木、腿腨痉挛、膝软乏力、高血压、失眠等。

(1) 两手以指掌相对搓擦、推擦和拍击下肢内外侧。自上而下，左右交替，各3~5遍。

(2) 两手以指掌相对搓擦膝关节两侧。左右交替，各2~3 min。

（3）足部搁于对侧大腿，一手握住足趾部，一手以小鱼际侧或握拳时拇指指间关节突起部推擦足底。左右交替，各3～5 min。

11．搓揉肾囊、兜擦肾囊（男性）（仰卧位）

（1）两手以指掌相对搓揉阴茎根和阴囊及两侧睾丸。轻柔缓和，20～30次。

（2）一手握持阴茎和阴囊根部，一手以掌心托按于两侧睾丸，稍加压力，作旋揉摩动。轻柔缓和，左右交替，各20～30次。

（3）两手以食指、中指托住同侧睾丸，再以拇指指腹作稍加压力的揉捻。轻柔缓和，20～30次。

（4）一手兜托阴茎和阴囊，一手以指掌小鱼际侧揉擦阴茎根部、阴囊睾丸和会阴部。轻柔缓和，左右交替，20～30次。

（二）老年客体养生

【尊老养生法】

1．推抹面额、栉发叩头（坐位或仰卧位）

（1）一手扶持其后枕部，一手以一指禅推法施于其前额：印堂→神庭→头维→太阳→鱼腰→攒竹→印堂。紧推慢移，左右往返，2～3遍。

（2）两手以食指、中指、无名指相并扶持其两侧颞部，以拇指指腹相继交替推抹其前额，分推其颌面：1）攒竹→眉冲→头维→率谷；2）攒竹→鱼腰→太阳→率谷；3）睛明→四白→瞳子髎→率谷；4）分别由迎香、人中、承浆→地仓→颊车→耳门→率谷→翳风。紧抹慢移，顺势按揉上述穴位，共1～2 min。

（3）一手扶持其前额，一手五指微屈，以五指指腹捏拿其头部：前发际→头顶→后枕部。紧拿慢移，3～5遍。

（4）两手微屈，以五指指端叩击其头部：前发际→头顶→颞部→后枕部。紧叩慢移，轻巧明快，3～5遍。

2．掐振四眦、熨颤两目（坐位或仰卧位）

（1）两手以拇指指甲掐其两侧睛明、鱼腰、瞳子髎、四白。柔缓轻巧，各5～10次。

（2）以拇指、食指指端按其两侧攒竹，继以作节律持续振颤。2～3 min。

（3）两手掌摩擦极热，以掌心敷熨其双目。3～5次。

（4）以掌心轻按其眼眶，作节律持续振颤。左右交替，各2～3 min。

3．按百会、拿风池、推桥弓（坐位）

（1）以拇指指腹着力按揉其百会。5～10次。

（2）以拇指、食指相对着力按拿其两侧风池。先下后上，由轻渐重，2~3次。

（3）以拇指、食指指腹相对交替着力推抹颈项两侧桥弓：翳风→缺盆。左右交替，各5~10次。

4．推㨰肩背、提拿肩筋（坐位或俯卧位）

（1）两手以虎口部推其肩背两侧：大椎→肩髎。紧推慢移，1~2 min。

（2）以㨰法施于其肩背两侧：大椎→肩井→秉风。紧㨰慢移，左右交替或同时操作，2~3 min。

（3）两手以拇指和食指、中指相对揉捏、提拿其两侧肩筋，每捏3次，提1次。左右交替，2~3次。

5．横推胸廓、揉搓背胁（坐位或俯卧位）

（1）以平掌指指掌面或虎口部横向推擦其胸胁部：锁骨→胸骨→胁肋。紧推慢移，3~5遍。

（2）以平掌掌根揉摩其背脊及两旁肩胛：肩井→天宗。1~2 min。

（3）两手以指掌相对搓摩其胸胁两侧：腋下→胁肋。紧搓慢移，2~3遍。

6．捏脊按腧、摩腹拿穴（俯卧位、仰卧位）

（1）两手以拇指、食指相对挟持、挤拧其脊柱两旁肌肤、作辗转移动：长强→大椎。每捏挤3次，提拉1次。返程时，顺序以拇指指腹按揉其脊柱两旁腧穴，着重于风门、肺俞、膏肓俞、心俞、脾俞、肾俞、大肠俞。各3~5次，往返3~5遍。

（2）以平掌着力揉摩其脘腹部。顺时针向，周而复始，升摩轻柔，降摩稳实。2~3 min。

（3）以拇指和食指、中指相对按揉其四肢部主要穴位。上肢：曲池→小海→神门→合谷→劳宫；下肢：足三里→阳陵泉→三阴交→太冲→涌泉。各3~5次，左右同法。

7．擦腰击尻、搓臂抖肩（坐位）

（1）以平掌鱼际推擦其腰脊两侧、腰骶部：脾俞→八髎。紧推、揉擦、慢移，10~15次。

（2）以虚掌拍击、虚拳捶击其腰脊、腰骶部：命门→八髎。各5~10次。

（3）两手以指掌相对搓其上肢内、外侧。自上而下，紧搓慢移，左右交替，2~3遍。

（4）两手握捏其手掌，作小幅度节律抖动。约0.5~1 min。

第十节 小儿养生保健推拿

一、小儿生理特点和保健原则

通常将6周岁以下的儿童成为小儿。小儿期是机体结构形态不断增大和机体组织功能日趋完善的时期。社会和家庭都非常关注小儿的健康成长，小儿的养生保健也成为人们十分重视的研究课题。

小儿的生长发育具有脏腑娇嫩、形气未充和生机蓬勃、发育旺盛的双重性。

生长和发育既有概念上的区别，又有内涵上的联系。生长是指由于细胞的增加所引起的机体（包括器官、形态）的不断长大；发育是指细胞和组织功能的演进，构造和功能的成熟，两者往往是同时进行的。小儿生长发育有其一定规律，但个体之间差异很大，遗传因素决定其个体发展的潜力。生长发育可分为体格发育和智能发育。体格发育包括体重、身长、头骨、头围、胸围、牙齿等，智能发育包括感觉器官（听、视）、动作、语言等，这些都是鉴定与衡量小儿正常发育的重要内容。中医学认为，“小儿稚阳未充，稚阴未长，……为纯阳之体”，因其阳气当发、生机蓬勃，与体内属阴的物质相比，总是处于相对优势，并提出小儿生长发育的规律——“三十二日为一变，六十四日为一蒸”。所谓“变”，是指变其情志、发其聪明；所谓“蒸”，是指蒸其血脉，长其百骸。在这一时期，小儿的脏腑、血脉、百骸和神智、情志都处于日趋变化和蒸蒸日上的全面发展阶段。

小儿发病也有着发病容易、传变迅速，以及脏器清灵、易趋康复的双重性。小儿“脏腑薄、藩离疏，易于传变；肌肤嫩、神气怯，易于感触”。由于小儿体质娇嫩，功能脆稚，适应外环境变化的调节能力和免疫抗病能力也处于薄弱阶段，虽然少有七情所涉，却常外易为六淫（风、寒、暑、湿、燥、火）所侵，内易为乳食所伤，故临床常以肺、脾两脏疾患居多。而且，在发病过程中，阳热易盛，阴津易伤，易传变为虚、实、寒、热等病证。然而，小儿生机蓬勃，有着旺盛的组织再生和康复的能力，一般病因又较为单纯，所以，尽管小儿疾病起伏很大，但如能及时治疗调养，很容易恢复正常状态。关键在于审慎果断、辨证确切，更应注重小儿养生防患。

二、小儿养生保健推拿的作用意义

在长期实践中发展形成的小儿推拿，是中国传统推拿医学的精华和特色。它在悠久的发展历史中积累了丰富的医疗保健经验，并形成小儿推拿特定穴位和复合操作方法。这对增强小儿的体质，防治小儿常见疾病，维护小儿身心健康，均有一定的作用和意义。

小儿养生保健推拿是根据小儿推拿中有关养生保健传统经验总结而成。保健推拿的安全、简便、无痛、有效之所长，同小儿的生理、病理特点与心理需求甚相吻合。保健推拿的益气养血、健脾和胃、强脑增智、补肾培元等功效，又促进小儿生长发育，最大限度地发挥小儿生长发育的内在潜力，有效地增强小儿机体的免疫抗病能力和疾病康复功能。小儿养生保健推拿对于因先天胎养不足或后天喂养失调所引起的少食纳差、形瘦体弱、易感风寒、易伤乳食的小儿，更具效果。就宏观言，保健推拿可以为国家、民族造就精力充沛、体魄健全的下一代。实践表明，保健推拿作为一项传统的儿童保健方法内容开展于城乡民间，至今仍有着一定的现实意义。

三、小儿养生保健推拿常规模式

小儿养生保健推拿是以客体推拿方式进行的。根据小儿生理、病理和心理特点，保健推拿强调整体养生和局部保健的密切结合，审慎果断，辨证量度。手法技能贵在轻巧、柔和、灵活、明快，手法用力的强度和量必须严格把握在小儿可能忍受的范围之内，切忌操之过急、操之过度。

小儿养生保健推拿常规模式简称为小儿养生法（客体推拿）。实际应用时，通常可以系统操作，也可根据个体体质等情况，酌行加减。

【小儿养生法】

1. 开天门、推坎宫（坐位或仰卧位）

功效：疏风解表，开窍醒脑，安神镇静。

（1）两手以拇指指腹相继交替推抹其前额：印堂→神庭。各24次。

（2）两手以拇指指腹由内向外推抹其前额：印堂→丝竹空。各24次。

2. 运太阳、抚头巅（坐位或仰卧位）

功效：疏风解表，提神明目，健脑益智。

（1）两手以拇指指腹揉运其两侧太阳。各24次。

（2）五指微屈，以指掌面抚摸其头部：前发际→头顶→后枕部。顺、逆时针向，各24次。

（3）以食指、中指、无名指指腹相并，揉摩其头顶囟门部。轻柔明快，顺、逆时针向，各24次。

3．揉迎香、拿风池（坐位）

功效：宣肺通窍，发汗解表，祛风散寒。

（1）以食指、中指指端分别按揉其两侧迎香。各24次。

（2）以拇指、食指相对揉拿其两侧风池。各3～5次。

4．推脾土、拿合谷（坐位或仰卧位）

功效：健脾和胃、清热除烦、补养气血。

（1）一手握其手掌并屈曲其拇指，一手以拇指桡侧端直推其拇指桡侧：指甲→指根（脾经）。轻柔明快，1～2 min。

（2）以拇指、食指相对揉拿其合谷、劳宫。各3～5次。

5．揉肚脐、摩脘腹（仰卧位）

功效：健脾和胃，补中益气，消积化滞。

（1）以手掌大鱼际揉其脘腹：中脘→神阙。紧揉慢移，2～3次。

（2）以指掌揉摩其脘腹部。顺时针向，升摩轻柔，降摩稳实，2～5 min。

6．拿三里、摇肢节（仰卧位）

功效：健脾和胃，调理气血，舒筋活络。

（1）以拇指、食指相对按拿其足三里、阴陵泉。左右交替，各10～15次。

（2）两手握住其肢节一端，作适当幅度的旋摇。上、下肢及左、右侧顺序交替，各5～10次。

7．捏脊柱、按背腧（俯卧位）

功效：强壮气血，调节脏腑，培补元气。

（1）以食指、中指、无名指指腹相并，按揉其脊柱：大椎→长强。紧揉慢移，2～3遍。

（2）两手以拇指、食指相对挟持、挤拧其脊柱两旁肌肤，作辗转移动：长强→大椎，每捏挤1次后提拉1次。返程时，顺序按揉其背腧穴，着重于风门、肺俞、心俞、膏肓俞、脾俞、肾俞、大肠俞、八髎。3～5遍。

8．提肩筋、搓胸腰（坐位）

功效：宽胸利气，祛风散寒，舒筋通络。

（1）两手以拇指、食指相对揉拿、提拉其两侧肩筋。左右交替，各3～5次。

（2）两手以指掌相对揉搓其胸胁、腰腹两侧。自上而下，紧搓慢移，各3～5遍。

第十一节 运动养生保健推拿

一、运动实践的生理特点和保健原则

随着运动实践不断发展和深化，人们在运动实践中的保健意识也不断增强。这里所谓的运动实践，泛指广义的具有一定运动量的各项活动，包括体育、舞蹈、杂技等专业运动的训练、竞赛和表演，也涉及一些富有竞争性的体育锻炼、野外远足等业余运动内容。运动养生保健适应对象，主要是长期从事运动实践的专业或业余的体育运动员，以及舞蹈、杂技演员等。

据运动医学科研资料表明，体育、舞蹈、杂技等运动实践，可以促使运动员和演员的机体各系统发生一系列生理变化，其中以肌肉、骨骼、呼吸、心血管、代谢等方面变化最为突出。肌肉剧烈运动时，需要大量消耗氧气、糖分及其他营养物质，并增加大量代谢产物，于是整个呼吸过程显著加快，包括呼吸频率、呼吸气量的变化幅度等；血液循环相应增快，心血管系统发生变化，包括血流量增加，心脏活动能力增强，肌肉内血管扩张，毛细血管开放，内脏血管紧张度增高；心率剧增（每分钟可达240次左右），血压也随之升高，以增加血流速度等。几乎所有物质的新陈代谢都有很大变化，特别是能量代谢和糖、维生素代谢的变化。由于肌肉运动大量消耗能量，热量消耗每秒可达20.9～31.35J，还需要消耗大量营养物质，其中以糖和维生素（包括维生素B1和维生素C等）为主。

运动实践必然会给整个机体，特别是中枢神经系统和运动器官增加一定的生理负担，而一旦其运动量超越机体所能承受的限度，又不及时纠正、克服，就可能产生病理变化，发生运动伤病。因此，在运动实践的苦练、竞争和拼搏过程中，运动员和演员必须严格遵守运动实践的生理卫生规律和规则，这是科学训练的基本原则和运动保健的重要依据。归纳起来，这些原则大致为：其一，经常不断、循序渐进。使机体对运动实践有个适应、巩固和提高的过程，逐步增加生理负担，也可增强机体的功能。其二，全面锻炼、劳逸结合。使机体各系统的功能保持匀称、协调和平衡，从而达到良好训练状态，运动实践中必要的间隔、适当的休息和分阶段轮换交替的训练，使肌肉、韧带交替舒张与收缩，有利于消除疲劳、恢复体力、预防运动伤病。其三，充分准备、适当整理。这样可集中精力，调节情绪与神经功能，形成良好兴奋性，提高机体对运动的适应能力，促使关节、肌肉和韧带松舒活络，防止僵硬，恢复弹性，并减少损伤的发生，也有利于及时调整机体在运动后恢复平衡过程中所出现的紧张与疲劳等，顺利地进入安静状态。

中医学认为，“劳则气耗”“劳则温之”，提示对于运动实践中耗气之劳，应以调养正气、温通气血为保健原则，以调摄精神、调整脏腑和温通经络为养生之道。

二、保健推拿对运动养生的作用意义

保健推拿应用于运动实践，并在长期实践过程中逐步形成一套独特的运动保健方法，通常称为运动保健推拿、运动按摩。实践表明，运动保健推拿对于运动员和演员在维护和提高健康体质，调整和保护良好的训练和竞技状态，增进和发展潜在体能，提高运动成绩和表演水平方面，显示了特殊的功效，也引起国内外体育界、舞蹈界有关学者的高度重视。

国内外不少资料表明，在运动实践的各项准备活动和调整活动中，保健推拿是最理想、最有价值的一项方法内容，它能促进血液、淋巴循环，及时供给氧和营养物质，快速排泄代谢产物；促进肌肉充分休息弛张，肌肉、韧带活动能力充分恢复；促进精神振奋，克服机体失调，进而防治运动伤病的发生。准备阶段保健推拿，可以促使机体各系统器官和精神情绪作充分准备，尤其能够调节神经精神状态，以适应运动实践所要求的生理和心理上的负担，还能代替需要消耗部分能量的活动，为训练与表演提供更多的能量，保存充沛的体力，发挥最大的运动能力。在运动实践过程中，作为短暂休整的间歇阶段，保健推拿可以取代单纯的消极休息，及时消除机体的紧张与疲劳，保持和发展良好的竞技与演技状态，加速完成对后阶段运动负荷的准备，这是现场的准备活动和整理活动的交替结合。调整阶段保健推拿能及时消除疲劳和紧张状态，特别是消除由过度训练、过度紧张而产生的过度疲劳；克服平衡失调，提高运动负荷的能力；防止运动伤病，尤其是防止运动器官系统的软组织损伤。

应该强调指出，运动养生保健推拿是传统保健推拿应用于体育运动实践所形成的运动保健方法，尤其注重运动员和演员结合运动实践进行自身养生防患保健，包括调摄精神、调整脏腑和温通经络，从整体上强壮气血，濡养筋骨，纠正失调，恢复平衡，以使机体各部分能够适应运动实践的需要。在实践应用中，应根据运动实践的特点，结合专项活动，并着重于运动负荷较大的组织与部位，进行手法的规范操作，这就是具有中国传统特色的运动养生保健推拿基本原则。

三、运动养生保健推拿常规模式

运动养生保健推拿的实践应用有自身推拿和客体推拿之分，全身操作和局部操作之别，一般可以结合运动实践的特点，相互交替结合为用。操作时要求统筹全身、突出局部，以自身推拿、局部操作为主，着重于运动负荷较大的肌肉群、肌腱和关节组织，并根据不同的部位与需求，选取相近的经脉节段和穴位，施行合理的手法，运用相宜的手法强度、量及操作规程，因人而施，因地而行，因部位而异。手法以柔和为贵，操作讲究灵活、稳实，不应操之过急。

运动养生保健推拿主要包括运动自身养生、运动准备期养生、运动间歇期养生、运动调整期养生四个部分。其常规模式大致可分运动养生法（自身推拿）、赛前振奋法、赛前安神法、间歇休整法、赛后调整法（均为客体推拿）等。

（一）运动自身养生

长期从事运动实践的运动员、演员，通常可结合运动专业特点和自身体质情况，探索适合自身的手法技能和操作规程作为养生保健方法，也可作为运动前后的准备、整理活动之用，既可调整功能状态，又可调摄精神情志。一般用于运动前准备阶段的自身推拿，应在运动前30 min完成，手法宜平稳、着实；用于运动后调整阶段的自身推拿，手法宜轻柔、缓和。在实践应用时，可以系统操作，也可选择节段操作，酌情加减，不必拘泥。

【运动养生法】

1. 形神三调、摩指擦掌

形正体松，含胸拔背（调身）；呼吸调匀、气沉丹田（调息）；心神怡宁、意念贯一（调心）；两手相合，摩指擦掌（摩手）。1 ~ 2 min。

2. 推鼻抹额、摩面擦耳

两手平掌，按伏于两侧面颊，作由内向外环旋摩动：小指侧推鼻旁，四指指面抹前额，掌面摩面颊，拇指侧擦耳廓。顺序是：吻鼻（上）→前额（分）→耳颞（下）→颏颊（合）。周而复始，轻巧明快，操作时，上、分，稳实；下、合，轻柔。10 ~ 15 次。

3. 梳头栉发、叩击头皮

（1）两手微屈，以五指指端着力：1）梳摩头皮、理顺发根。顺序是：前发际→头顶→后枕；前发际→颞部→后枕。各5 ~ 10遍。2）按揉头皮，推揉发根。

顺序同上，各5～10遍。3）叩击头皮，通利发根。顺序同上，各3～5遍。

（2）两手微屈，以食指、中指、无名指相并指腹拍击头部。顺序是：前额→颞部→后枕。3～5遍。

（3）两手微屈，以掌心拍击头顶百会。3～5次。

4．捏擦天柱、直推桥弓

（1）以拇指和食指、中指相对捏拿颈椎两侧：风池→风门。紧捏慢移，3～5遍。

（2）以鱼际、掌根部着力推擦颈椎部：风府→大椎。10～15次。

（3）两手张开，以大鱼际部着力推抹两侧桥弓：翳风→缺盆。左右交替，5～10次。

5．推拿胸胁、按摩脘腹

（1）两手平掌，以指掌面横向推擦胸胁两侧：锁骨→胸骨→胁肋。左右两手同时推擦两侧胸胁和交替推擦对侧胸胁。紧推慢移，各3～5遍。

（2）以拇指和其余四指相对捏拿对侧胸大肌肌腱。紧捏慢移，左右交替，各3～5遍。

（3）两手掌相叠，以指掌面旋推脘腹，顺时针向，降摩稳实，升摩轻柔：1）胃脘→脐→少腹；2）脘腹部。各2～3 min。

（4）两手掌相叠，以掌心按压于腹部，并随呼吸起伏而轻重交替。5～10次。

6．摩擦腰脊、拍捶腰尻

（1）两手以鱼际、掌根或拳背、拳眼推擦两侧腰脊、腰骶部：脾俞→八髎。10～15次。

（2）两手以虚掌拍击、虚拳捶击两侧腰脊、腰骶部，顺序同上。5～10遍。

7．捏拿肩臂、拍推上肢

（1）以拇指和其余四指相对捏拿对侧上肢的内、外侧。自上而下，左右交替，各3～5遍。顺序着重揉拿上肢主要穴位：肩髃、肩髎→臂臑、极泉→曲池、小海→内关、外关→合谷、劳宫。左右交替，各3～5次。

（2）以虚掌拍击对侧上肢的内、外侧。自上而下，左右交替，各3～5遍。

（3）以指掌或虎口推擦对侧上肢的内、外侧，腕内侧→肘、肩内侧→肩外侧→肘、腕外侧。左右交替，各3～5遍。

8．捏拿股腨、击擦下肢

（1）两手以指掌相对捏拿下肢内、外侧。自上而下，左右交替，各3～5遍。

顺序着重按拿下肢主要穴位：伏兔、风市→梁丘、血海→内膝眼、外膝眼→阴陵泉、阳陵泉→足三里、委中→承山、丰隆→三阴交、悬钟→昆仑、太溪→太冲、涌泉。左右交替，各3～5次。

（2）两手相对，先以虚掌拍击，后以虚拳捶击下肢内、外侧。自上而下，左右交替，各3～5遍。

（3）两手掌相对，先以推擦，后以搓摩下肢内、外侧。自上而下，左右交替，3～5遍。

9．搓膝盖、擦足底

（1）两手以指掌相对搓摩膝关节两侧。左右交替，各2～3 min。

（2）足部搁置于对侧大腿，一手握住足趾部，一手以小鱼际侧，或握拳时拇指指间关节突起部推擦足底，揉按涌泉。左右交替，各3～5 min，以热为度。

（二）运动准备期养生

在运动实践准备阶段中，保健推拿是一项必不可少的重要内容。通常可以同专项准备活动相交替结合，并注重整体与局部的结合，根据身体各部分对于运动实践的不同负担量，以及不同项目技巧对身体各部位的不同需求，结合个体的身体状况施方遣法，着重于运动实践中负荷较大的器官与部位。既可采用自身推拿方式，也可相互合作和专职保健的客体推拿，每次推拿10～30 min，手法强度宜着重柔和，一般要求在运动前15 min完成。

运动准备期养生保健应特别注意及时调整运动前个体出现的精神情绪偏差，这在激烈竞争的赛前尤为重要。精神情绪偏差大致有两种表现：其一，精神不振、情绪抑郁，称为赛前冷淡状态，常伴有四肢乏力、动作别扭、表情冷淡、脉搏缓慢等。手法宜刚强重着、灵活快速，节奏紧凑。其二，过度兴奋，过分紧张，成为赛热状态，常伴有坐立不安、夜寐不宁、呼吸急促、食欲减退、血压升高、脉搏加快、烦躁激动，甚至多尿，影响动作协调等。手法强度宜轻巧柔和、节律缓慢、用量适中。

运动准备期自身推拿可参照运动自身养生的运动养生法。客体推拿则着重于调整运动前个体所出现的精神情绪偏差，以克服赛前冷淡和克服赛前紧张为重点。

【赛前振奋法】

1．推抹面额、栉发叩头（坐位或仰卧位）

（1）一手扶持其后枕部，一手以一指禅推法施于其前额：印堂→神庭→头维

→太阳→鱼腰→攒竹→印堂。紧推慢移，左右往返，2~3遍。

（2）两手以食指、中指、无名指相并扶持其两侧颞部，以拇指指腹相继交替推抹其前额，分推其颌面：1）攒竹→眉冲→头维→率谷；2）攒竹→鱼腰→太阳→率谷；3）睛明→四白→瞳子髎→率谷；4）分别由迎香、人中、承浆→地仓→颊车→耳门→率谷→翳风。紧抹慢移，顺势按揉上述穴位，共1~2 min。

（3）一手扶持其前额，一手五指微屈，以五指指腹捏拿其头部：前发际→头顶→后枕部。紧拿慢移，3~5遍。

（4）两手微屈，以五指指端叩击其头部：前发际→头顶→颞部→后枕部。紧叩慢移，轻巧明快，3~5遍。

2. 扫散头颞、按震头顶（坐位）

（1）一手扶持其一侧颞部，一手拇指伸直，其余四指并拢微屈，以拇指桡侧端和其余四指指端单向推动其另一侧颞部：头维→率谷→翳风。节律明快，左右交替，各20~30次。

（2）先以拇指指腹按揉其头顶百会，5~10次。后以虚掌拍击其头顶百会，2~3次。

3. 拿风池、推桥弓、提肩井、按膏肓（坐位）

（1）先以拇指、食指相对按拿其两侧风池，3~5次。继以顺势推抹其两侧桥弓：风池→翳风→缺盆，左右交替，各5~10次。

（2）两手以拇指和食指、中指相对揉捏、提拿其两侧肩井。柔和快速，捏3次提1次。左右交替，各3次。

（3）两手以食指、中指、无名指扶持其肩端，拇指指腹按揉其两侧膏肓俞。5~10次。

4. 推按颈肩、㨰击腰背（坐位或俯卧位）

（1）以指掌虎口部横向推擦其颈项、两侧肩背：风府→大椎→肩井。紧推缓移，3~5遍。

（2）两手以拇指指腹推按其颈椎两侧、两侧肩筋，顺序同上。由外向内着力，重按紧推，3~5遍。

（3）以㨰法施于腰背脊柱及其两旁：大椎→八髎。紧㨰慢移，3~5 min。

（4）先以虚掌拍击，后以虚拳捶击其肩背、腰骶部。各3~5次。

5. 捏按肱臂、㨰拿股端（坐位或卧位）

（1）以拇指和食指、中指或指掌鱼际相对捏拿其上肢两臂的内外侧：肩→肘→腕，紧捏慢移，顺序按拿极泉→臂臑→曲池→少海→手三里→内关→外关→合谷→劳宫。左右交替，各2~3遍。

（2）以搽法施于其下肢大腿、小腿前后侧。自上而下，紧搽慢移，左右交替，各2~3 min。

（3）以拇指和食指、中指或指掌鱼际相对捏拿其下肢大腿、小腿内外侧，自上而下，紧拿慢移。顺序按拿其伏免→风市→梁丘→血海→足三里→阴陵泉→承山→昆仑→太溪。左右交替，各2~3遍。

6. 点环跳、按委中、拿太冲（侧卧位、仰卧位）

（1）以屈食指时指间关节突起部或肘端部着力，点按其环跳。刚中见柔，左右同法，2~3次。

（2）以拇指和食指、中指相对按拿其委中、太冲。左右同法，各3~5次。

【赛前安神法】

1. 推抹面额、栉发叩头（坐位或仰卧位）

（1）一手扶持其后枕部，一手以一指禅推法施于其前额：印堂→神庭→头维→太阳→鱼腰→攒竹→印堂。紧推慢移，左右往返，2~3遍。

（2）两手以食指、中指、无名指相并扶持其两侧颞部，以拇指指腹相继交替推抹其前额，分推其领面：1）攒竹→眉冲→头维→率谷；2）攒竹→鱼腰→太阳→率谷；3）晴明→四白→瞳子髎→率谷；4）分别由迎香、人中、承浆→地仓→颊车→耳门→率谷→翳风。紧抹慢移，顺势按揉上述穴位，共1~2 min。

（3）一手扶持其前额，一手五指微屈，以五指指腹捏拿其头部：前发际→头顶→后枕部。紧拿慢移，3~5遍。

（4）两手微屈，以五指指端叩击其头部：前发际→头顶→颞部→后枕部。紧叩慢移，轻巧明快，3~5遍。

2. 扫散头颞、按震头顶（坐位）

（1）一手扶持其一侧颞部，一手拇指伸直，其余四指并拢微屈，以拇指桡侧端和其余四指指端单向推动其另一侧颞部：头维→率谷→翳风。节律明快，左右交替，各20~30次。

（2）先以拇指指腹按揉其头顶百会，5~10次。后以虚掌拍击其头顶百会，2~3次。

3. 揉太阳、振攒竹（坐位或仰卧位）

（1）两手张开扶持其两侧头颞部，以拇指指腹揉按其两侧太阳。轻柔和缓，各10~20次。

（2）两手以拇指、食指指端按其两侧攒竹，作节律持续振颤。2～3 min。

4. 拿风池、推桥弓、提肩井、按膏肓（坐位）

（1）先以拇指、食指相对按拿其两侧风池，3～5次。继以顺势推抹其两侧桥弓：风池→翳风→缺盆，左右交替，各5～10次。

（2）两手以拇指和食指、中指相对揉捏、提拿其两侧肩井。柔和快速，捏3次提1次。左右交替，各3次。

（3）两手以食指、中指、无名指扶持其肩端，拇指指腹按揉其两侧膏肓俞。5～10次。

5. 横推胸廓、揉摩脘腹（仰卧位）

（1）以平常指掌面或虎口部横向推擦其胸胁部：锁骨→胸骨→胁肋。紧推慢移，3～5遍。

（2）以平掌着力揉摩其脘腹部。顺时针向，周而复始。升摩轻柔，降摩稳实，2～3 min。

6. 推揉腰背、搓摩胸胁（俯卧位）

（1）以平掌指掌面或虎口部、掌跟部横向推揉其腰背部：大椎→长强。2～3遍。

（2）以㨰法施于腰背脊柱及其两旁：大椎→八髎。紧㨰慢移，3～5 min。

（3）两手以指掌面相对搓摩其胸胁两侧：腋下→胁肋。紧搓慢移，3～5遍。

7. 揉神门、按三里、拿太冲（坐位或仰卧位）

（1）以拇指和食指、中指相对揉按神门、内关。左右同法，各5～10次。

（2）以拇指和食指、中指相对按拿手三里→足三里→阴陵泉→三阴交→太冲。左右同法，各5～10次。

（三）运动间歇期养生

运动实践进程中的间歇期保健推拿，应根据运动项目技巧的特点和间歇时间的长短，结合环境条件拟定。通常可以不受规范程式的严格限制，采取灵活机动的应变措施，手法操作以局部为主，着重于运动负荷较大的组织与部位。手法强度宜轻快、柔和，用量宜少。

【间歇休整法】

1. 揉太阳、捏五经、拿风池（坐位）

（1）一手以拇指和食指、中指相对揉按其两侧太阳，一手五指微屈，以五指指腹着力捏拿其头部五经（即督脉和两旁足太阳、足少阳经在头部循行的节段）：前发际→后枕部。紧拿慢移，左右同施，0.5～1 min。

（2）一手扶持其前额，一手以拇指和食指、中指相对着力按拿其两侧风池。先下后上，由轻渐重，2～3 次。

2．抹前额、振眉头、震头顶（坐位）

（1）两手张开，以食指、中指、无名指扶持其头颞部，拇指指腹着力相继交替推抹其前额部：攒竹→眉冲。10～15 次。

（2）一手扶持其后枕部，一手以拇指和食指相对按其两侧眉头攒竹，并作节律持续振颤。0.5～1 min。

（3）一手扶持其后枕部，一手平掌，以掌心震击其头顶百会。3 次。

3．㨰腰背、按脊柱、击颈尻（仰卧位）

（1）以㨰法施于腰背脊柱及其两旁：大椎→八髎。紧㨰慢移，2～3 min。

（2）两掌相叠，以掌根、鱼际着力按压其腰背脊柱：大椎→长强。稳实明快，富有弹性，3～5 遍。

（3）先以虚掌拍击、后以虚拳捶其颈根部和腰骶部。各 3～5 次。

4．提肩筋、按背腧、搓胁腰（仰卧位）

（1）两手以拇指和食指、中指相对捏拿、提拉其两侧肩筋。先轻渐重，和缓明快，左右交替，各 3～5 次。

（2）两手以拇指指腹顺序按揉其脊柱两旁背腧穴，自上而下，着重于肺俞、心俞、脾俞、肾俞、大肠俞、八髎。2～3 遍。

（3）两手以指掌面相对搓摩其胸胁、腰膂两侧：腋下→髂前上棘。紧搓慢移，2～3 遍。

5．搓肩臂、抖上肢、勒五指（坐位）

（1）两手以指掌面相对搓摩其肩臂：肩→肘→腕。紧搓慢移，左右交替，3～5遍。

（2）两手握持其腕掌，作小幅度的上下持续颤抖。节律明快，左右交替，0.5～1 min。

（3）以屈伸的食指、中指指间紧挟、拔勒其手指。五指依次，左右交替，各 1 次。

6．屈髋膝、拔踝蹠、搓股腨（仰卧位）

（1）两手握持其小腿部，作髋、膝关节屈伸活动，并作较小幅度的过伸扳动。柔缓蓄劲，左右交替，各 3～5 次。

(2) 两手握持其足跟和足蹠部，相对着力作内、外向旋摇和前、后向扳动。稳实蓄劲、左右交替，各3~5次。

(3) 两手以指掌面相对搓摩其下肢内外两侧。自上而下，紧搓慢移，左右交替，各2~3遍。

(四) 运动调整期养生

运动调整期保健推拿注重于全身系统操作和主要运动部位局部操作的密切结合。根据不同的运动实践，着重于负荷较大的器官和部位。对极度疲乏的运动机体，可以施行全身系统性的客体推拿，以利于机体全面消除疲劳和紧张状态，迅速恢复运动能力。手法强度和用量的掌握，手法操作规程的选择，均应个别对待，即根据其所表现的疲劳程度和紧张状况酌定。通常以轻柔缓和手法为宜，每次用时为10~30 min。

在激烈、紧张的训练、竞赛和表演后，运动个体通常会出现过度疲劳和过度兴奋状况。过度疲劳主要表现为全身和局部肌肉酸痛、韧带痉挛等；过度兴奋主要表现为心神不宁，精神紧张，失眠，头痛，纳呆等。运动调整期保健推拿必须在消除运动个体疲劳和紧张状态的过程中，注意调整其精神情绪，纠正不良的精神状态。

【赛后调整法】

1. 推抹面额、栉发叩头（坐位或仰卧位）

(1) 一手扶持其后枕部，一手以一指禅推法施于其前额：印堂→神庭→头维→太阳→鱼腰→攒竹→印堂。紧推慢移，左右往返，2~3遍。

(2) 两手以食指、中指、无名指相并扶持其两侧颞部，以拇指指腹相继交替推抹其前额，分推其颌面：1) 攒竹→眉冲→头维→率谷；2) 攒竹→鱼腰→太阳→率谷；3) 睛明→四白→瞳子髎→率谷；4) 分别由迎香、人中、承浆→地仓→颊车→耳门→率谷→翳风。紧抹慢移，顺势按揉上述穴位，共1~2 min。

(3) 一手扶持其前额，一手五指微屈，以五指指腹捏拿其头部：前发际→头顶→后枕部。紧拿慢移，3~5遍。

(4) 两手微屈，以五指指端叩击其头部：前发际→头顶→颞部→后枕部。紧叩慢移，轻巧明快，3~5遍。

2. 扫散头颞、按震头顶（坐位）

(1) 一手扶持其一侧颞部，一手拇指伸直，其余四指并拢微屈，以拇指桡侧端和其余四指指端单向推动其另一侧颞部：头维→率谷→翳风。节律明快，左右交替，各20～30次。

(2) 先以拇指指腹按揉其头顶百会，5～10次。后以虚掌拍击其头顶百会，2～3次。

3. 拿风池、推桥弓、提肩井、按膏肓（坐位）

(1) 先以拇指、食指相对按拿其两侧风池，3～5次。继以顺势推抹其两侧桥弓：风池→翳风→缺盆，左右交替，各5～10次。

(2) 两手以拇指和食指、中指相对揉捏、提拿其两侧肩井。柔和快速，捏3次提1次。左右交替，各3次。

(3) 两手以食指、中指、无名指扶持其肩端，拇指指腹按揉其两侧膏肓俞。5～10次。

4. 横推胸廓、揉摩脘腹（仰卧位）

(1) 以平常指掌面或虎口部横向推擦其胸胁部：锁骨→胸骨→胁肋。紧推慢移，3～5遍。

(2) 以平掌着力揉摩其脘腹部。顺时针向，周而复始，升摩轻柔，降摩稳实，2～3 min。

5. 摩背㨰腰、压脊推腿（俯卧位）

(1) 以指掌、掌根揉摩其背腰部：大椎→长强，紧揉慢移。2～3遍。

(2) 以㨰法施于其腰背、腿臀部：大椎→长强→环跳→委中→承山。紧㨰慢移，左右交替，2～3遍。

(3) 两掌相叠，以掌根按压其脊柱：大椎→长强。节律明快，2～3遍。

(4) 以指掌、掌根推按其股腨部：环跳→委中→承山。紧按慢推，左右交替，各2～3遍。

6. 分推背腰、搓摩胸胁（俯卧位）

(1) 两手张开，以虎口部分推其背腰部，即由脊柱向两旁分推：大椎→长强。2～3次。

(2) 两手张开，以指掌搓摩其胸胁两侧：腋下→胁肋。2～3遍。

7. 搓肩臂、抖上肢、勒五指（坐位）

(1) 两手以指掌面相对搓摩其肩臂：肩→肘→腕。紧搓慢移，左右交替，3～5遍。

(2) 两手握持其腕掌，作小幅度的上下持续颤抖。节律明快，左右交替，0.5～1 min。

（3）以屈伸的食指、中指指间紧挟、拔勒其手指。五指依次，左右交替，各1次。

8. 屈髋膝、拔踝蹠、搓股腨

（1）两手握持其小腿部，作髋、膝关节屈伸活动，并作较小幅度的过伸扳动。柔缓蓄劲，左右交替，各3～5次。

（2）两手握持其足跟和足蹠部，相对着力作内、外向旋摇和前、后向扳动。稳实蓄劲，左右交替，各3～5次。

（3）两手以指掌面相对搓摩其下肢内外两侧。自上而下，紧搓慢移，左右交替，各2～3遍。

9. 按揉三里、击擦涌泉（仰卧位）

（1）以拇指和食指、中指相对按揉其足三里。左右交替，各5～10次。

（2）一手握持其足蹠部，一手以虚拳侧击其足底涌泉。左右交替，各3～5次。

（3）一手握持其足蹠部，一手以小鱼际侧推擦其足底涌泉。左右交替，2～3 min。

10. 拍捶颈腰、背拔腰脊（立位）

（1）先以虚掌拍击，后以虚拳捶击其颈根、腰骶部。各3～5次。

（2）主客体相背紧靠而立，两足分开，两手以臂肘部挽住其肘弯部，继以弯腰、屈膝，并以臀部着力作伸膝、挺臀、摇晃的系列动作。客体被背时，其两足离地、肢体松弛。手法操作时应稳实缓和，可闻及弹响声。2～3次。

第八章　康复养生保健推拿系列

未病先防、既病防变和病后防发是中医预防思想的重要环节。未病先防，一是强调从整体上养生健身、防御疾病，二是根据疾病的预兆，针对疾病发生的原因率先预防；既病防变乃是及时预防初起的疾病发展和传变，及时应急镇痛，防其深化演变；病后防发则是病愈后及时促使康复，预防后患。

第一节　康复养生保健推拿系列概论

一、康复养生保健推拿系列理论概述

康复养生保健推拿系列是基于整体调节机能，突出局部既病防变、功能康复的综合性保健推拿。也就是以强身养生为基础、全面调摄精神、调理气血、调节脏腑功能，进而改善因损伤或感受风寒或气血衰退等引起的运动、神经、消化系统等功能失调和亚健康状态。

保健推拿通过手法技能用以增强机体抗病能力，同时又用以扶正祛邪、改善气血运行障碍状态，干预并阻断疾病的发生、深化和转变，促进机体功能良性转化。

康复养生保健推拿系列由强身养生保健推拿和既病防变、功能康复保健推拿（包括运动损伤保健推拿）融成一体，相互结合，相辅相成。其在实践应用中，依照保健推拿基本原则，注重求本与扶正，统筹全身、突出局部。康复养生保健推拿强调求本为先，标本兼顾，急则求标，缓则求本。康复养生保健推拿以强身养生保健推拿（四十大法）为基点，根据相关系统功能失调和亚健康状态表现征象与根源所在，选用相宜的法术并酌情辨证加减。

康复养生保健推拿系列中，强身养生保健推拿（四十大法）和既病防变、功能康复保健推拿是两组独立而又相互联系的常规模式，实践应用时应当有机结合，也可以随病情与功能康复的变化与发展，着重选用相应的既病防变、功能康

复保健推拿常规模式。

在既病防变、功能康复保健推拿中，运动损伤又是一项特殊的项目内容，故另列为运动损伤保健推拿，并归于康复养生保健推拿系列范畴。

康复养生保健推拿系列包括强身养生保健推拿（四十大法），既病防变、功能康复保健推拿和运动损伤保健推拿等内容。

二、保健推拿镇痛原理综述

疼痛是机体接受内外刺激而产生一种痛苦的感觉反应。它既是人体一种必备的生理性感觉功能，具有防御刺激，保护机体和维持生存的作用；也是一种常见的病理性表现，是机体正常状态被破坏的信号和指标。通常来说，致病因素不良刺激作用所引起的病理性痛证，较生理性痛觉刺激作用强、持续时间长，伤害程度大，并伴有相关的症状出现。当机体正气充盛时，可以调动自身的功能抗衡刺激，改善已经形成的病理变化。然而，当生理性痛觉反应过重、过久，超越机体的承受能力时，势必会破坏正常生理功能而形成病理变化，发展为病理性痛证。由于精神状态、心理因素及生活经验的不同，而使个体之间的痛觉反应也有所差异。

疼痛会影响人们的正常生活，长期或剧烈的疼痛更会损害健康，甚至危及生命。因此，应该高度认识与重视痛证，尽早明确致痛的原因和疼痛的性质，并及时采取相应有效的措施，控制和解除疼痛。

推拿镇痛是运用一定的手法技能刺激体表，以激起机体相应的应变过程，产生手法感应，并使局部和全身发生一定的变化。推拿镇痛通过“走经络、推穴道”，改善气血运动障碍状态，调动机体抗衡功能，实现阻断疼痛的恶性循环，促使疼痛的良性转化。

（一）中医学认识

中医学认为，内伤七情、外感六淫、饮食失调、跌打损伤、兽虫咬伤等都会引起痛证，同经络、气血关系尤为密切。经络阻滞、气血运行障碍是各种致病因素引起的共同病理结果，也是疼痛发生的病理基础，故有“不通则痛”之说。中医学主张以扶固正气、活血化瘀、祛风散寒、消积导滞、顺气理血等方法，达到疏通经络、祛除疼痛之目的。

中医学认为，推拿手法通过抑按皮肉、捷举手足的操作技能可以产生疏通经络，开达抑遏，促进气血运行，调节脏腑功能，濡养皮肉筋骨，整复关节错位，并从总体上恢复阴阳动态平衡等作用。推拿手法作用于经络穴位，激发其经气，以致经络通畅、疼痛解除，即所谓“通则不痛”之理。《内经》就有载述推拿治痛作用的经文，如“按之则血气散，故按之痛止”“按之则热气至，热气至则痛止”（见《素问·举痛论》），这些论述成为中医学认识推拿治痛作用的基本框架，并给后世以极大的启示。《医宗金鉴·正骨心法要旨》载述：“因跌仆闪失，以致骨缝开错，气血郁滞，为肿为痛，宜用按摩法。按其经络，以通郁闭之气，摩其壅聚，以散瘀结之肿，其患可愈。”可见，推拿镇痛不仅针对因气血不通而“不通则痛”系属“实痛”的痛证，而且可治因气血不荣所致系属“虚痛”的痛证。通过推拿手法的补养气血、升提阳气、扶固正气作用，达到荣养筋脉的功效，使得“阴气竭、阳气未入，故卒然而痛”“血气皆少则喜转筋、踵下痛”“虚故腰背痛而胫酸”等一类“虚痛”得以缓解。可见，推拿手法以“通”“荣”治痛，实为古已有之。

（二）现代科学认识

保健推拿对于各种痛证，旨在引出机体内部相应的应变过程，产生不同程度的镇痛、移痛、消痛和止痛的作用。推拿镇痛既能降低伤害性刺激程度，又能减轻机体对伤害性刺激的敏感性而发挥止痛作用。

1. 符合解剖力学原理的松、顺、动相互结合的手法功力作用于肢体关节，通过牵拉、屈曲、旋转、抖颤及杠杆作用，促使其局部及相关组织产生被动的引伸、回纳、舒展、松滑等活动，可以纠正其解剖位置异常状态。保健推拿在实践应用中表现为理顺筋骨、滑利关节、分离粘连、整复错位等效能，使拘挛、弛缓、强直、错位、滑脱的肌肉、韧带、关节得以濡养，通利和纠复；使突出（或膨隆）的椎间盘（髓核、纤维环）得以回纳、部分回纳或移位，改善或解除椎间盘与神经根的空间压迫关系，从根本上减轻或消除疼痛。

可见，推拿镇痛作用原理的物理学因素较为复杂，往往是以力学作用为主，促进组织血液循环，排除血液循环障碍，尤其是对微循环的作用，能使病变组织供血增加，致痛物质及时移去并被结合而消除疼痛；促进组织代谢过程，清除局部代谢产物，减轻末梢神经的刺激；促进胃肠功能的蠕动，兴奋或抑制神经；纠正错位的关节，并恢复其功能，使之产生活血、消肿、解痉、镇痛等效能。由此引伸中医传统的疼痛理论，可认为“松则不痛”“痛则不松”，推拿手法可以“去痛致松”“以松治痛”。

2. 经神经生物学实验证实，推拿镇痛效应主要通过中枢神经系统内不同水平、不同神经回路间神经元对传入及传出信号的整合来实现的，而中枢神经递质则是传递不同神经元之间信息的必要物质基础。闸门控制学说认为，推拿的手法刺激大量外周粗纤维，以致降低闸门，提高痛阈，阻止疼痛信号的通过，从而达到镇痛的目的。

推拿镇痛机制的主要环节，可能是大脑皮质以下痛觉通路传递功能受到不同程度的遏制，但不能排除大脑皮质本身对痛传入信号的调控能力。推拿手法引起的酸、胀、重、麻信号传到大脑皮质，和疼痛信号同时在中枢、皮质内相互作用，结果导致痛觉信号减弱、降低，乃至消失。经实验研究发现，推拿可影响皮质、丘脑的电活动，抑制节段性神经反射性肌电活动，兴奋病变后的神经、肌肉组织。

可见，推拿镇痛效应与大脑皮质的参与和神经中枢的作用有关，并能促进神经传导功能的恢复。推拿手法作为一种良性刺激直接或间接地作用于人体感受器（皮肤、肌肉、关节、血管、神经、内脏等），通过神经系统的传导反射作用，引起局部性、节段性或全身性的反应，促使人体组织和脏器产生相应变化。推拿也可加强大脑皮质的调节功能，调节兴奋抑制过程和维持相对平衡状态，加强周围神经的传导反射作用。

实验表明，轻柔的手法刺激可使中枢神经产生抑制性作用或使脑电图显示的 α 波振幅增大，提示大脑皮质的电活动趋向同步化，有着抑制、镇静神经的作用，具有缓解痉挛、镇静、止痛功效；而刚强的手法刺激，则可使中枢神经产生兴奋作用，具有振奋精神、紧张肌肉、减弱胃肠蠕动功效，通过提高痛阈而达到镇痛目的。

3. 推拿镇痛的血液生化研究发现，随着血液生化指标变化，推拿镇痛作用往往是神经—体液复合性调节反应的综合效应。

推拿手法刺激作用促使血液中胆碱酯酶浓度、血清中内啡肽含量增高。前者可水解致痛物质乙酰胆碱而达到镇痛效果；后者进入中枢神经系统与内啡肽受体结合，产生镇痛作用。此外，增高体内内啡肽含量，又可通过边缘系统参与情绪调节。推拿手法刺激作用可使血浆中单胺类物质水平降低，而 5－HT 是一种强烈的致痛物质，并可收缩血管，血浆 5－HT 减少，有利于改善局部血循环，加速其他致痛物质（缓激肽、组胺等）的代谢与运转。所以，推拿能使血液中 5－HT 浓度下降而达到镇痛效应。

实验还发现，推拿手法的功力可降低胶体物质的黏稠性，增加原生质的流动性，提高酶的生物活性，促进机体的代谢过程。因局部损伤、病灶周围炎症反应会产生大量的炎症介质（如缓激肽、血小板降解产物、SP等）。推拿手法的功力使其与酶接触而被破坏，或进入静脉血、淋巴液而被稀释，从而达到镇痛作用。推拿镇痛不仅与各种神经介质及损伤局部化学因子密切相关，而且还与痛和镇痛的递质调解系统有关。此外，推拿镇痛也可能与中枢神经系统环核苷酸的参与调节有关。

总之，研究推拿镇痛是一项复杂的系统工程，尤其是不同的手法技能对于人体不同器官组织、神经生理和生化的作用的影响差别很大，有待于不断探索研究。

第二节　既病防变、功能康复保健推拿

一、既病防变、功能康复理论概述

（一）疾病、既病防变的概述

疾病是指机体在一定条件下，由致病因素引起的复杂而有一定表现形式的病理过程，使正常的生理或心理发生不同程度的反常状态。

中医学认为，疾病是“阴平阳秘”的阴阳动态平衡的失调。具体表现为机体对外界环境变化的适应不良，自身精神心理与形态功能的关系失常，以及脏腑经络功能之间不够和谐。当内外因素作用于人体时，削弱乃至破坏自身的调节功能，或其强度超过机体所能适应的范围，使之难以继续自身的动态平衡，于是就产生疾病。因此，疾病就是病因作用于机体，导致动态平衡破坏的状态。

中医学认为，疾病是机体自身和致病因素相互作用的过程及其结果。“邪之所凑，其气必虚”，疾病的发生通常是以正气不足，包括组织结构的损伤、气血津液等物质不足和各脏腑功能失调为内在根据。称为“邪气”的各种致病因素，只是疾病发生的重要条件。“疾之所生，人自为之”，许多疾病的发生，其主要原因常在于自身的不良行为和习惯，如剧烈或持久的精神情志波动、不卫生的摄食行为、长期起居失常、过度劳累、过分安逸、过度用脑及性生活过度等。这些因素都可耗伤正气，以致正常体质转变成病理性体质，直接或间接地导致疾病的发生和发展。

充分认识与重视“正气”在疾病发生、发展和传变中的主导作用，可促使人们在医疗保健的实践中注重扶固正气，增强自身的免疫抗病能力。未病先防是以

正气充盈体质，抵御疾病的发生；既病防变是以正气阻断疾病的发展和传变途径；病后防发则是以正气康复机体，以防后患。充分重视疾病的“人自为之”，认识自身行为习惯在疾病发生和发展中的重要作用，可促使人们注重自身行为习惯和精神情志的调摄，以防患于未然，治病于防变。

（二）康复、功能康复的概念

康复主要是指运用医学科学技术医治人们因疾病、损伤或衰老等造成身体上、精神上的功能障碍，使之尽可能恢复正常或接近正常，从而充分发挥现存功能的潜在力。

疾病往往伴随机体的功能障碍，可是疾病的临床治愈却往往并不伴随机体的功能恢复。随着社会的发展和医学的进步，人们对疾病诊治的结局，总是希望在形态、功能及自我感觉诸方面能修复到病前健康状态。于是，要求全面恢复病残后身体各系统器官功能、精神活动功能及工作和生活能力等康复内容的迫切性日益突出，作为注重解决临床各科病后功能障碍问题的康复医学，也日益受到人们的重视。

功能康复是一种科学性、综合性和整体性很强的医学措施。在实践应用中应该根据疾病、伤残或衰老的特点，采用综合性康复措施，特别是充分发挥中医康复的优势，改善和增强病残者和老年人的心理状态、生理功能、精神面貌和生活能力。

现代康复的概念包括身体、精神、职业、社会等康复。身体康复主要就是功能康复。功能康复的范围相当广泛，主要包括各种残疾（指运动、感觉、内脏等器官损害引起的功能残疾、智能迟钝、精神异常等）、慢性疾病功能失常、急性病、创伤及手术后恢复期等的康复。全面恢复身体各系统、各器官的功能，是维持和促进整个机体健康的关键。

二、既病防变、功能康复保健推拿的作用意义

保健推拿通过扶正、求本，调节脏腑功能，增强抗病能力，阻断疾病的发生、深化和传变，恢复阴阳动态平衡；通过走经络、推穴道，改善气血运行障碍状态，调动机体抗衡功能，实现阻断疼痛的恶性循环，促使疼痛的良性转化。

既病防变、功能康复保健推拿在实践应用中，注重因人辨证、补偏救弊与整体调节相结合，标本兼顾、心身共理。既病防变、功能康复保健推拿可成为临床医疗的有力补充与积极配合，也可增强与发挥人们防治疾病的保健意识和内在

潜力。

保健推拿所适应的病证，主要是常见多发的功能性疾病，并注重把握疾病发生、发展和传变的规律，防病于未发，治病于初起。疾病的早期保健推拿可避免或减轻疾病的发生和发展。发病期和恢复期保健推拿则可配合医疗、辅助康复。保健推拿所涉及的痛证，主要是日常发生的非实质性病理变化所引起的，并根据“急则治其标，缓则治其本”原则，针对疼痛的原因与性质处方遣法，以达到不同程度的镇痛、移痛、消痛和止痛之目的。实践表明，保健推拿是治病防病的奇方，也是镇痛应急的良法。

保健推拿是功能康复的传统方法。《素问·异法方宜论》已载有：“痿厥寒热，其治宜导引按跷。”《素问·血气形志篇》也指出：“病生于不仁，治之以按摩醪药。”《圣济总录》载述：“痹不仁而肿痛……斯可按也。”这里，“痿厥”“不仁”“痹”相当于现代医学中运动、神经系统功能障碍病症。保健推拿通过手法技能走经络、推穴位、行气血、温肌肤、壮筋骨、开关节，从而调节脏腑功能，恢复肢体活动能力。有不少资料表明，推拿手法技能对于病后伤残、手术后遗症、慢性疾病、衰老等引起的机体功能障碍，尤其是运动、神经系统等局部功能障碍，具有显著的功效和积极的意义。

根据中医基本理论和现代医学有关科研资料分析，保健推拿对促进疾病后的身体康复，特别是机体功能康复的作用大致可归纳为：调节神经系统和身体各部位的功能；增强体质，提高机体免疫抗病能力；促进血液和淋巴循环；纠正机体的病理状态；消除肿胀、瘀结，促进创伤修复；通利关节、防止肌肉萎缩、松懈肌肉和韧带的粘连和痉挛；对于各种痛证，具有不同程度的镇痛、移痛、消痛和止痛作用；改善皮肤营养、防止褥疮等。

保健推拿对于促进病后康复，不仅能有效地修复机体功能障碍，而且通过充分调动康复对象的主观能动性和包括家庭、社会在内的客观积极因素，最大限度地发挥功能康复的内在潜力。然而，其现实意义并不限于功能康复的本身，更重要的还在于使众多的残疾人和慢性病患者等康复对象获取重新生活的自信与能力。只有身心功能的全面协调，即生理和心理、肉体与精神的密切结合，才能巩固与发展功能康复的积极功效。可见，保健推拿对于功能康复，不失为一种相当有实用价值的医疗保健方法。

三、既病防变、功能康复保健推拿常规模式

保健推拿在既病防变、功能康复的实践应用中，首先应当熟悉体质、明确病

情，注重循序渐进和身心平衡。根据体质和病情的特点，结合环境和条件的具体情况，据此采用相宜的自身推拿或客体推拿方式、方法，或者两者交替结合、补充取代、变通为用，选择相宜的手法操作常规模式和合理的手法操作技能，也可结合其他康复保健的方法，特别是结合功能锻炼，使之成为整体功能康复的重要组成部分。必须指出，既病防变、功能康复保健推拿实施过程，应当有一定资质的推拿科医师参与指导，以免发生意外。

既病防变、功能康复保健推拿常规模式基本上概括了保健推拿应用于防治常见有效病证的常规处方。既病防变、功能康复保健推拿范围相当广泛，在实践应用时，可以因人、因时、因地不同，酌情施行；也可变通为该病证的自身推拿常规处方，并参照有关自身养生保健推拿方法，结合运用，使之成为功能康复保健推拿的有力补充。

现下列选录介绍31种常见病证既病防变、功能康复保健推拿常规处方：

（一）昏厥

昏厥是以突然昏倒，不省人事，面色苍白，四肢厥冷，移时逐渐苏醒为主要表现的一种病证。一般昏厥时间较短，清醒后并无偏瘫失语、口眼㖞斜等后遗症，与中风有别。在昏厥过程中，很少有抽搐症状。昏厥原因很多，常有中暑、低血糖、癔病、剧烈紧张等。

中医学认为："厥者，逆也，气逆则乱，故忽为眩仆欲绝，是名为厥。"多因七情过绝、失血过多、疾湿素盛而致清窍暂闭、骤发昏厥。

【开窍醒脑法】

1. 掐人中、按百会（仰卧位）

（1）以拇指指甲揉掐其人中。5~10次。

（2）以拇指指端揉按其百会。5~10次。

2. 按印堂、揉太阳（仰卧位）

（1）以拇指指端揉按其印堂。5~10次。

（2）两手张开，以拇指指端按揉其两侧太阳。各5~10次。

3. 拿合谷、按内关（仰卧位）

以拇指和食指、中指相对按拿其合谷、劳宫、内关。左右交替，各5~10次。

4. 揉膻中、振气海

（1）以拇指或食指、中指相并，按揉其膻中。5~10次。

(2) 以食指、中指、无名指相并，按振其气海、关元。1 ~ 2 min。

5. 揉三里、拿太冲

(1) 以拇指、食指相对揉按其足三里。左右交替，各5 ~ 10 次。

(2) 以拇指、食指相对按拿其太冲、涌泉。左右交替，各5 ~ 10 次。

6. 拿风池、推桥弓（俯卧位）

(1) 以拇指和食指、中指相对揉按其两侧风池。各3 ~ 5 次。

(2) 以拇指和食指、中指相对直推其两侧桥弓：翳风→缺盆。左右交替，各10 ~ 15次。

7. 提肩井、按天宗（俯卧位）

(1) 以拇指和食指、中指相对提拿其两侧肩井。左右交替，各3 ~ 5次。

(2) 以拇指指端按揉其两侧天宗。各5 ~ 10 次。

（二）头痛

头痛是一种最常见的自觉症状，可以单独出现，也可出现于各种急性和慢性疾患之中，诸如感染性疾病、高血压、颅内肿瘤、三叉神经痛、偏头痛、神经官能症、颈椎病、目疾、鼻疾等。

中医学认为，头为诸阳之会，五脏六腑之气血皆上会于此。外感诸邪（风、寒、湿、热等）、内脏虚亏、气血失荣、瘀血痰浊、阻滞经络、情志不遂、肝阳上扰均可发生头痛。

【头脑疏通法】

1. 推抹面额、栉发叩头（坐位或仰卧位）

(1) 一手扶持其后枕部，一手以一指禅推法施于其前额：印堂→神庭→头维→太阳→鱼腰→攒竹→印堂。紧推慢移，左右往返，2 ~ 3 遍。

(2) 两手以食指、中指、无名指相并扶持其两侧颞部，以拇指指腹相继交替推抹其前额，分推其颌面：1）攒竹→眉冲→头维→率谷；2）攒竹→鱼腰→太阳→率谷；3）睛明→四白→瞳子髎→率谷；4）分别由迎香、人中、承浆→地仓→颊车→耳门→率谷→翳风。紧抹慢移，顺势按揉上述穴位，共1 ~ 2 min。

(3) 一手扶持其前额，一手五指微屈，以五指指腹捏拿其头部：前发际→头顶→后枕部。紧拿慢移，3 ~ 5 遍。

(4) 两手微屈，以五指指端叩击其头部：前发际→头顶→颞部→后枕部。紧叩慢移，轻巧明快，3 ~ 5 遍。

2. 扫散头颞、按震头顶（坐位）

（1）一手扶持其一侧颞部，一手拇指伸直，其余四指并拢微屈，以拇指桡侧端和其余四指指端单向推动其另一侧颞部：头维→率谷→翳风。节律明快，左右交替，各20～30次。

（2）先以拇指指腹按揉其头顶百会，5～10次。后以虚掌拍击其头顶百会，2～3次。

3. 按振眉间、按揉太阳（坐位或仰卧位）

（1）以食指、中指、无名指指端按揉其印堂和两侧攒竹，并继以作节律振颤。2～3 min。

（2）两手张开、扶持头颞，以拇指指腹揉按其两侧太阳。15～20次。

4. 拿风池、推桥弓、提肩井、按膏肓（坐位）

（1）先以拇指、食指相对按拿其两侧风池，3～5次。继以顺势推抹其两侧桥弓：风池→翳风→缺盆，左右交替，各5～10次。

（2）两手以拇指和食指、中指相对揉捏、提拿其两侧肩井。柔和快速，捏3次提1次。左右交替，各3次。

（3）两手以食指、中指、无名指扶持其肩端，拇指指腹按揉其两侧膏肓俞。5～10次。

5. 揉内关、按三里、拿太冲、擦涌泉

（1）以拇指、食指相对按揉其内关、足三里。左右交替，各5～10次。

（2）以拇指、食指相对按拿其太冲、太溪。左右交替，各5～10次。

（3）以手掌小鱼际侧推擦其涌泉。左右交替，各2～3 min。

（三）眩晕

眩晕是目眩、头晕的总称。目眩即眼花或眼发黑，视物不清；头晕即感觉自身或外界景物旋转，严重者不能站立，伴有恶心、呕吐、共济失调等。常见由前庭神经和内耳迷路引起真性眩晕；由脑动脉硬化、高血压、贫血、神经衰弱以及舟车不适等引起功能性改变的假性眩晕。

中医学认为，“诸风掉眩，皆属于肝”“无虚不能作眩”，眩晕是因肝阳上亢、气血不足、痰浊上蒙和肾气亏虚所致。

【平肝潜阳法】

1. 推抹面额、栉发叩头（坐位或仰卧位）

（1）一手扶持其后枕部，一手以一指禅推法施于其前额：印堂→神庭→头维→太阳→鱼腰→攒竹→印堂。紧推慢移，左右往返，2~3遍。

(2) 两手以食指、中指、无名指相并扶持其两侧颞部，以拇指指腹相继交替推抹其前额，分推其颌面：1) 攒竹→眉冲→头维→率谷；2) 攒竹→鱼腰→太阳→率谷；3) 睛明→四白→瞳子髎→率谷；4) 分别由迎香、人中、承浆→地仓→颊车→耳门→率谷→翳风。紧抹慢移，顺势按揉上述穴位，共1~2 min。

(3) 一手扶持其前额，一手五指微屈，以五指指腹捏拿其头部：前发际→头顶→后枕部。紧拿慢移，3~5遍。

(4) 两手微屈，以五指指端叩击其头部：前发际→头顶→颞部→后枕部。紧叩慢移，轻巧明快，3~5遍。

2. 扫散头颞、按震百会（坐位）

(1) 一手扶持其一侧颞部，一手拇指伸直，其余四指并拢微屈，以拇指桡侧端和其余四指指端单向推动其另一侧颞部：头维→率谷→翳风。节律明快，左右交替，各20~30次。

(2) 先以拇指指腹按揉其头顶百会，5~10次。后以虚掌拍击其头顶百会，2~3次。

3. 拿风池、推桥弓、提肩井、按膏肓（坐位）

(1) 先以拇指、食指相对按拿其两侧风池，3~5次。继以顺势推抹其两侧桥弓：风池→翳风→缺盆。左右交替，各5~10次。

(2) 两手以拇指和食指、中指相对揉捏、提拿其两侧肩井。柔和快速，捏3次提1次。左右交替，各3次。

(3) 两手以食指、中指、无名指扶持其肩端，拇指指腹按揉其两侧膏肓俞。5~10次。

4. 按推天柱、掩按耳轮（坐位或俯卧位）

(1) 两手张开，扶持头颞。以拇指指端交替按压、推抹其颈椎：风府→大椎。5~10遍。

(2) 两手张开，以两手掌心同时掩按其两侧耳孔，骤然放开，并连续掩、开。各5~10次。

(3) 两手张开，以拇指指端按揉其两侧耳前凹陷（耳门、听宫、听会）和耳后乳突。各5~10次。

5. 揉内关、掐神门、按三里、拿太冲（坐位或仰卧位）

(1) 以拇指指端揉按其内关。左右交替，5~10次。

(2) 以拇指指甲揉掐其神门。左右交替，5~10次。

（3）以拇指和食指、中指相对按拿其足三里、阴陵泉、太冲、涌泉。左右交替，各5~10次。

（四）失眠

失眠是以不能获得正常的睡眠为特征的病证。轻者入寐困难，或寐而不酣，醒后不能再寐；重者可彻夜不寐。失眠一证，既可单独出现，也可伴有眩晕、头痛、心悸、健忘、乏力、倦怠、心神不安等。失眠原因很多，常见于神经官能症，主要因高级神经活动过程中兴奋与抑制失调所致。

中医学认为，“不寐”“不得寐”或“不得卧”多因阴血不足、心神不安和气血不和所致，通常由于情志过激、劳神过度、久病肾亏等引起。

【养血安神法】

1. 推抹面额、栉发叩头（坐位或仰卧位）

（1）一手扶持其后枕部，一手以一指禅推法施于其前额：印堂→神庭→头维→太阳→鱼腰→攒竹→印堂。紧推慢移，左右往返，2~3遍。

（2）两手以食指、中指、无名指相并扶持其两侧颞部，以拇指指腹相继交替推抹其前额，分推其颌面：1）攒竹→眉冲→头维→率谷；2）攒竹→鱼腰→太阳→率谷；3）睛明→四白→瞳子髎→率谷；4）分别由迎香、人中、承浆→地仓→颊车→耳门→率谷→翳风。紧抹慢移，顺势按揉上述穴位，共1~2 min。

（3）一手扶持其前额，一手五指微屈，以五指指腹捏拿其头部：前发际→头顶→后枕部。紧拿慢移，3~5遍。

（4）两手微屈，以五指指端叩击其头部：前发际→头顶→颞部→后枕部。紧叩慢移，轻巧明快，3~5遍。

2. 扫散头颞、按震头顶（坐位）

（1）一手扶持其一侧颞部，一手拇指伸直，其余四指并拢微屈，以拇指桡侧端和其余四指指端单向推动其另一侧颞部：头维→率谷→翳风。节律明快，左右交替，各20~30次。

（2）先以拇指指腹按揉其头顶百会，5~10次。后以虚掌拍击其头顶百会，2~3次。

3. 按振眉间、按揉太阳（坐位或仰卧位）

（1）以食指、中指、无名指指端按揉其印堂和两侧攒竹，并继以作节律振颤。2~3 min。

（2）两手张开、扶持头颞，以拇指指腹揉按其两侧太阳。15~20次。

4. 拿风池、推桥弓、提肩井、按膏肓（坐位）

（1）先以拇指、食指相对按拿其两侧风池，3～5次。继以顺势推抹其两侧桥弓：风池→翳风→缺盆。左右交替，各5～10次。

（2）两手以拇指和食指、中指相对揉捏、提拿其两侧肩井。柔和快速，捏3次提1次。左右交替，各3次。

（3）两手以食指、中指、无名指扶持其肩端，拇指指腹按揉其两侧膏肓俞。5～10次。

5. 捏脊按腧、摩腹拿穴（俯卧位、仰卧位）

（1）两手以拇指、食指相对挟持、挤拧其脊柱两旁肌肤、作辗转移动：长强→大椎。每捏挤3次，提拉1次。返程时，顺序以拇指指腹按揉其脊柱两旁腧穴，着重于风门、肺俞、膏肓俞、心俞、脾俞、肾俞、大肠俞。各3～5次，往返3～5遍。

（2）以平掌着力揉摩其脘腹部，顺时针向，周而复始，升摩轻柔，降摩稳实。2～3 min。

（3）以拇指和食指、中指相对按揉其四肢部主要穴位。上肢：曲池→小海→神门→合谷→劳宫；下肢：足三里→阳陵泉→三阴交→太冲→涌泉。各3～5次，左右同法。

6. 平擦腰尻、侧擦足底（俯卧位）

（1）以平掌鱼际摩擦其腰骶部：腰阳关→八髎。紧擦慢移，3～5遍。

（2）以手掌小鱼际侧推擦其足底。左右交替，各3～5 min。

（五）感冒

感冒是由多种病毒或细菌引起的上呼吸道感染，常表现为发热、头痛、鼻塞、咳嗽、流涕、咽喉痒痛等。

中医学认为，正气不足、卫阳不固而感受风寒外邪可引起本病。

【祛风解表法】

1. 推抹面额、栉发叩头（坐位或仰卧位）

（1）一手扶持其后枕部，一手以一指禅推法施于其前额：印堂→神庭→头维→太阳→鱼腰→攒竹→印堂。紧推慢移，左右往返，2～3遍。

（2）两手以食指、中指、无名指相并扶持其两侧颞部，以拇指指腹相继交替推抹其前额，分推其颌面：1）攒竹→眉冲→头维→率谷；2）攒竹→鱼腰→太阳→率谷；3）睛明→四白→瞳子髎→率谷；4）分别由迎香、人中、承浆→地仓→颊车→耳门→率谷→翳风。紧抹慢移，顺势按揉上述穴位，共1～2 min。

（3）一手扶持其前额，一手五指微屈，以五指指腹捏拿其头部：前发际→头顶→后枕部。紧拿慢移，3～5遍。

（4）两手微屈，以五指指端叩击其头部：前发际→头顶→颞部→后枕部。紧叩慢移，轻巧明快，3～5遍。

2. 按拿风池、推抹天柱（坐位或俯卧位）

（1）以拇指和食指、中指相对按拿其两侧风池。各3～5次。

（2）以拇指指腹或屈拇指关节突起部推抹其颈椎：风府→大椎。紧抹慢移，5～10遍。

3. 推揉人迎、按揉天突（坐位或仰卧位）

（1）以拇指和食指、中指指腹相对揉捻其喉结人迎，并顺势推抹其喉管两侧：人迎→缺盆。10～15次。

（2）以中指指端按揉其天突。20～30次。

4. 横推胸胁、按揉膻中（坐位或仰卧位）

（1）以虎口部横向推擦其胸胁部：锁骨→胸骨→胁肋。紧推慢移，3～5遍。

（2）以拇指指腹或手掌鱼际按揉其膻中。20～30次。

5. 提肩井、按风门、揉肺俞（坐位或俯卧位）

（1）两手以拇指和食指、中指相对提拿其两侧肩井。左右交替，各3～5次。

（2）两手以拇指指腹按揉其两侧风门、肺俞。各10～15次。

6. 推背脊、搓上肢、揉前臂（坐位或仰卧位）

（1）以一指禅推法或鱼际揉按施于其背脊及其两旁夹脊：大杼→膈俞。2～3 min。

（2）两手指掌相对搓摩其肩臂，3～5遍。继而握持其指掌作节律抖动，0.5 min，左右交替。

（3）以拇指和食指、中指相对揉按其前臂尺泽、外关、列缺、合谷。左右交替，各5～10次。

（六）呃逆

呃逆为常因吞咽、大笑或饮食不当引起的一种不自主的间歇性膈肌痉挛，以气逆上冲、喉间呃呃连声、声短而频，令人不能自制为主证。大多因突然吸入冷空气，通过关闭的声门裂而产生急促的声音，也有因某些中枢神经系统受到刺激或胃肠神经官能症引起。

中医学认为，呃逆因胃气不和、气逆上冲或情志不和、正气虚亏而引起胃失和降所致。

【降气平呃法】

1. 按振攒竹、提拿肩井（坐位）

(1) 以拇指、食指指端按压其两侧攒竹，10~20 次。并继以作节律、持续振颤，2~3 min。

(2) 两手以拇指和食指、中指相对挤捏、提拿其两侧肩井。左右交替，3~5 次。

2. 揉缺盆、按天突、摩鸠尾（坐位）

(1) 两手以食指、中指指腹揉推其两侧缺盆。20~30 次。

(2) 以中指指端揉按其天突。20~30 次。

(3) 以食指、中指、无名指相并揉摩其鸠尾。20~30 次。

3. 按膈俞、揉内关、拿太冲（坐位）

(1) 两手以拇指指端按揉其两侧膈俞。10~15 次。

(2) 以拇指指端按揉其内关。左右交替，各 10~15 次。

(3) 以拇指、食指相对按拿其太冲。左右交替，各 10~20 次。

4. 击背脊、搓胸胁（坐位）

(1) 先以虚掌拍击，后以虚拳捶击其背脊部：大椎→膈俞。各 10~15 次。

(2) 两手以指掌相对搓摩其胸胁两侧：腋下→胁肋。2~3 遍。

（七）胃脘痛

胃脘痛又称胃痛，以上腹胃脘部发生疼痛为主证。多见于急性和慢性胃炎、溃疡病、胃神经官能症、胃下垂、胃黏膜脱垂症等疾病。常伴有嗳气、泛酸、纳差、腹胀、消化不良等，并于情志不遂、饮食失调或感受风寒后发作。

中医学认为，胃脘痛属“心痛”“心下痛”范畴。因寒、热、食及忧思恼怒等情志使脾胃不和、肝胃失调所致。常以脾胃虚寒、肝胃不和为多见。

【理气和胃法】

1. 揉摩脘腹、按振脘腹（仰卧位）

(1) 以一指推揉、一指推摩法，掌揉、鱼际揉施于其脘腹部：胃脘→脐→少腹。2~3 min。

(2) 以平掌着力揉摩其脘腹部，顺时针向，周而复始，升摩轻柔，降摩稳实。2 ~3 min。

(3) 以平掌按伏其脘腹部，作节律振颤，意念集中。1 ~2 min。

2. 揉中脘、按天枢、点气海（仰卧位）

(1) 以食指、中指、无名指相并揉按其中脘，轻柔明快。20 ~30 次。

(2) 两手以拇指指腹着力揉按其两侧天枢，缓和轻柔。10 ~15 次。

(3) 以食指、中指、无名指相并按点其气海。1 min。

3. 推胸腹、摩丹田（仰卧位）

(1) 两手以食指、中指、无名指指腹相并而叠，直推其胸腹正中线：天突→膻中→中脘→神阙→气海→关元→中极。返程时，两手分开，经两侧气冲上行于乳头线，合叠于天突。周而复始。下推稳实，上推轻柔，5 ~10 遍。

(2) 以掌根、大鱼际揉摩其少腹：气海→中极。3 ~5 min。

4. 揉脾俞、按胃俞、掐内关、拿三里（坐位或俯卧位）

(1) 两手以拇指指腹揉按其两侧脾俞、胃俞及附近的压痛点。各 10 ~20 次。

(2) 以拇指指端揉掐其内关、按拿其足三里。左右交替，各 10 ~20 次。

5. 提肩筋，推背脊，搓胸腹（坐位或俯卧位）

(1) 两手以拇指和食指、中指相对揉捏、提拿其两侧肩筋。左右交替，各3 ~5次。

(2) 平掌，以指掌面着力推擦其背脊部，着重于膈俞→三焦俞。紧推慢移，3 ~5 遍。

(3) 两手以指掌相对搓摩其胸腹两侧：腋下→髂前上棘。紧搓慢移，3 ~5 遍。

（八）泄泻

泄泻是指排便次数增多，大便稀薄或呈水样。多见于急性和慢性肠炎、胃肠神经功能紊乱等疾病，常伴有腹胀痛、纳呆、乏力等。

中医学认为，泄泻是脾胃功能失调所致，主要有感受外邪（其中以湿邪更为多见）、伤于饮食、脾胃虚弱、脾肾阳虚等原因。

【健脾理中法】

1. 揉摩脘腹、按振脘腹（仰卧位）

(1) 以一指推揉、一指推摩法，掌揉、鱼际揉施于其脘腹部：胃脘→脐→少腹。2 ~3 min。

(2) 以平掌着力揉摩其脘腹部，顺时针向，周而复始，升摩轻柔，降摩稳实。2 ~3 min。

（3）以平掌按伏其脘腹部，作节律振颤，意念集中。1 ~2 min。

2. 斜擦肚腹、掌擦腰尻（坐位）

（1）同客体腹背相靠而坐，两手以小鱼际侧着力斜向推擦其腹部两侧：章门→神阙，带脉→关元。节律稳实，15 ~20 次。

（2）以平掌鱼际推擦其两侧腰骶部：脾俞→八髎。以透热为度。

3. 揉脾胃、推气海、按大肠、点长强（俯卧位）

（1）两手以拇指指腹揉按、推擦其两侧脾俞、胃俞、气海俞、大肠俞。各10 ~15 次。

（2）以拇指指端按点其长强。5 ~10 次。

4. 揉内关、拿合谷、按三里、捏阴陵（仰卧位）

（1）以拇指指端按揉其内关，按拿其合谷。左右交替，各5 ~10 次。

（2）以拇指和食指、中指相对按捏其足三里、阴陵泉。左右交替，各10 ~15 次。

（九）便秘

便秘是指大便秘结不通，排便间隔时间延长或排便困难的一种病证。多由长期缺乏运动、饮水过少、少食蔬菜，以致大肠传导功能失常。因肠蠕动减退，使粪便滞留肠腔过久，内含水分被过量吸收。常伴有腹胀、纳少、口苦，并易并发脱肛、肛裂与痔疮。

中医学认为，便秘是由气血不足、肠胃燥热、津液亏损、传导无力所致。同脾、胃、肾三脏关系甚为密切。

【承气通便法】

1. 揉摩脘腹、按振脘腹（仰卧位）

（1）以一指推揉、一指推摩法，掌揉、鱼际揉施于其脘腹部：胃脘→脐→少腹。2 ~3 min。

（2）以平掌着力揉摩其脘腹部，顺时针向，周而复始，升摩轻柔，降摩稳实。2 ~3 min。

（3）以平掌按伏其脘腹部，作节律振颤，意念集中。1 ~2 min。

2. 直推肚腹、分推肚腹（仰卧位）

（1）两手以食指、中指、无名指指腹相并而叠，直推其腹正中线：中脘→神阙→关元。返程时，两手分开，经两侧气冲上行于乳头线，合叠于中脘，周而复始，下推稳实，上行轻柔。5～10次。

（2）两手以拇指指腹着力，由中间向两侧推抹其腹部，并自上而下作弧形分推：中脘→神阙→天枢→大横，中脘→神阙→关元→气冲。缓和稳实，3～5遍。

3. 揉天枢、按大横、点气海、拿气冲（仰卧位）

（1）两手以拇指指腹揉按其两侧天枢、大横。各15～20次。

（2）以拇指或食指、中指相并指端按点其气海。0.5 min。

（3）两手以拇指和食指、中指相对捏拿其两侧气冲。5～10次。

4. 环推带脉、平擦腰尻（坐位或仰卧位）

（1）两手张开、以指掌虎口部横向推揉其带脉：命门→腰阳关。紧推慢移，3～5遍。

（2）以平掌鱼际摩擦其腰骶部：腰阳关→八髎。紧擦慢移，3～5遍。

5. 按大肠、点八髎、揉长强、拿三里（俯卧位）

（1）两手以拇指指腹按揉其两侧大肠俞、按点其八髎。各10～15次。

（2）以拇指指腹揉按其长强。10～15次。

（3）以拇指和食指、中指相对按拿其足三里。左右交替，各10～15次。

（十）痛经

妇女经期或月经前后出现小腹、腰骶部疼痛，甚至疼痛剧烈，影响生活与工作，称为痛经。常伴有腰酸、腹胀等症状，严重时则有面色苍白、冷汗淋漓、手足厥冷、乳房胀痛、恶心呕吐等全身症状。痛经多发于青年妇女，称原发性痛经；亦有因盆腔疾病引起的，称继发性痛经。

中医学认为，痛经是由于气血运行不畅所致。发病有情志所伤，起居不慎或六淫为害等因素，导致冲任瘀阻或寒凝经脉，以致胞宫经血流通受阻，“不通则痛”，或冲任胞宫失于濡养，不荣而痛。

【调经止痛法】

1. 推胸腹、摩丹田（仰卧位）

（1）两手以食指、中指、无名指指腹相并而叠，直推其胸腹正中线：天突→膻中→中脘→神阙→气海→关元→中极。返程时，两手分开，经两侧气冲上行于乳头线，合叠于天突。周而复始，下推稳实，上推轻柔，5～10遍。

（2）以掌根、大鱼际揉摩其少腹：气海→中极。3～5 min。

2. 揉气海、按关元、点中极、拿气冲（仰卧位）

（1）以食指、中指、无名指相并，按揉、点按其气海、关元、中极。1～

2 min。

（2）两手以拇指和食指、中指相对按拿其两侧太冲。各 15～20 次。

3. 环推带脉、平擦腰尻（坐位或仰卧位）

（1）两手张开、以指掌虎口部横向推揉其带脉：命门→腰阳关。紧推慢移，3～5 遍。

（2）以平掌鱼际摩擦其腰骶部：腰阳关→八髎。紧擦慢移，3～5 遍。

4. 捏脊按腧、推擦督脉（俯卧位）

（1）两手以拇指、食指相对挟持，挤拧其脊柱两旁肌肤，作辗转移动：长强→大椎。每捏挤 3 次，提拉 1 次。返程时，顺序以拇指指腹按揉其脊柱两旁腧穴，着重于肺俞、膏肓俞、心俞、脾俞、肾俞、大肠俞、八髎，各 3～5 次。往返 3～5 遍。

（2）以鱼际、掌根推擦其背部督脉：大椎→长强。1～2 min。

5. 揉血海、捏阴陵、按三阴、拿太冲（仰卧位）

（1）以拇指指腹揉按其血海、三阴交。左右交替，各 15～20 次。

（2）以拇指和食指、中指相对捏拿其阴陵泉、太冲。左右交替，各 15～20 次。

6. 斜擦肚腹、搓摩胸胁（坐位）

（1）同客体腹背相靠而坐，两手以小鱼际侧着力斜向推擦其腹部两侧：章门→神阙，带脉→关元。节律稳实，15～20 次。

（2）两手以指掌相对搓摩其胸胁两侧：腋下→胁肋。3～5 遍。

【按】　月经不调、闭经、盆腔炎、不孕症、子宫内膜异位症等妇科疾患均可参照本法施行保健推拿。

（十一）小儿消化不良（腹泻）

小儿消化不良是指粪便溏薄腹泻，甚至稀如水样，次数增多，以 2 周岁以下婴幼儿多见，大多发生在夏秋季节。主要由于小儿消化器官发育不全、消化功能较弱、神经调节功能欠缺所致。

中医学认为，小儿腹泻常由脾胃虚弱、内伤乳食和外感寒邪所致。急性腹泻多与“湿盛”有关，慢性腹泻多与脾虚有关，并往往互为因果。

【小儿止泻法】

1. 摩脘腹、揉肚脐（仰卧位）

（1）以平掌揉摩其脘腹部，顺时针向。2～5 min。

（2）以手掌大鱼际揉摩其中脘、神阙。2～5 min。

2. 按天枢、拿肚角（仰卧位）

（1）以食指、中指、无名指指腹分别揉按其神阙和两侧天枢。2～3 min。

（2）两手以拇指和食指、中指相对捏拿其脐旁两侧筋腱。各3～5次。

3. 揉龟尾、推七节（俯卧位）

（1）以拇指指端揉按其长强，逆时针向。2～3 min。

（2）以拇指指腹向上推擦其尾骶骨：长强→命门。节律明快，2～3 min。

4. 推脾土、拿三里（仰卧位）

（1）一手握其手掌并屈曲其拇指，一手以拇指桡侧端直推其拇指桡侧：指甲→指根（脾经）。轻柔明快，1～2 min。

（2）以拇指、食指相对按拿其足三里、阴陵泉。左右交替，各10～15次。

（十二）小儿营养不良

小儿营养不良是指由于先天发育不良或后天挑食、偏食，以致摄食不足、吸收不佳，引起消化功能紊乱、营养供应障碍的慢性病证。以不思乳食、食而不化、体重不增、大便不调，进而形体消瘦、毛发枯憔、发育迟缓、神疲乏力为特征。

中医学认为，本病是因小儿内伤乳食、积滞不化、气滞不行、积久不消则成疳证，又称疳积。因脾胃虚损、运化失常、气血两亏，肌肤失养所致。故有“积为疳之母，无积不成疳”之说。

【小儿消积法】

1. 摩脘腹、揉肚脐（仰卧位）

（1）以平掌揉摩其脘腹部，顺时针向。2～5 min。

（2）以手掌大鱼际揉摩其中脘、神阙。2～5 min。

2. 振中脘、拿肚角（仰卧位）

（1）以中指指端按揉其中脘，并作节律振颤。2～3 min。

（2）两手以拇指和食指、中指相对捏拿其脐旁两侧筋腱。各3～5次。

3. 捏脊柱、按背腧（俯卧位）

（1）以食指、中指、无名指指腹相并，按揉其脊柱：大椎→长强。紧揉慢移，2～3遍。

（2）两手以拇指、食指相对挟持、挤拧其脊柱两旁肌肤，作辗转移动：长强→大椎，每捏挤1次后提拉1次。返程时，顺序按揉其背腧穴，着重于风门、肺俞、心俞、膏肓俞、脾俞、肾俞、大肠俞、八髎。3～5遍。

4. 推脾土、拿三里（仰卧位）

（1）一手握其手掌并屈曲其拇指，一手以拇指桡侧端直推其拇指桡侧：指甲→指根（脾经）。轻柔明快，1～2 min。

（2）以拇指、食指相对按拿其足三里、阴陵泉。左右交替，各10～15次。

（十三）落枕

落枕又称项强、失枕，是指颈项部肌肉痉挛酸痛，活动牵强不利。落枕通常是由睡眠姿势不当、劳累过度、感受风寒或突然扭转所致。

中医学认为，因气血失调、经络受阻以致肌肉痉挛、经脉拘急常引起本病。

【落枕解痉法】

1. 推㨰项背、按捏天应（坐位）

（1）以虎口推法横向推其颈项、肩背部：1）风府→大椎，1～2 min；2）大椎→肩井→肩髃，左右交替，柔推慢移，1～2 min。

（2）两手以一指禅推法施于其颈项两侧：风池→大杼。左右并施，紧推慢移，1～2 min。

（3）以㨰法施于其颈项、肩背部：1）风府→大椎，1～2 min；2）大椎→肩井→秉风，左右交替，紧㨰慢移，1～2 min。

（4）以平掌推其背脊、肩胛部。稳实节律，1～2 min。

（5）以拇指指腹按揉或以拇指和食指、中指相对揉捏其颈项、肩背部痉挛肌肉和压痛点。2～3 min。

2. 拿风池、提肩井、按天宗（坐位）

（1）以拇指和食指、中指相对按拿其两侧风池。各3～5次。

（2）两手以拇指和食指、中指相对揉捏、提拿其两侧肩井。左右交替，各3～5次。

（3）两手以拇指指腹揉按其两侧天宗。各5～10次。

3. 摇扳颈椎、擦击颈背（坐位）

（1）两手分别扶托其下颌和后枕部，作反向柔缓旋摇，左右各3次。随之，颈项前屈、侧旋，作稍增幅度的过伸扳动，闻及响声，即予松手。操作时，应把握幅度，轻巧快速，左右各1次。

（2）以掌根或小鱼际推擦其颈根、背脊和肩胛。左右交替，1～2 min。

（3）以虚拳捶击其大椎，虚掌拍击其肩背两侧。柔缓轻巧，各3～5次。

（十四）颈椎病

颈椎病又称颈椎综合征、颈臂综合征，是因颈椎退行性改变（如颈椎体后缘唇形骨性增生、颈椎间隙变窄、颈椎间盘变性等）或颈椎附近软组织病变（如颈椎周围软组织劳损、韧带钙化）引起颈脊髓、颈神经根受压迫或刺激所致。临床表现为颈、肩、臂、胸等部位疼痛、麻木等，常伴有颈项强直不利、上肢乏力及头痛、眩晕等。所见于40岁以上的中老年者。

中医学认为，本病属颈部伤筋范畴。常因颈项长期劳累、气血失和、外感风寒湿邪，阻滞经络而致。

【颈项舒筋法】

1. 推㨰项背、按捏天应（坐位）

（1）以虎口推法横向推其颈项、肩背部：1）风府→大椎，1 ~2 min；2）大椎→肩井→肩髃，左右交替，柔推慢移，1 ~2 min。

（2）两手以一指禅推法施于其颈项两侧：风池→大杼。左右并施，紧推慢移，1 ~2 min。

（3）以㨰法施于其颈项、肩背部：1）风府→大椎，1 ~2 min；2）大椎→肩井→秉风，左右交替，紧㨰慢移，1 ~2 min。

（4）以平掌推其背脊、肩胛部。稳实节律，1 ~2 min。

（5）以拇指指腹按揉或以拇指和食指、中指相对揉捏其颈项、肩背部痉挛肌肉和压痛点。2 ~3 min。

2. 推按天柱、捏拿夹脊（坐位或俯卧位）

（1）以指掌虎口部横向推其颈项：风府→大椎。紧推慢移，3 ~5 遍。

（2）以两手拇指交替按压其颈椎。自上而下，紧按慢移，3 ~5 遍。

（3）以拇指、食指相对捏拿其颈椎两旁。自上而下，紧捏慢移，3 ~5 遍。

3. 屈伸按颈、托颔拔颈（坐位）

（1）一手以拇指指腹按揉其颈椎棘突，一手先后扶持其后枕、前额，作颈椎前屈、后伸动作。各3 ~5 次。

（2）客体后枕紧靠于胸前。两手以指掌相叠托住其下颌，作向上拔伸颈项动作。0.5 ~1 min。随之，作左右旋转颈项，各3 ~5 次。操作时，缓缓托提，缓缓回复。

4. 拿风池、推桥弓、提肩井、按膏肓（坐位）

（1）先以拇指、食指相对按拿其两侧风池，3 ~5 次。继以顺势推抹其两侧桥弓：风池→翳风→缺盆，左右交替，各5～10次。

（2）两手以拇指和食指、中指相对揉捏、提拿其两侧肩井。柔和快速，捏3次提1次。左右交替，各3次。

（3）两手以食指、中指、无名指扶持其肩端，拇指指腹按揉其两侧膏肓俞。5～10次。

5. 摇扳颈椎、擦击颈背（坐位）

（1）两手分别扶托其下颌和后枕部，作反向柔缓旋摇，左右各3次。随之，颈项前屈、侧旋，作稍增幅度的过伸扳动，闻及响声，即予松手。操作时，应把握幅度，轻巧快速，左右各1次。

（2）以掌根或小鱼际推擦其颈根、背脊和肩胛。左右交替，1～2 min。

（3）以虚拳捶击其大椎，虚掌拍击其肩背两侧。柔缓轻巧，各3～5次。

6. 拨极泉、按小海、拿合谷（坐位）

（1）以食指、中指指端弹拨其极泉。左右交替，各3～5次。

（2）以拇指和食指、中指相对按拿其小海、合谷。左右交替，各3～5次。

7. 拔伸上肢、搓抖肩臂（坐位）

（1）两手握其腕部上举，并向上提拉拔伸，和缓拔伸，和缓回复。左右交替，各2～3次。

（2）两手以指掌面相对搓摩其肩臂。自上而下，紧搓慢移，左右交替，各2～3遍。

（3）两手握住其腕掌，作小幅度的上下持续颤抖。约1 min，左右同法。

【按】 颈部扭挫伤、前斜角肌综合征等病证均可参照本法，施行保健推拿。

（十五）胸胁迸伤

胸胁迸伤是由胸部扭挫和迸气引起胸胁、肋椎关节和软组织的损伤。多因用力不慎或过度，或闪扑、扭蹩，动作突然、受碰撞打击所致。表现为胸闷气短、牵掣扳紧、隐隐作痛、痛无定处，甚则肿胀疼痛，呼吸、咳嗽和用力时疼痛加重，引及背侧。

中医学认为，本病由气机凝滞，壅阻胸内所致，俗称“岔气”“闪气”。

【宽胸行气法】

1. 横推胸胁、按揉膻中（坐位或仰卧位）

（1）以虎口部横向推擦其胸胁部：锁骨→胸骨→胁肋。紧推慢移，3～5遍。

（2）以拇指指腹或手掌鱼际按揉其膻中。20～30次。

2. 推抹肋间、揉摩天应（仰卧位）

（1）两手以拇指指腹推抹其胸胁肋间：锁骨→胁肋。轻推柔抹，3~5遍。

（2）以拇指指腹或手掌大鱼际揉摩其胸胁部压痛点，由远及近，轻柔缓和。2~3 min。

3. 提肩扳胸、斜擦胸胁（坐位）

（1）客体两手手指叉合置于后枕部。主体（医者）两手以指掌托持其肘臂向后扳动。操作时，可单足着地，以另一足屈膝的膝部顶住其背脊，作为手法用力的支点。缓和、轻柔，5~10次。

（2）主客体腹背相靠而坐。两手以指掌或小鱼际部斜向推擦其胸胁两侧：腋下→胁肋。5~10遍。

4. 提肩井、推膏肓、搓胸胁（坐位）

（1）两手以拇指和食指、中指相对提拉、捏拿其两侧肩井。左右交替，各3~5次。

（2）以一指禅推或拇指指腹、小鱼际部推擦其两侧肩胛内缘：膏肓俞→膈俞。2~3 min。

（3）两手以指掌相对搓摩其胸胁两侧：腋下→胁肋。紧搓慢移，3~5遍。

【按】 胸壁软组织挫伤、肋间神经痛、肋软骨炎等疾病均可参照本法，施行保健推拿。

（十六）背部伤筋

背部伤筋是泛指因姿势不当、突然改变体位，或直接、间接暴力（如抬搬重物、用力抛掷等）引起背部肌肉损伤或胸椎小关节紊乱、滑膜嵌顿，或因长期劳累、感受风寒引起背部软组织慢性劳损。主要表现为局部疼痛，甚则肌肉痉挛、活动受限、疼痛有时可向胸前或颈、腰部扩散。急性损伤则局部肌肉肿胀、紧张或挛缩压痛；慢性损伤则逢阴雨劳累和受寒后痛楚加重。

中医学认为，背部伤筋又称“背膂伤筋”“背痛”，胸椎小关节紊乱又称“骨缝开错”，是因气滞血瘀、经络阻闭所致，同风寒、风湿、肾虚、气血不和等因素相关。

【背脊整复法】

1. 推捋背脊、揉按天应（俯卧位）

（1）以虎口推法横向推其肩背部：1）大椎→肩井→肩髃，左右交替；2）大椎→命门，柔推慢移，1~2 min。

（2）以㨰法施于肩背部，顺序同上。1～2 min。

（3）以平掌推擦其背脊、肩胛部。稳实节律，1～2 min。

（4）以拇指指腹揉按其背脊，着重于痉挛肌筋和压痛点。1～2 min。

2. 按压脊柱、扳伸背脊（俯卧位）

（1）两手相叠，以掌根部按压其脊柱：大椎→长强。着重于背脊部及其压痛点。节律明快，2～3 遍。

（2）两手分别按压其背脊压痛点和扶持其肩前部，同时相对着力扳动，并作稍增幅度的过伸扳动 1 次。左右交替。

3. 提肩井、按天宗、推膏肓（坐位或俯卧位）

（1）两手以拇指和食指、中指相对提拉、捏拿其两侧肩井。左右交替，各 3～5次。

（2）两手以拇指指腹按揉其两侧天宗。5～10 次。

（3）以拇指指腹或小鱼际部推擦其两侧肩胛内缘：膏肓→膈俞。2～3 min。

4. 分推背腰、拍捶背腰（俯卧位）

（1）两手张开，以虎口部分推其背腰，由脊柱向两侧分推：大椎→八髎。3～5遍。

（2）先以虚掌拍击，后以虚拳捶击其背腰：大椎→八髎。2～3 遍。

5. 提肩扳胸、搓摩胸胁（坐位）

（1）客体两手手指叉合置于后枕部。两手以指掌托持其肘臂向后扳动，操作时，可单足着地，以另一足屈膝的膝部顶住其背脊，作为手法用力的支点。缓和、轻柔，5～10 次。

（2）两手以指掌相对搓摩其胸胁两侧：腋下→胁肋。紧搓慢移，2～3 遍。

【按】 背肌筋膜炎、胸椎小关节紊乱等病证，均可参照本法，施行保健推拿。

（十七）腰腿痛

腰腿痛是以腰腿酸痛为主要症状的症候群。常见于急性腰肌扭伤、腰椎间盘突出症、腰部软组织劳损、腰椎小关节紊乱症。多因用力不当、姿势不当、负荷超重，或突然改变体位引起急性扭伤；或因急性损伤失治、长期劳力过度、感受风寒所致慢性劳损。大多发病于腰部骶棘肌、腰椎间盘组织、腰臀筋膜、棘上韧带、棘间韧带、椎间小关节等。急性期表现为骶棘肌痉挛、代偿性腰椎侧凸、局部酸痛，并伴有下肢牵挛（涉及臀部及大腿后侧），或一侧坐骨神经痛。甚则感觉麻木、活动障碍、咳嗽时痛剧等。慢性期表现为疼痛反复发作、时轻时重、活动牵强、阴雨劳累后疼痛加重等。

中医学认为，腰腿痛为气滞血瘀、经脉不通所致，同风湿、肾虚等有关。

【腰脊整复法】

1. 摩背㨰腰、压脊推腿（俯卧位）

（1）以指掌、掌根揉摩其背腰部：大椎→长强。紧揉慢移，2~3遍。

（2）以㨰法施于其腰背、腿臀部：大椎→长强→环跳→委中→承山。紧㨰慢移，左右交替，各2~3遍。

（3）两掌相叠，以掌根按压其脊柱：大椎→长强。节律明快，2~3遍。

（4）以指掌、掌根推按其股腨部：环跳→委中→承山。紧按慢推，左右交替，各2~3遍。

2. 拿肩井、按背腧（俯卧位）

（1）两手以拇指和食指、中指、无名指相对，捏拿其两侧肩井。各2~3次。

（2）两手以拇指指腹按揉其腰背部主要腧穴，自上而下：风门→天宗→膏肓俞→心俞→脾俞→肾俞→腰眼→大肠俞→八髎。左右交替，各3~5次。

3. 按揉天应、扳伸腰脊（俯卧位）

（1）以一手或两手拇指指腹按揉其腰腿部压痛点。各1~2 min。

（2）一手扶持其大腿前下端，一手平掌按压其腰骶部，相对着力扳动，并作稍增幅度的过伸扳动，平稳协调，着重于平掌按压。左右交替，各1次。

（3）一手扶持其肩部前端，一手平掌按压其腰骶部，相对着力扳动，并作稍增幅度的过伸扳动，稳实明快。着重于平掌按压。左右交替，各1次。

4. 环推带脉、平擦腰尻（坐位或俯卧位）

（1）两手张开、以指掌虎口部横向推揉其带脉：命门→腰阳关。紧推慢移，3~5遍。

（2）以平掌鱼际摩擦其腰骶部：腰阳关→八髎。紧擦慢移，3~5遍。

5. 斜扳腰脊、拔腿伸腰（侧卧位，仰卧位）

（1）客体侧卧位。一手扶持其肩部前端，一手屈肘，以肘臂部着力按抵住其臀部（客体位于上方的下肢屈曲髋膝关节，位于下方的下肢自然伸直），作相对着力扳动，并作猛增幅度的过伸旋扳。稳实迅快。左右交替，各1次。常以闻及"咔咔"声为手法告成。

（2）客体仰卧。两手握持其小腿上方，先作摇髋动作，内外旋摇各3~5次。后作屈曲髋关节，继以肘臂部搁住其小腿，以肘臂部着力作拔腿动作，3~5次。

操作时，迅快利落、刚中见柔。切忌施压于膝关节。左右交替。

6. 拍捶腰腿、背拔腰脊（俯卧位、站立位）

（1）以虚掌拍击、虚拳捶击其腰背、腰骶和腿臀部。自上而下，各3~5次。

（2）主客体相背紧靠而立，两足分开，两手以臂肘部挽住其肘弯部，继以弯腰、屈膝，并以臀部着力作伸膝、挺臀、摇晃的系列动作。客体被背时，其两足离地、肢体松弛。手法操作时应稳实缓和，可闻及弹响声。2~3次。

（十八）肩关节周围炎

肩关节周围炎是以肩部疼痛、活动障碍为特征，属肩关节周围的软组织（如关节囊、肩袖韧带等）退行性病变。多发于中老年者（50岁左右为好发年龄）。临床表现为局部酸痛、畏寒，逢阴雨或劳累而增剧，活动欠利，入夜痛甚。晚期肩部疼痛和功能障碍更为严重，并向颈项、上肢部扩散，肩峰突起，关节周围广泛粘连，肌肉萎缩，筋挛肢麻。

中医学认为，本病属“漏肩风”范畴，是因积劳损伤、筋脉不和所致。中年之后气血衰亏、筋失濡养、复感风寒湿邪，以致气血阻滞脉络而不通则痛。

【肩袖舒筋法】

1. 推㨰肩背、提拿肩筋（坐位或俯卧位）

（1）两手以虎口部推其肩背两侧：大椎→肩髎。紧推慢移，1~2 min。

（2）以㨰法施于其肩背两侧：大椎→肩井→秉风。紧㨰慢移，左右交替或同时操作，2~3 min。

（3）两手以拇指和食指、中指相对揉捏、提拿其两侧肩筋，每捏3次，提1次。左右交替，2~3次。

2. 㨰捏肩臂、按揉天应（坐位）

（1）以㨰法施于其肩臂前、后、外侧：肩袖→上臂。同时配合作肩关节前举、内收、后伸、外展引伸。柔缓协调，3~5 min，均为患侧。

（2）以指掌捏拿其肩臂内外侧，并顺势按拿其主要穴位：肩髃、肩髎→臂臑、极泉→曲池、小海→内关、外关→合谷、劳宫。各3~5遍，均为患侧。

（3）以拇指和食指、中指相对着力按揉其肩部压痛点。1~2 min。

3. 摇扳肩臂、擦击肩臂（坐位）

（1）两手分别扶持其肩部和肘臂、作内、外向环旋摇动，各3~5次。并作稍增幅度的前、后、内、外向扳动，柔缓明快，各1次，均为患侧。

（2）以平掌鱼际着力推擦其肩袖内外侧，以透热为度。

（3）以虚拳捶击和虚掌拍击其肩袖内外侧。各3～5次，均为患侧。

4. 拔伸肩袖、搓抖肩臂（坐位）

（1）一手扶持其肩部，一手握其手掌，作一定幅度拔拉、引伸。0.5～1 min，左右同法。

（2）两手以指掌相对搓摩其肩臂部。自上而下，紧搓慢移，2～3遍，均为患侧。

（3）两手握住其腕掌，作小幅度的上下持续颤抖。约1 min，均为患侧。

【按】 肱二头肌肌腱炎、冈上肌肌腱炎、肩峰下滑囊炎等肩部伤筋病证，均可参照本法施行保健推拿。

（十九）肘部伤筋

肘部伤筋又称“疼痛肘”“网球肘”。主要是指因牵拉扭伤或长期过劳、感受风寒所致的肱骨外上髁炎和肱骨内上髁炎。表现为肘部疼痛、牵掣前臂、屈伸无力、功能障碍等。

中医学认为，本病因肘部伤筋、气血不通，以致不通则痛。

【痛肘舒筋法】

1. 揉捏臂肘、拔伸臂肘（坐位）

（1）以虎口推揉法，拇指和其余四指相对捏拿施于其臂肘：上臂→肘→前臂，着重于肘部。2～3 min。

（2）一手以拇指指端按揉其肘部压痛点，一手握其腕掌，屈伸、拔拉其肘关节。10～15次。

2. 按曲池、拨小海、拿三里、扣天井（坐位）

以拇指指腹和中指指端相对按拿、弹拨其曲池、小海、手三里、天井（肘尖后鹰嘴窝中）。各5～10次。

3. 滚擦臂肘、搓击臂肘（坐位）

（1）以㨰法施于臂肘部：上臂→肘→前臂，着重于肘部。1～2 min。

（2）以指掌相对着力，作往返推擦其肘臂。15～20次。

（3）两手以指掌相对着力，搓摩其上肢。自上而下，2～3遍。

（4）以虚拳捶击其臂肘部，着重于肘部。5～10次。

（二十）腕部伤筋

腕部伤筋是泛指腕关节急性扭伤，以及因急性扭伤失治或长期过劳、感受风寒所致的腕关节慢性劳损。主要表现为腕部疼痛肿胀、活动受限、压痛明显。甚则手指麻木、刺痛，肌肉萎缩（称“腕管综合征”），或桡骨茎突部尤痛，并向指端放射，拇指乏力，活动痛剧（称“狭窄性腱鞘炎”）。

【腕痛舒筋法】

1. 推揉臂腕、捏拿臂腕（坐位）

（1）以虎口部横向和直向往返推揉其臂腕：前臂→腕→掌，着重于腕部。2~3 min。

（2）以拇指和食指、中指、无名指相对捏拿其臂腕，着重于腕部。2~3 min。

2. 拿曲池、按阳池、掐阳溪、揉天应（坐位）

（1）以拇指指腹和中指指端相对按拿其曲池、小海、阳池、大陵（腕横纹中央）。各15~20次。

（2）以拇指指端揉掐阳溪（腕背横纹桡侧两筋间）和阿是穴（压痛点）。各15~20次。

3. 㨰擦臂腕、拔伸臂腕（坐位）

（1）以㨰法施于臂腕部，着重于压痛部位。1~2 min。

（2）以指掌相对着力，作往返推擦其臂腕部，着重于压痛部位。15~20次。

（3）一手握住其前臂近腕端，一手握住其指掌，相对着力作拔伸、牵拉，并作腕关节掌屈、背屈和小幅度旋摇转动。左右各3~5次。

4. 捻拔五指、搓击臂腕（坐位）

（1）先以拇指、食指相对揉捻，后以屈曲的食指、中指指间紧挟、拔伸其手指。五指依次交替，各1次。

（2）两手以指掌相对搓摩其前臂和腕部。2~3次。

（3）以虚拳捶击其臂腕，着重于腕部。3~5次。

【按】 腕管综合征、桡骨茎突狭窄性腱鞘炎等腕部软组织损伤，均可参照本法施行保健推拿。

（二十一）膝部伤筋

膝部伤筋是指因跌仆损伤或长期劳累、感受风寒和急性扭伤失治引起膝关节损伤。常见侧副韧带损伤，多发生于内侧。主要表现为局部筋牵疼痛、关节活动受限、股骨内髁及胫骨内侧处有明显压痛。

中医学认为，本病因膝部伤筋、气血阻滞、经络闭塞，以致不通则痛。

【膝痛舒筋法】

1. 揉按膝盖、搓捏膝部（仰卧位）

（1）以虎口部或手掌揉按其膝盖。2～3 min。

（2）两手分别以搓法和指掌相对揉捏其膝部：梁丘、血海→内膝眼、外膝眼→阴陵泉、阳陵泉。2～5 min。

（3）两手以指掌相对，同时捏拿其膝部，顺序同上。

2. 按拿腧穴、掌擦膝部（仰卧位）

（1）以拇指和食指、中指相对按拿其膝部及其附近腧穴：梁丘、血海、内膝眼、外膝眼、阴陵泉、阳陵泉、委中、足三里、曲泉、阿是穴。各10～15次。

（2）以指掌相对着力，作往返推擦其膝部两侧，顺序同前。3～5 min。

3. 屈伸膝部、搓击膝部（仰卧位）

（1）两手分别握住其足跟和腿腨部，作膝关节屈伸动作，并在屈曲时作向内、外的扳动。3～5次。

（2）两手以指掌相对搓摩其膝部两侧，顺序同上，着重于膝盖两侧。3～5次。

（3）以虚掌拍击、虚拳捶击其膝部两侧。各3～5次。

【按】 膝交叉韧带损伤、膝关节半月板损伤等病证，均可参照本法施行保健推拿。

（二十二）转筋

转筋即由下肢过度劳累、感受风寒，或体内缺钙及下肢静脉病变所引起的腓肠肌痉挛。表现为腿腨肌肉疼痛紧张、痉挛牵掣、下肢不能伸直。

中医学认为，本病因气血不和、血不养筋所致，同气血虚损、肾亏等有关。

【腿腨舒筋法】

1. 揉推腿腨、搓捏腿腨（俯卧位）

（1）以虎口部横向推揉其腿腨：腘窝→腿腨→跟腱。紧推慢移，2～3 min。

（2）两手分别以搓法和指掌相对揉捏其腿腨，顺序同上。紧推慢移，2～3 min。

2. 按拿腧穴、擦击腿腨（俯卧位）

（1）以拇指和食指、中指相对按拿其腿腨及其附近腧穴：血海、委中、足三里、阴陵泉、阳陵泉、承山、承筋、昆仑、太溪。各10～15次。

(2) 以指掌相对着力，往返推擦其腿腨，顺序同前，着重于压痛点。2 ~3 min。

(3) 以虚掌拍击、虚拳捶击其腿腨部。3 ~5 次。

3. 屈伸膝髌、拔伸足踝（仰卧位）

(1) 两手分别握住其足跟和腿腨部，作膝关节屈伸动作，并在屈曲时作内、外的扳动。3 ~5 次。

(2) 两手分别握住其足跟和足蹠部，相对着力作踝关节屈伸扳动。3 ~5 次。

【按】 腓肠肌劳损等可参照本法施行保健推拿。

（二十三）踝部伤筋

踝部伤筋常见于因踝关节向内侧扭伤而引起的外侧副韧带损伤。表现为踝关节外侧及足背肿胀疼痛、步履不便，足内翻时外踝压痛明显，伤后 2 ~3 天局部呈现瘀斑。

【踝痛舒筋法】

1. 揉捏腿腨，揉推足踝（仰卧位）

(1) 以拇指和食指、中指相对揉捏其腿腨部。自上而下，3 ~5 遍。

(2) 以虎口部横向推揉或手掌鱼际揉摩其足踝部。2 ~3 min。

2. 搌捏足踝、按拿腧穴（仰卧位）

(1) 以搌法或指掌相对揉捏其足踝部，同时作小幅度旋摇、扳动。3 ~5 min。

(2) 以拇指和食指、中指相对按拿其足踝部及其附近腧穴：足三里、承山、昆仑、太溪、解溪、丘墟、阿是穴。各 10 ~15 次。

3. 掌擦足踝、拔伸足踝（仰卧位）

(1) 以指掌面着力往返推擦其足踝部，着重于压痛部位。2 ~3 min。

(2) 两手分别握住其足跟和足蹠部，相对着力作踝关节屈伸扳动。3 ~5 次。

（二十四）假性近视

凡是视力看近清楚、看远模糊，则称近视。在眼科检查中未发现眼球前后直径过长，或角膜和晶状体的屈光力过强所致的病理性改变，则称生理性近视，也称假性近视。常见于少年儿童，多为视物太近、坐位姿势不良、光线过强或过弱、用眼过度疲劳等引起调节痉挛性变化。

中医学认为，近视因肝肾不足所致，并称为“能近怯远症”。

【明目增见法】

1. 推抹面额、栉发叩头（坐位或仰卧位）

（1）一手扶持其后枕部，一手以一指禅推法施于其前额：印堂→神庭→头维→太阳→鱼腰→攒竹→印堂。紧推慢移，左右往返，2~3遍。

（2）两手以食指、中指、无名指相并扶持其两侧颞部，以拇指指腹相继交替推抹其前额，分推其颌面：1）攒竹→眉冲→头维→率谷；2）攒竹→鱼腰→太阳→率谷；3）睛明→四白→瞳子髎→率谷；4）分别由迎香、人中、承浆→地仓→颊车→耳门→率谷→翳风。紧抹慢移，顺势按揉上述穴位，共1~2 min。

（3）一手扶持其前额，一手五指微屈，以五指指腹捏拿其头部：前发际→头顶→后枕部。紧拿慢移，3~5遍。

（4）两手微屈，以五指指端叩击其头部：前发际→头顶→颞部→后枕部。紧叩慢移，轻巧明快，3~5遍。

2. 掐振四眦、熨颤两目（坐位或仰卧位）

（1）两手以拇指指甲掐其两侧睛明、鱼腰、瞳子髎、四白。柔缓轻巧，各5~10次。

（2）以拇指、食指指端按其两侧攒竹，继以作节律持续振颤。2~3 min。

（3）两手掌摩擦极热，以掌心敷熨其双目。3~5次。

（4）以掌心轻按其眼眶，作节律持续振颤。左右交替，各2~3 min。

3. 按掐天应、揉运太阳（坐位或仰卧位）

（1）以拇指、食指指端或指甲按揉或按掐其天应（攒竹下0.3寸，有明显感应处）。15~20次。

（2）两手张开，以拇指指腹按揉其两侧太阳。各15~20次。

4. 捻捏耳垂、按揉翳风（坐位或仰卧位）

（1）两手以拇指、食指相对捻捏其两侧耳垂。2~3 min。

（2）两手以拇指指端按揉其两侧翳风。5~10次。

5. 拿风池、推天柱、提肩井（坐位）

（1）以拇指和食指、中指相对按拿其两侧风池。各5~10次。

（2）以拇指指腹或屈食指关节突起部推抹其颈椎：风府→大椎。15~20次。

（3）两手以拇指和食指、中指相对提拿其两侧肩井。左右交替，3~5次。

【按】 远视（又称“老视”）等眼疾，可参照本法施行保健推拿。

（二十五）咽喉肿痛

咽喉肿痛常见于急性和慢性咽喉炎、上呼吸道感染或扁桃体炎，也有因声带过劳、剧度喊叫、感受风寒、酒辣刺激及喉部周围器官炎症诱发感染而成。表现为局部黏膜与声带充血、水肿或咽干痒痛，咽部异物感、灼烧感，甚至出现声音嘶哑、失音。

中医学认为，咽喉肿痛属“喉痹”范畴，是因阴液耗损、虚火上炎所致，慢性咽喉炎属“久喑”范畴，因肺热阴耗引起。

【宽喉润咽法】

1. 揉捻喉结、推抹喉管（坐位或仰卧位）

以拇指、食指指腹相对揉捻其喉结两旁：廉泉→人迎，2 ~ 3 min。顺势推抹其喉管两旁：人迎→缺盆，15 ~ 20 次。

2. 捏摇喉结、揉提桥弓（坐位或仰卧位）

（1）以拇指、食指相对捏住其喉结，作左右旋摇。各 20 ~ 30 次。

（2）两手以拇指和食指、中指相对揉捏、提拿其两侧桥弓：翳风→缺盆。各 3 ~ 5 遍。

3. 推按天柱、捏拿夹脊（坐位或俯卧位）

（1）以指掌虎口部横向推其颈项：风府→大椎。紧推慢移，3 ~ 5 遍。

（2）以两手拇指交替按压其颈椎。自上而下，紧按慢移，3 ~ 5 遍。

（3）以拇指、食指相对捏拿其颈椎两旁。自上而下，紧捏慢移，3 ~ 5 遍。

4. 拿风池、推桥弓、提肩井、按膏肓（坐位）

（1）先以拇指、食指相对按拿其两侧风池，3 ~ 5 次。继以顺势推抹其两侧桥弓：风池→翳风→缺盆，左右交替，各 5 ~ 10 次。

（2）两手以拇指和食指、中指相对揉捏、提拿其两侧肩井。柔和快速，捏 3 次提 1 次。左右交替，各 3 次。

（3）两手以食指、中指、无名指扶持其肩端，拇指指腹按揉其两侧膏肓俞。5 ~ 10 次。

5. 按天突、揉缺盆、震大椎（坐位）

（1）以中指指端揉按其天突。1 ~ 2 min。

（2）两手以食指、中指指腹推揉其两侧缺盆。1 ~ 2 min。

（3）先以虚掌拍击，后以虚拳拳背、拳眼捶击其大椎。各 3 ~ 5 次。

【按】　失音、梅核气等病证，均可参照本法施行保健推拿。

（二十六）牙痛

牙痛大多因牙髓炎（主要是龋齿）所致，也有因根周感染、牙周膜炎或冷刺激引起。急性牙痛表现为阵发剧烈、夜间尤甚；慢性牙痛则反复自发、冷热刺激可加重疼痛。

中医学认为，齿为骨之余，凡外感风寒、胃火上炎、肾虚髓亏都会引起牙痛。

【颌面舒通法】

1. 推抹面额、栉发叩头（坐位或仰卧位）

(1) 一手扶持其后枕部，一手以一指禅推法施于其前额：印堂→神庭→头维→太阳→鱼腰→攒竹→印堂。紧推慢移，左右往返，2~3遍。

(2) 两手以食指、中指、无名指相并扶持其两侧颞部，以拇指指腹相继交替推抹其前额，分推其颌面：1) 攒竹→眉冲→头维→率谷；2) 攒竹→鱼腰→太阳→率谷；3) 睛明→四白→瞳子髎→率谷；4) 分别由迎香、人中、承浆→地仓→颊车→耳门→率谷→翳风。紧抹慢移，顺势按揉上述穴位，共1~2 min。

(3) 一手扶持其前额，一手五指微屈，以五指指腹捏拿其头部：前发际→头顶→后枕部。紧拿慢移，3~5遍。

(4) 两手微屈，以五指指端叩击其头部：前发际→头顶→颞部→后枕部。紧叩慢移，轻巧明快，3~5遍。

2. 扫散头颞、按震头顶（坐位）

(1) 一手扶持其一侧颞部，一手拇指伸直，其余四指并拢微屈，以拇指桡侧端和其余四指指端单向推动其另一侧颞部：头维→率谷→翳风。节律明快，左右交替，各20~30次。

(2) 先以拇指指腹按揉其头顶百会，5~10次。后以虚掌拍击其头顶百会，2~3次。

3. 揉推天应、按拿腧穴（坐位）

(1) 以一指禅推揉法或拇指揉推其颌面部压痛点。1~2 min。

(2) 以拇指指腹按揉或拇指和食指、中指相对按拿其腧穴：太阳、耳门、下关、颊车、翳风、曲池、内关、合谷。各10~15次，左右同法。

4. 拿风池、推桥弓、提肩井、推膏肓（坐位）

(1) 先以拇指、食指相对按拿其两侧风池，3~5次。继以顺势推抹其两侧桥弓：风池→翳风→缺盆，左右交替，各5~10次。

(2) 两手以拇指和食指、中指相对揉捏、提拿其两侧肩井。柔和快速，捏3次提1次。左右交替，各3次。

(3) 两手以食指、中指、无名指扶持其肩端，拇指指腹按揉其两侧膏肓俞。5~10次。

【辨证加减】

1. 胃火上炎　加按揉大椎、风门、三阴交、太冲。左右交替，各 10 ~ 15 次。

2. 肾虚髓亏　加推擦足底、左右交替、透热为度。

（二十七）四肢骨折后遗症

四肢骨折常伴有软组织损伤。骨折固定过久常会引起关节粘连、强直、活动僵硬不利，肌肉萎弱无力，局部肿胀疼痛等后遗症。直接暴力造成的骨折损伤更为严重。通常可在伤后 3 ~ 4 周的固定期内开始进行早期康复保健，并维持良好的固定。在复位固定后 5 ~ 7 周开始进行后期康复保健（老年人可酌情延缓）。

【骨折疏通法】　（适用于骨折早期康复保健）

1. 按揉远端

以拇指指腹或食指、中指、无名指指腹相并，按揉其骨折部位的两侧远端（约旁开骨折部位 3 ~ 5 寸），着重于肿胀酸痛部位，并以向心方向紧揉慢移。轻柔和缓，3 ~ 5 min。

2. 挤拨肌肉

以拇指和食指、中指相对挤捏、弹拨其骨折部位的两侧远端（约旁开骨折部位 3 ~ 5 寸），着重于痉挛肌肉部位。轻柔明快，10 ~ 20 次。

3. 揉捏远端

以指掌相对揉捏其骨折部位的两侧远端（约旁开骨折部位 3 ~ 5 寸），并以向心方向紧捏慢移。轻柔和缓，3 ~ 5 min。

【骨折舒筋法】　（适用于骨折后期康复保健）

1. 按揉远端

以拇指指腹或食指、中指、无名指指腹相并，按揉其骨折部位的两侧远端（约旁开骨折部位 3 ~ 5 寸），着重于肿胀酸痛部位，并以向心方向紧揉慢移。轻柔和缓，3 ~ 5 min。

2. 揉推局部

以虎口部或手掌鱼际揉推其骨折部位，并以向心方向紧推慢移。轻柔和缓，3 ~ 5 min。

3. 按揉腧穴

以拇指和食指、中指相对按拿其骨折部位阿是穴和附近主要穴位。各 10 ~

15 次。

4. 屈伸肢节

两手扶持其骨折肢体的一端，有限度地屈伸其关节，并作小幅度的旋摇。轻柔和缓，3~5 次。

5. 挤拨肌肉

以拇指和食指、中指相对挤捏、弹拨其骨折部位的两侧远端（约旁开骨折部位3~5 寸），着重于痉挛肌肉部位。轻柔明快，10~20 次。

6. 推擦局部

以虎口部或手掌鱼际推擦其骨折部位，以透热为度。

7. 搓摩肢节

两手以指掌相对搓摩其骨折肢体：远心端→局部病位→近心端。3~5 遍。

（二十八）面神经瘫痪

面神经瘫痪为面部感受风寒、损害面部血管与神经引起的面部肌肉运动障碍。以周围性面神经麻痹为多见，表现为表情肌瘫痪、口眼歪斜、额纹消失、闭眼露睛、流泪、口角流涎、不能做皱眉或鼓颊等动作、鼻唇沟变浅等。

中医学认为，因风寒侵袭脉络、气滞血瘀、筋脉失养所致本病，称为“喎僻”。

【口眼牵正法】

1. 推抹面额、栉发叩头（坐位或仰卧位）

（1）一手扶持其后枕部，一手以一指禅推法施于其前额：印堂→神庭→头维→太阳→鱼腰→攒竹→印堂。紧推慢移，左右往返，2~3 遍。

（2）两手以食指、中指、无名指相并扶持其两侧颞部，以拇指指腹相继交替推抹其前额，分推其颌面：1）攒竹→眉冲→头维→率谷；2）攒竹→鱼腰→太阳→率谷；3）睛明→四白→瞳子髎→率谷；4）分别由迎香、人中、承浆→地仓→颊车→耳门→率谷→翳风。紧抹慢移，顺势按揉上述穴位，共 1~2 min。

（3）一手扶持其前额，一手五指微屈，以五指指腹捏拿其头部：前发际→头顶→后枕部。紧拿慢移，3~5 遍。

（4）两手微屈，以五指指端叩击其头部：前发际→头顶→颞部→后枕部。紧叩慢移，轻巧明快，3~5 遍。

2. 扫散头颞、按震头顶（坐位）

（1）一手扶持其一侧颞部，一手拇指伸直，其余四指并拢微屈，以拇指桡侧端和其余四指指端单向推动其另一侧颞部：头维→率谷→翳风。节律明快，左右交替，各20~30次。

（2）先以拇指指腹按揉其头顶百会，5~10次。后以虚掌拍击其头顶百会，2~3次。

3. 按下关、揉颧髎、点颊车、掐地仓（坐位）

（1）以拇指指端按揉其下关、颧髎。均为患侧，各15~20次。

（2）以拇指指端或指甲揉点、揉掐其颊车、地仓。均为患侧，各15~20次。

4. 拿风池、推桥弓、提肩井、按膏肓（坐位）

（1）先以拇指、食指相对按拿其两侧风池，3~5次。继以顺势推抹其两侧桥弓：风池→翳风→缺盆，左右交替，各5~10次。

（2）两手以拇指和食指、中指相对揉捏、提拿其两侧肩井。柔和快速，捏3次提1次。左右交替，各3次。

（3）两手以食指、中指、无名指扶持其肩端，拇指指腹按揉其两侧膏肓俞。5~10次。

5. 按外关、掐中渚、拿合谷（坐位）

（1）以拇指指端、指甲揉按、揉掐其外关、中渚（掌背第四、第五掌骨间，掌骨小头后凹陷中）。左右交替，各15~20次。

（2）以拇指和食指、中指相对按拿其合谷。左右交替，各15~20次。

（二十九）偏瘫

偏瘫是指由各种原因引起的一侧肢体瘫痪、言语障碍、口眼歪斜等。大多由脑血栓形成、脑血管意外等所致，即中风后遗症。早期表现为肢体软弱无力、感觉麻木、功能障碍；晚期则表现为肢体强直拘挛、肌肉萎缩等。

中医学认为，中风因情志内伤、饮食不节所致。

【偏瘫康复法】

1. 推抹面额、栉发叩头（坐位或仰卧位）

（1）一手扶持其后枕部，一手以一指禅推法施于其前额：印堂→神庭→头维→太阳→鱼腰→攒竹→印堂。紧推慢移，左右往返，2~3遍。

（2）两手以食指、中指、无名指相并扶持其两侧颞部，以拇指指腹相继交替推抹其前额，分推其颌面：1）攒竹→眉冲→头维→率谷；2）攒竹→鱼腰→太阳→率谷；3）睛明→四白→瞳子髎→率谷；4）分别由迎香、人中、承浆→地仓→颊车→耳门→率谷→翳风。紧抹慢移，顺势按揉上述穴位，共1~2 min。

（3）一手扶持其前额，一手五指微屈，以五指指腹捏拿其头部：前发际→头顶→后枕部。紧拿慢移，3~5遍。

（4）两手微屈，以五指指端叩击其头部：前发际→头顶→颞部→后枕部。紧叩慢移，轻巧明快，3~5遍。

2. 扫散头颞、按震头顶（坐位）

（1）一手扶持其一侧颞部，一手拇指伸直，其余四指并拢微屈，以拇指桡侧端和其余四指指端单向推动其另一侧颞部：头维→率谷→翳风。节律明快，左右交替，各20~30次。

（2）先以拇指指腹按揉其头顶百会，5~10次。后以虚掌拍击其头顶百会，2~3次。

3. 拿风池、推桥弓、提肩井、按膏肓（坐位）

（1）先以拇指、食指相对按拿其两侧风池，3~5次。继以顺势推抹其两侧桥弓：风池→翳风→缺盆。左右交替，各5~10次。

（2）两手以拇指和食指、中指相对揉捏、提拿其两侧肩井。柔和快速，捏3次提1次。左右交替，各3次。

（3）两手以食指、中指、无名指扶持其肩端，拇指指腹按揉其两侧膏肓俞。5~10次。

4. 摩背㨰腰、压脊推腿（俯卧位）

（1）以指掌、掌根揉摩其背腰部：大椎→长强。紧揉慢移，2~3遍。

（2）以㨰法施于其腰背、腿臀部：大椎→长强→环跳→委中→承山。紧㨰慢移，左右交替，各2~3遍。

（3）两掌相叠，以掌根按压其脊柱：大椎→长强。节律明快，2~3遍。

（4）以指掌、掌根推按其股腨部：环跳→委中→承山。紧按慢推，左右交替，各2~3遍。

5. 捏脊按腧、推擦督脉（俯卧位）

（1）两手以拇指、食指相对挟持，挤拧其脊柱两旁肌肤，作辗转移动：长强→大椎。每捏挤3次，提拉1次。返程时，顺序以拇指指腹按揉其脊柱两旁腧穴，着重于肺俞、膏肓俞、心俞、脾俞、肾俞、大肠俞、八髎，各3~5次。往返3~5遍。

（2）以鱼际、掌根推擦其背部督脉：大椎→长强。1~2 min。

6. 㨰捏肩脊、擦击肩臂（仰卧位或坐位）

（1）以㨰法施于其肩臂前、后、外侧：肩袖→上臂→前臂。柔缓明快，2~

3 min。

（2）以指掌相对捏拿其肩臂内外侧，并顺势按拿其主要穴位：肩髃、肩髎→臂臑、极泉→曲池、小海→内关、外关→合谷、劳宫（均为患侧）。3～5遍。

（3）以平掌鱼际着力推擦其肩袖内外侧。以透热为度。

（4）以虚拳捶击和虚掌拍击其肩袖内外侧。各3～5次。

7. 捏搓股腨、屈伸膝髋（仰卧位、坐位）

（1）以指掌相对捏拿其大腿内、外侧和腿腨，自上而下，并顺势以拇指和食指、中指相对着力按拿其主要穴位：髀关、伏兔→梁丘、血海→阴陵泉、阳陵泉→足三里、委中→承山、丰隆→三阴交、悬钟→昆仑、太溪→太冲、涌泉。3～5遍。

（2）两手以指掌相对按揉、搓摩其下肢、大腿→膝盖→小腿。紧搓慢移，2～3遍。

（3）两手分别握住其足跟和腿腨部，作膝关节屈伸动作。5～10次。

（三十）小儿肌性斜颈

小儿肌性斜颈是指一侧胸锁乳突肌纤维挛缩变性而导致的颈项歪斜。起因是胎位不正、产伤血肿及胚胎发育异常，使胸锁乳突肌前缘动脉管腔栓塞不通、供血阻碍而引起缺血性改变；或血肿存在，使患侧胸锁乳突肌纤维细胞增生变性。大多局限于胸锁乳突肌中、下段，表现为圆形或条索状肿块，并逐渐挛缩紧张。

【斜颈矫正法】

1. 按揉桥弓、捏拿桥弓（坐位或仰卧位）

（1）以食指、中指、无名指指腹相并，或指掌虎口部按揉其颈项患侧：翳风→缺盆。着重于挛缩肿胀部位。3～5 min。

（2）以拇指和食指、中指相对捏挤、提拿其颈项患侧：翳风→缺盆。着重于挛缩肿胀部位。10～15次。

2. 推擦桥弓，摇扳颈项（坐位）

（1）以拇指指腹或指掌虎口部推擦其颈项患侧：翳风→缺盆。2～3 min。

（2）两手相对扶持其头部两侧，使其颈项向患侧摇动，继而向健侧扳动。各3～5次。

3. 按拿风池，捏拿肩井（坐位）

（1）以拇指和食指、中指相对按拿其两侧风池。3～5次。

（2）以拇指和食指、中指相对捏拿其两侧肩井。3～5次。

（三十一）小儿斜视

斜视是指眼睛视物时，一眼视线偏离目标，常见于学龄前儿童，并以共转性内斜视为多。斜视的一眼久则视力必然减退。

【斜视矫正法】

1. 开天门、揉眉心（坐位或仰卧位）

（1）两手以拇指指腹相继交替推抹其前额：眉心→前发际。24 次。

（2）以食指、中指、无名指指端分别按揉其印堂和两侧攒竹。2 ~ 5 min。

2. 抹眼眶、掐眼眦（坐位或仰卧位）

（1）以拇指指腹或食指、中指指腹相并，推抹其两侧眼眶边缘。15 ~ 20 次。

（2）以拇指指端或指甲按揉或揉掐其两侧睛明、瞳子髎、鱼腰、四白。各 10 ~ 15 次。

3. 揉太阳、拿风池（坐位）

（1）两手以拇指指腹同时揉按其两侧太阳。24 次。

（2）两手以拇指和食指、中指相对按拿其两侧风池。3 ~ 5 次。

第三节　运动损伤保健推拿

运动损伤是从事体育、舞蹈、杂技等具有一定运动量、富有竞争性的运动实践过程中，由于训练不当、局部过度劳累等所引起的运动性损伤。运动项目种类繁多，不同的运动实践可能引起不同类型的损伤。这种同运动训练和运动技术有关的损伤，也称之为“运动技术病”。其中大多数是慢性小损伤，少数是急性损伤。前者损伤虽小却常会影响训练，妨碍成绩提高，并缩短运动寿命。因此，必须高度重视与积极防治运动损伤。

一、运动损伤的基本特点和保健原则

运动损伤的发生和发展有其明显的特殊性和规律性。不同的项目与技能，可能引起不同的运动损伤，如体操、舞蹈运动易损伤跟腱，跳高、登山运动易损伤髌骨。另外网球肘、足球踝等病也都是以运动损伤而得名的。

运动损伤是主要表现在肌肉、肌腱、韧带的慢性损伤，包括肌肉筋膜炎、肌腱腱鞘炎、腱和韧带止点损伤等，其病理表现为腱变性、骨化及止点唇样增生

等。关节软骨损伤，其病理表现为软骨的退行性变，其中大多数系逐渐劳损所致，一小部分来自一次性损伤所造成的软骨骨折或软骨骨折继发而成。由于伤后软骨难以自行修复，一旦发生损伤多遗留永久性改变，治疗难度极大。骨组织劳损，最常见的是应力性或疲劳性骨膜炎与骨折，常可发生于胫腓骨、跖骨、脊椎椎板等。此外，还有骨软骨炎、神经血管损伤等。运动损伤属于运动性疾病的范畴。

运动部位的解剖结构薄弱点和运动技术的特殊要求，是造成运动损伤的可能因素和重要条件。由于长期进行专项运动的某种单调动作训练，使参与这些单调运动的骨、关节、韧带、肌肉长期处于高负荷状态，在重复的加载—卸载过程中组织产生疲劳性破坏。在比赛和训练过程中，常常由于动作失误、相互冲撞等原因造成急性运动损伤，而其直接原因大多是训练方法不当（包括比赛、教学或训练组织不当，缺乏医务监督，不遵守训练原则，缺乏保护设施及具体安排不当等）、训练水平不足（包括身体素质训练和专项技术训练等）、技术要领掌握不熟、局部劳累过度、全身状态不良（包括疲劳、精神紧张、病后）等。也有因不良的气候因素或突变的环境因素，使机体一时难以适应，导致各种运动损伤。

运动损伤的特殊性大致表现两方面。其一，症状与损伤程度不完全一致。一般来说，长期从事运动的机体对损伤所引起的疼痛耐受性较强，有时临床表现的症状不一定反映损伤的实际程度。如很多慢性骨折的运动员，不能准确地说出具体受伤日期，也未曾中止过训练与比赛；而有些骨折可在训练过程中逐渐适应愈合（如跖骨疲劳性骨折、踝关节撕脱骨折等）。因此，检查运动损伤不能因为受伤者存在运动能力而忽视其解剖结构的破坏。其二，运动损伤介于生理与病理状态之间。有些运动损伤，如各种应力性损伤、急性滑膜炎、脂肪垫炎等，一方面存在着病理改变，另一方面在科学安排运动量的训练过程中，急性病理改变也可逐渐消失，运动水平逐渐增强。可见，运动损伤既是病理性，又是一种生理性的适应过程。

中医学认为，“气血运行于全身，周流不息，外而充养皮肉筋骨，内而灌溉五脏六腑；筋，束骨而利机关（关节），主全身之运动；骨，张筋藏髓，为一身之支柱。”人体在正常情况下，气血周流筋骨，一旦受到外伤，筋骨固然首当其冲，气血也多受到损害，而且肢体损于外，则气血伤于内，营卫有所不贯，脏腑由之不和。故运动损伤，在外以筋骨受伤最为多见，在内以气滞血瘀为主要。

积极恢复损伤部位的活动功能，保持已有的良好训练状态和锻炼能力是防治运动损伤的根本目的。据此，归纳运动损伤的保健原则大致如下：

（一）及时治理伤痛，早期恢复训练

一旦发生运动损伤，应争取及时手法治理和动静结合的积极修养，争取早期恢复和合理安排伤后训练，防止因损伤而突然停训所引起的病理状态和运动水平下降（称为“停训综合征”，表现为心前区不适、气短、胸闷、心律不齐、食欲减退、头痛、失眠等）。减少运动量、停止训练虽可减轻运动损伤症状，但往往会在恢复运动后再度复发。因此，手法治理和伤后训练相结合，以动治伤，以练养伤是治理运动损伤的良策，既可防止伤部肌肉萎缩、韧带松弛，加强关节稳定，保持现有的运动能力；又可改善伤部组织营养与代谢功能，有助于稳固关节、消除粘连、刺激生长，促进康复。

（二）着重局部治理，调节全身状态

对于运动损伤的部位，应予以必要的有限固定与保护，如使用支持带或保护带等限制关节活动幅度，以免重复损伤。局部固定与保护要和伤后训练相结合，既防治再伤和保护已伤关节，又不停止训练，保持运动状态。损伤的发生常同全身状态不良有密切关系，且损伤的局部同全身各部分也有密切联系。因此，在运动损伤保健处方中，必须突出治理局部伤痛，同时统筹全身，即着重损伤部位的及时治理、积极护理，注意调节脏腑、调摄精神，促进机体协调、维持身心平衡。局部治理注重消肿止痛，松懈粘连，防止肌肉挛缩、关节僵硬；全身调节则以补益肝肾、脾胃，强壮气血，以利损伤修复和减少再伤可能。

二、运动损伤保健推拿的作用和意义

运动损伤保健推拿用于防治运动实践所引起的各种软组织损伤性疾病，着重于未伤先防和既伤防变，即预防损伤的发生和防止损伤由急性传变为慢性迁移性的病理过程。实践表明，运动损伤保健推拿既能在运动实践前后的准备活动和整理活动中，作为预防运动损伤的重要措施，又能及时治理运动伤病，尤其是治理大量发生的闭合性软组织损伤（包括肌肉、肌腱、韧带、关节囊、滑膜、筋膜等），对于治愈损伤、减轻伤情、康复功能都具有显著的功效。运动损伤保健推拿无论在现场应急治理急性损伤，还是在平时治理与康复慢性劳损，都能发挥积极有效的作用。

保健推拿通过手法技能防治运动损伤，早期可疏理导滞，中期可温通舒散，后期可破瘀生新。保健推拿可从总体上达到疏通经络、整复错位、理顺筋脉、调理气血等目的。

三、运动损伤保健推拿常规模式

运动损伤保健推拿着重于损伤局部和全身状况的结合。手法治理损伤局部，强调破气消滞、活血化瘀的原则；强调刚柔相济适当，刚柔相互交替。操作部位宜由远及近，手法强度宜由轻渐重，手法用量宜由少增多，手法运动关节幅度宜由小渐大，形成点、线、面、体的交替融合。

运动损伤保健推拿主要适用于肌肉、肌腱、韧带、关节囊、筋膜等软组织的急性和慢性损伤，疲劳性骨膜炎，骨软骨炎，以及神经、血管损伤的慢性期。

运动损伤保健推拿常规模式通常可以参照既病防变、功能康复保健推拿有关病证的常规模式（处方）。根据运动损伤基本特点和保健原则，运动损伤保健推拿常规模式大致可分为急性运动损伤保健推拿常规和慢性运动损伤保健推拿常规。

（一）急性运动损伤保健

在损伤现场，应及时进行局部冷敷，使之局部血管收缩，减少内出血量，阻断与改善损伤组织红肿热痛。通常可将冰块装入冰袋，冷敷并按压、按摩损伤的局部及损伤邻近部位。如现场无冰块或冰袋，也可用冷水毛巾湿敷、按压取代，并需不断更换，需持续冷敷约 20 ~ 30 min。现场冷敷并按摩处理具有消肿止痛、消瘀止血作用，有利于损伤的早期修复和减少后期组织粘连。一般现场处理约 15 min 后，应休息 2 ~ 3 h，以稳定伤势。根据急性运动损伤后不同阶段，可分期处方施法。

【早期理伤法】 （适用于急性损伤后 2 ~ 3 h 保健）

1. 揉摩远端

以虎口推揉、揉或摩法揉摩其损伤部位的一侧或两侧远端（约距损伤部位 3 ~ 5寸）。轻柔明快，2 ~ 3 min。

2. 按捏远端

以拇指指腹揉按或拇指和食指、中指相对揉捏其损伤部位一侧或两侧远端（约距损伤部位 3 ~ 5 寸）。柔中透刚，2 ~ 3 min。

3. 推抹远端

以拇指指腹、虎口部或指掌面推抹其损伤部位一侧或两侧远端（约距损伤部位 3 ~ 5 寸）。由近及远（即由损伤邻近部位向远端），紧推慢移，2 ~ 3 min。

【中期理伤法】 （适用于急性损伤后1～4天保健）

1. 揉摩远端

以虎口推揉、揉或摩法揉摩其损伤部位的一侧或两侧远端（约距损伤部位3～5寸）。轻柔明快，2～3 min。

2. 按捏远端

以拇指指腹揉按或拇指和食指、中指相对揉捏其损伤部位一侧或两侧远端（约距损伤部位3～5寸）。柔中透刚，2～3 min。

3. 揉推局部、揿捏局部

（1）以虎口或手掌鱼际揉推其损伤部位，并向一侧或两侧作由近及远移动。紧推慢移，轻柔和缓，2～3 min。

（2）一手以㨰法施于损伤部位，一手以拇指和食指、中指，或指掌鱼际相对捏拿其损伤邻近部位。柔缓明快，2～3 min。

4. 按揉腧穴、推擦局部

（1）以拇指指腹按揉其损伤部位及邻近部位主要穴位和阿是穴。轻柔明快，各10～15次。

（2）以指掌鱼际部推擦其损伤部位及邻近部位。紧擦慢移，以透热为度。

【后期理伤法】 （适用于急性损伤后5～7天保健）

1. 揉摩远端

以虎口推揉、揉或摩法揉摩其损伤部位的一侧或两侧远端（约距损伤部位3～5寸）。轻柔明快，2～3 min。

2. 揉推局部、揿捏局部

（1）以虎口或手掌鱼际揉推其损伤部位，并向一侧或两侧作由近及远移动。紧推慢移，轻柔和缓，2～3 min。

（2）一手以㨰法施于损伤部位，一手以拇指和食指、中指，或指掌鱼际相对捏拿其损伤邻近部位。柔缓明快，2～3 min。

3. 按揉腧穴、推擦局部

（1）以拇指指腹按揉其损伤部位及邻近部位主要穴位和阿是穴。轻柔明快，各10～15次。

（2）以指掌鱼际部推擦其损伤部位及邻近部位。紧擦慢移，以透热为度。

4. 点击天应、屈伸关节

（1）以拇指指端按点其损伤部位压痛点。由轻渐重，柔缓节律，各5～

10次。

（2）先以虚掌拍击，后以虚拳捶击其损伤部位。各3～5次。

（3）两手握住其损伤部位或其邻近关节部位的一端或两端，作适当幅度的屈伸活动，并限于病理可忍范围之内，逐步增大。缓和轻柔，3～5次。

5. 扳拔关节、搓摩局部

（1）两手握持其损伤部位或其邻近关节部位的一端或两端，作适当幅度的扳拔活动，并限于病理可忍范围之内，逐步增大。缓和轻柔，3～5次。

（2）两手以指掌面相对搓摩损伤部位或其邻近部位两侧。紧搓慢移，3～5遍。

（二）慢性运动损伤保健

慢性运动损伤多因运动实践中不当或过度的训练，以致骨与关节、肌肉、韧带组织逐渐发生细微损伤。保健推拿宜以温通气血、舒筋通络为主，着重于伤痛局部及其邻近部位，并结合取用相应的穴位。手法强度不宜过重，手法用量不宜过多，以免加重症状和重新损伤。保健推拿常结合其他医疗保健方法，配合医疗，积极康复，以有效控制损伤的进一步转变与发展。

【劳损理伤法】

1. 揉摩远端

以虎口推揉、揉或摩法揉摩其损伤部位的一侧或两侧远端（约距损伤部位3～5寸）。轻柔明快，2～3 min。

2. 揉推局部、㨰捏局部

（1）以虎口或手掌鱼际揉推其损伤部位，并向一侧或两侧作由近及远移动。紧推慢移，轻柔和缓，2～3 min。

（2）一手以㨰法施于损伤部位，一手以拇指和食指、中指，或指掌鱼际相对捏拿其损伤邻近部位。柔缓明快，2～3 min。

3. 按揉腧穴、推擦局部

（1）以拇指指腹按揉其损伤部位及邻近部位主要穴位和阿是穴。轻柔明快，各10～15次。

（2）以指掌鱼际部推擦其损伤部位及邻近部位。紧擦慢移，以透热为度。

4. 点击天应、屈伸关节

（1）以拇指指端按点其损伤部位压痛点。由轻渐重，柔缓节律，各5～10次。

（2）先以虚掌拍击，后以虚拳捶击其损伤部位。各3～5次。

（3）两手握住其损伤部位或其邻近关节部位的一端或两端，作适当幅度的屈伸活动，并限于病理可忍范围之内，逐步增大。缓和轻柔，3～5次。

5. 弹拨肌筋、捏拿肌腱

（1）以拇指指端弹拨劳损部位及其邻近部位的肌筋（包括粘连、挛缩、变性等肌腱组织）。轻巧明快、刚中透柔，各5～10次。

（2）以拇指和食指、中指相对捏拿其劳损部位及其邻近部位肌腱。柔和明快，各3～5次。

6. 扳拔关节、搓摩局部

（1）两手握持其损伤部位或其邻近关节部位的一端或两端，作适当幅度的扳拔活动，并限于病理可忍范围之内，逐步增大。缓和轻柔，3～5次。

（2）两手以指掌面相对搓摩损伤部位或其邻近部位两侧。紧搓慢移，3～5遍。

四、运动损伤保健推拿方略概述

运动损伤保健推拿方略基于中医学整体调节、标本兼顾的传统理念，研究运动损伤保健推拿方略是一项确保运动损伤保健推拿实践功效的重要课题。对于以软组织损伤为主的运动损伤，保健推拿总体方略可大致归纳为因势利导、远处疏理；柔刚相济、局部温里；整复纠错、痛点通离；筋骨顺理、关节松利四个阶段。

（一）因势利导、远处疏理

保健推拿注重整体观念。一是注重手法技能的整体性，包括在手法基本技能中规范化的技巧动作、形体姿势和内外柔刚协调统一的整体性。在手法操作技能中相同或不同性能的手法，是先后交替、连续衔接、相互配合、协调统一的整体。二是注重手法治理的整体性。包括在总体抉择中，辨明证候的寒热虚实，策划方术的轻重缓捷，统筹全局、突出重点的整体性；在操作规程中，因势利导，远处疏理结合柔刚相济、局部温里的整体性。

整体调节和因人而施、因病而治、因部位而异的辨证又辨病是指导保健推拿的重要理念。传统推拿首务导引气血，开通闭塞。就治理软组织损伤而言，应以因势利导、远处疏理为先，着手于病痛所在的远处部位。通常取距离病痛部位约3～5寸，率先用虎口推、掌揉等法开局，并以搓、抖、推、抹等法收势。“法之所施，使患者不知其苦”，手法当以柔和为贵。以轻柔手法当先和善后，一可避免与减轻治理过程中产生的反应性痛楚，二可产生生理与心理上一定程度的抚慰作用。循经走脉、远端取穴，由轻渐重、刚柔相济，大有诱导移痛之功。常以按、一指禅推、拿等手法为多，由远及近的迂回渐进操作规程，对于因筋脉阻滞、气血瘀积引起的病痛，可以产生疏理引导作用。如治理腰肌劳损，通常以虎口推法始于背部，紧推慢移，直达腰痛病变部位，衍化为一指禅推、㨰、揉、拿等法，先后交替，继而施扳、拔手法整复纠错，按揉两侧背腧穴，由上而下，再以掌擦腰尻，推压下肢收势。手法操作着重于局部而应顾及邻近，不宜急于着手病痛局部，对于急性损伤更为大忌。通常在治理脊椎病痛过程中，对于诸如颈、胸、腰椎椎体韧带的扭伤、错位、劳损，既着重于病痛椎体的局部施术，也顾及其他椎体的整体治理，使整体脊柱得以调理、舒松、整顿，保证其功能的完整、协调。临床操作规程中，手法操作还常以左右开弓、顾此及彼，或交替，或同步，大有因势利导、前呼后应之妙用。

因势利导、整体疏理，实为手法操作过程中的迂回包抄、全面调节阶段，通常可占整个操作时间的三分之一左右，不宜省略与忽视。因势利导、整体疏理对于急性损伤、慢性劳损急性发作期及年老虚弱的患者显得更为重要。

（二）刚柔相济，局部温里

传统保健推拿注重手法刚柔辨证运用。《内经》中就有“审其阴阳，以别柔刚”的载述，手法技能各有所异，其共性为内外柔刚相互协调、依存、渗透、交替的辩证统一关系。先师朱春霆也曾多次教诲：“手法以柔和为贵，要柔中透刚。”在手法技能动态衍变中，要善于把握手法用力强度，使之内外柔刚、各适其所，相辅相成、相得益彰。手法功力作用于体表，可以产生气和力的传递效应和运转机制。在手法功力中弹力和摩擦力占很大比例。按压类手法弹力可以振奋神经，加速血流，摩擦可以产生热，产生生物电。手法着力于体表的按压和摩擦产生的动能，通过体表率先使手法所及的局部软组织因受刺激而发生应变，包括软组织受力变形，促使组织液体流动及细胞、毛细管内外物质变换加速等，促使水肿、瘀血及其他病变产物的吸收，防止与改善肌肉萎缩、肿胀、痉挛和结构紊乱。通过手法功力的节律变化、持续积累与渗透深彻，又使深层软组织受到间接的按压、摩擦，促进深层软组织的内在物质运动与物质变换，包括静脉回流和淋巴液体流动，进而转变有关系统内能和调整生物信息等；改善深层软组织缺血，缺氧状态，有助于局部组织的修复和功能重建。手法功力作用效能也由局部组织深彻到周围组织，纵横交织，远近扩散，发生广泛的连锁反馈效应，并造就深层软组织温热、舒松等效应。这种效应也从一个侧面反映了手法功力渗透程度。因而，手法操作切忌用力滞板粗暴，感应肤浅，只有柔和、稳实、持续、渗透的手法功力所产生温热通彻达里的感应，才能保证临床的功效。这也是检验手法技能优劣的一项客观标准。

柔刚相济、局部温里，可以说是手法操作过程中的传递运转、中坚攻实阶段，通常也约占整个操作过程时间的三分之一。

（三）整复纠错，痛点通离

传统保健推拿注重“以痛为腧，以知为度”。通常以触摸所及的压痛处为重点施术之所，并辅以取用痛处邻近的相关穴位和部位。中医学认为，软组织同经络系统中的十二经筋尤为关系密切。经筋是经脉之气结聚散结于筋肉关节的体系。软组织损伤属于伤筋的范畴。《内经》记载了古人对软组织损伤的最早认识：“经筋之为病，寒则反折筋急，热则筋弛纵不收。”对于临床常见软组织损伤所表现的肿胀、疼痛、痉挛等症状，应查明其病因病所，如瘀血、错位、粘连、嵌顿等。病有标本缓急，治应先后主次。对于缓急难分之痛，则可标本兼顾，手法着力以轻柔、灵巧为先。由表及里、由远及近、由面及点，形成点、线、面、体先后交替，松、顺、动相互结合的操作规程，并严格把握手法强度和用量对于气血滞瘀、骨缝开错、滑膜嵌顿之类急性损伤，先着重舒理筋肉、松解痉挛，“按其经络，以通郁闭之气，摩其壅聚，以散瘀结之肿”。多用一指禅推、按、摩等法在先，继以顺理筋骨、整复错位，多用扳、拔、摇等手法在后，两者不可偏废。如对于治理腰椎后关节功能紊乱症，着重于软组织嵌顿所致的压痛点，先以肘按、掌压、棒击等法，继以后伸、斜扳、前屈、拔腿、背驮等手法，从各方面捺妥整复，纠正错位，动作果断、用力恰当，常有立竿见影之效；对于治理伴有寒湿夹杂、气血不荣一类的慢性劳损，则着重于推、揉、摩、擦等法，用以祛寒除湿，调气养血；对于治理伴有局部组织粘连、痉挛、结节一类慢性劳损，则着重于局部痛点弹拨、按压，捏拿、捶击等法，用以松解痉挛，剥离粘连；对于治疗肩周炎、斜方肌劳损、肱骨外上髁炎等病症，呈现组织粘连、局部疼痛，可先以揉拿、按揉，继以指拨、弹扣、拔伸等法，常有根除本源之功。“以痛为腧”表明针对痛处施治，古已有之，而今更明解剖生理，故应力求方术精良。

整复纠错，痛点通离，则是手法操作过程中的力达其所、运作关键阶段，通常约占整个操作过程时间的六分之一。

（四）筋骨顺理、关节松利

传统保健推拿注重顺理筋骨、松利关节。通常将手法操作就及局部病痛邻近的关节及相关的筋骨，列为手法治痛的常规。符合解剖力学原理的松、顺、动结合的手法技能，作用于肢体关节与筋骨，可以使拘挛、弛缓、强直、错位、滑脱的肌肉、韧带与关节得以濡养、舒顺、滑利，并纠正其解剖位置的异常状态。通常以拔、扳、摇、抖等法产生牵拉、屈伸、旋转、抖颤及杠杆作用，导致局部关节筋骨及其相关组织的引伸、回纳、舒展、松滑等。祛痛致松，以松止痛，在手法操作过程中要求手法用力强度、活动幅度和用量限度必须严格控制在患者生理所能负荷，病理可能承受的范围之内，做到适时适度。临床上对于常见脊椎、四肢关节所及半月板、滑囊、周围韧带、肌肉等病痛的治理，应在就近局部治理而运动治理其关节。而对于躯干和四肢肌肉、筋膜等病痛的治理也无不涉及相关的关节，如背部斜方肌、斜角肌劳损、臀部梨状肌、臀大肌劳损的治理处方，并不局限于病痛部位施以推、拿、按、摩、搽等法，则应进而屈伸、牵拉、扳拔其邻近相关的颈、肩、骶髂、髋等关节，以增强治理功效。

筋骨顺理、关节松利，也是手法操作过程中的顾此及彼、行成功满阶段，通常约占整个操作过程时间的六分之一。

现在，运动损伤保健推拿作用功效已被世人认可，然而运动损伤保健推拿是一项实践性很强而又相当复杂、精细的健康保障工程，研究运动损伤保健推拿的方略，是涉及优化手法技能的有效概率和有机组合，深化手法治病的微观辨证和微观法术等问题。上述方略所分的四个阶段，前两个阶段侧重于手法技能的经验体会，后两个阶段侧重于手法治痛的临床心得，彼此相辅相成，不可分割。四个阶段治理过程时间的分配比例，大致是前两阶段各占三分之一，后两阶段合占三分之一，在实践应用中，可因人、因病、因部位的差异而有所区别。

第九章 内功养生保健推拿（现代导引）系列

内功养生保健推拿（现代导引）系列是在古代导引基础上发展形成的一种主动性养生保健方法。包括由易筋经、少林内功部分功法改编而成的“易筋内功”和自身养生保健推拿常规模式“自身养生法”两部分。脱胎于古代导引的内功养生保健推拿（现代导引）可以说是古为今用的一种探索与尝试，保留与沿用传统的强身养生功法精华内容，体现动静交融、柔刚结合，显示出中华民族的养生经典与魅力。对于当今外来健身功法充满市场的现状，倡导内功养生保健推拿（现代导引）更可激发人们的民族自尊心。

内功养生保健推拿（现代导引）系列中“易筋内功（三十二式）”取材于中国传统功法易筋经和少林内功，而同保健推拿基础功法出于一辙。然而，作为基础功法，是从事保健推拿所必修的锻炼自身基本功的理论与方法。作为内功养生保健推拿（现代导引）则是传授内功养生功法所必须具备的基本理论和常规模式的教练知识与技能。因此，“基础功法”用于自身功法锻炼，“内功养生保健推拿”用于指导客体功法训练。传承与弘扬中国传统功法则是两者共同的主题。

第一节 内功养生保健推拿（现代导引）系列概论

一、内功养生保健推拿（现代导引）理论概述

综观古今中外长寿老人的养生之道，几乎都包含着勤运动、畅情志、合劳逸、慎起居、节饮食、适环境等方面的内容。运动与调摄精神历来是中医养生所关注的热点。生命在于运动，除各种武术拳法外，导引按跷就是古代常用以进行养生防患的一种方法。“导引者，但欲运行血气而不欲有所伤也，故惟缓节柔筋而心和调者乃胜是任、其义可知。”（见《类经》）“导引按跷”出自《素问·异

法方宜论》，据王冰注释：“导引，谓摇筋骨，动支节；按，谓抑按皮肉；跷，谓捷举手足。”导引是主动运动，按跷是被动运动。

导引中包括自我按摩的内容，两者关系甚密，故有导引按摩之连称。而今传统功法（包括气功）和推拿就是导引和按摩的延续和发展。内功养生保健推拿集传统功法和推拿之所长，两者密切结合运用于养生，具有悠久的历史，通过内外兼修，以致形神共养。手法技能作用于机体是以外功一路着手，于形体肌肤着力。结合精神调摄、气息调和，则是在心平气和、思想集中的情况下，用意识引导形体松弛，心神怡宁，但并不强求意守，使内气运行纳入意识控制之下。总之，手法技能作用于机体，同时结合调身、调心、调息，其外可运动皮肉筋骨，其内可调养精神气血，这样更能体现内功养生保健推拿的全面性和完整性。

通过功法锻炼和自身推拿交替融会，“伸缩肢节”和“自摩自捏”竞相结合，促使意气相依、柔刚相济、动静兼修、内外互动，可以外壮皮肉筋骨，内养精神气血，从而调摄精神，调理气血和调整脏腑功能，产生消除疲劳、延缓衰老、改善亚健康状态和促进功能康复的保健功效。

二、内功养生保健推拿（现代导引）作用原理

内功养生保健推拿（现代导引）集内功锻炼和自身推拿于一体。自身推拿本来有着自身锻炼肢节和自身感受推拿有机结合的双重意义，配合专项内功锻炼更具有两者双重功效的明显优势。内功养生保健推拿（现代导引）对人体精神情志、四肢百骸、五脏六腑的调摄、充润、扶固、濡养作用更为完善、全面。

现有科研资料表明，经常内功锻炼对于机体各系统功能具有一定的良性调节作用，其中对呼吸、消化、心血管系统产生的作用尤其明显。

（一）对血液和循环系统的作用

通过经常内功锻炼可以增强心肌，改善心功能，加强心脏收缩力，增大心脏血容量，能使一般人心脏每次收缩输出血液60～70 mL增大到80～100 mL，甚至更多。心脏血容量可比一般人增加三分之一左右，心跳频率减慢（70～80次/min以下），每次心脏收缩后经过稍久休息，就能为心脏提供较大的功能储备力量，使之能够承受更大的负担，可以适应激烈运动产生的200次/min以上的心跳频率。

经常内功锻炼可以增加血液中白细胞、红细胞和血红蛋白，提高人体的营养水平和代谢能力，增加免疫抗病能力；经常注重内功锻炼，可以舒张血管、降低

血管外周阻力而致血压下降。

（二）对呼吸系统的作用

经常内功锻炼可以产生较大的运动强度，从而增加机体的能量消耗。内功锻炼需要大量氧气供给，同时也排出大量二氧化碳。肺呼出气与肺泡中二氧化碳成分增高而氧气则减少，一般均增减5%，这就促使呼吸频率加快，呼吸幅度加深，呼吸器官功能增强。其中，胸廓活动范围增大，肺活量也随之增加。一般人深吸时的胸围比深呼时大6～8 cm，肺活量为3 500 mL左右。通过经常内功锻炼，深吸气与深呼气的胸围差（呼吸差）可达9～16 cm，肺活量可达4 000～5 000 mL，平时呼吸频率可减少8～12次/min。稍作运动肺通气量持续显著减少，呼吸器官无疲劳、喘息反应，也表明与呼吸功能有关的神经中枢正处于一定的抑制状态。同时，呼吸功能由神经系统直接支配，而与自主神经功能关系密切，经常内功锻炼有意调整呼吸，又可调整自主神经系统功能，改善自主神经功能紊乱。

（三）对神经系统的作用

经常内功锻炼，通过动静、刚柔功势的变换而产生兴奋、抑制交替，有利提高中枢神经的调节机制，促使中枢神经指配下内脏器官、运动器官和感觉器官之间相互协调、平衡，使之对外界刺激的反应更为灵敏、准确。经常内功锻炼也促使锻炼过程中保持良好的兴奋与平衡状态，提高锻炼功效。有人认为内功训练“在意识作用下，打通了额叶—下丘脑—垂体系统的潜在联系，因而使人的意识对内部器官的主动控制成为可能”。（见沈自尹《中医学》）

（四）对消化系统的作用

经常内功锻炼可以增加胃肠道蠕动，促进消化系统器官与腺体分泌功能，改善胃肠道血液循环而增强其消化功能，利于消化与吸取食物营养成分。内功锻炼过程中大脑皮质处于抑制状态，从而促进恢复中枢神经正常调节功能，以调整自主神经活动，从而通过加强呼吸锻炼而促进胃的蠕动。

（五）对运动系统的作用

经常内功锻炼可以增加肌酸酶和肌红蛋白储量，增强肌纤维，促使肌肉粗壮有力；可以增强骨皮质、强壮骨骼与关节，使之承受更大负荷；可以减轻关节骨质增生和韧带肌肉钙化等退行性变化，改善肌肉萎缩、关节僵硬，增进运行器官活动功能。

（六）对代谢与内分泌系统的作用

经常内功锻炼可以增加肾上腺皮质血流，促进人体蛋白质、脂肪、无机盐和水等代谢功能。据报道，功法锻炼时的代谢率平均低于基础代谢率19%～37%，热能消耗比基础代谢和锻炼前也均有明显降低。可以通过促进甲状腺提高细胞的代谢功能，通过脑垂体所分泌生长激素加速蛋白质的合成和骨的成长，刺激胰岛素的分泌，增进糖的氧化过程，提高血糖调节功能，以致糖原合成加速与分解减少。

（七）对皮肤的作用

经常内功锻炼可以增强皮肤的结构与功能，促进机体对外环境变化的适应能力和防御功能，促进皮肤组织的营养物质和氧气的供给及代谢功能。

第二节　易筋内功功法训练（现代导引一）

一、易筋内功功法训练理论概述

根据中国传统功法易筋经和少林内功部分功法整理改编而成的易筋内功，是内功养生保健推拿（现代导引）系列的前期部分。

易筋内功较为完整保存易筋经和少林内功两类功法传统特色、基本功势，形成动静交替融会、刚柔有机结合的新功法模式。

易筋经是传统强身壮体功法，相传分为内功和外功，各有十二势。“易”，改变、变换、增强之意，“筋”即为肌腱、筋骨，也指经脉之称，“经”则为经典方法之谓。易筋经具有气盈劲坚、意力相依、静止用力、自然呼吸的特点，通常民间用以强健体质、锻炼筋骨，现已演绎成为从事推拿专业所必修的基础功法。

少林内功是传统功法中以站裆为基础，着重于腰腿（根基）的霸力和上肢运动的锻炼。强调以意运气，以力贯气，以气生劲，周身用力，蓄劲指端、下实上虚、刚柔相济、呼吸自然、外紧内松，即所谓“练气不见气，以力带气，气贯四肢”。

少林内功内容丰富，主要有基本裆势、上肢姿势锻炼法和双人锻炼法三部分，相传为武林强身的基本功。经演绎传承，少林内功现已成为手法技能同锻炼功法密切结合的内功推拿流派用以防治疾病的重要组成部分，也是从事推拿专业必须具备的基础功法训练重要项目。

易筋内功功法模式集传统的易筋经和少林内功功法所长，在功法训练中更为注重动静、柔刚通约互补，可为传承与弘扬中国传统经典健身功法提供规范模式。可以相信，通过长期实践探索，易筋内功将为现代人们所认可与接受。

二、易筋内功功法训练常规模式

易筋内功功法训练有着传统功法训练所应具备的基本要求，在实践应用与指导教练功法过程中应严格遵循，通常可参照遵循基础功法篇章内容。

【易筋内功（三十二式）】

1. 起势三调（见图 9—1）

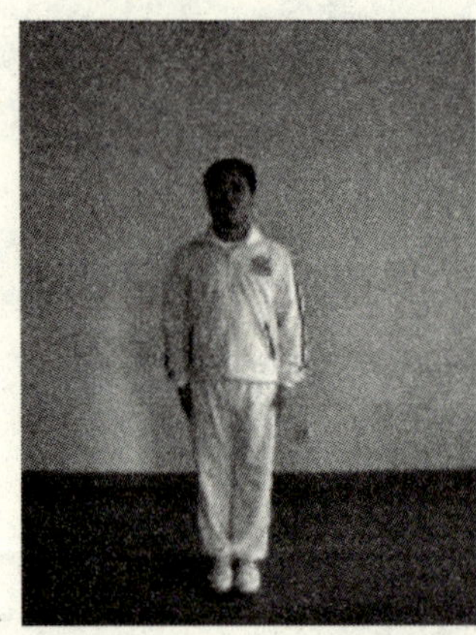

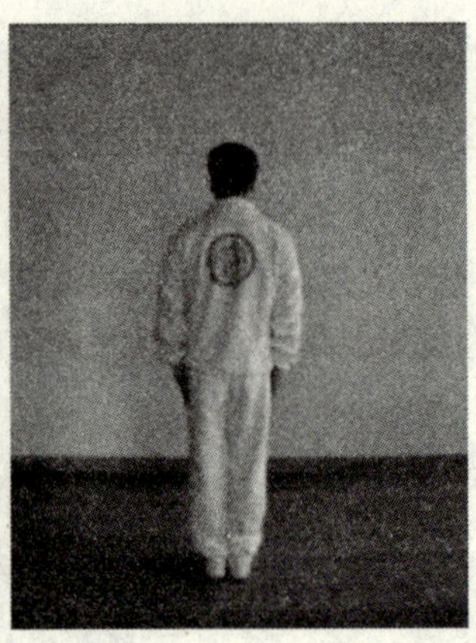

图 9—1 起势三调

【功势】

（1）两脚并步头端平，双目平视颌稍收，舌舐上颚口微开，含胸拔背腹内蓄。

（2）松肩垂臂指并拢，两腿伸直脚相靠（调身）。

（3）心神怡宁意贯一（调心）。

（4）紧吸慢呼沉丹田（调息）。

【要领】 颈项伸直，下颌微收，含胸拔背，收臀挺腰。

【作用】 放松身体，集中精神，平静呼吸。

【功效】 心旷神怡，舒筋通脉。

2. 拱手环抱（见图 9—2）

【功势】

（1）左脚左跨同肩宽，两臂前上划弧线。

（2）指尖相对肘微屈，掌心向里对膻中，两手相拱成圆形，心神宁静息自然。

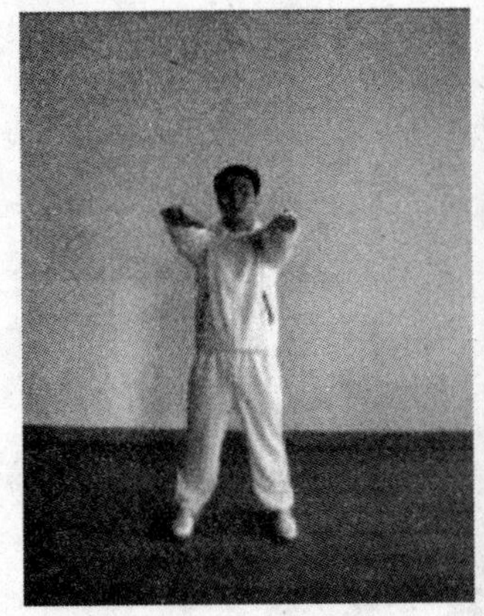 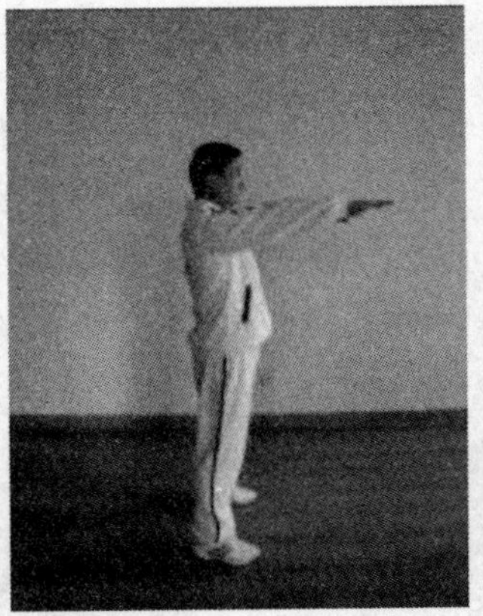 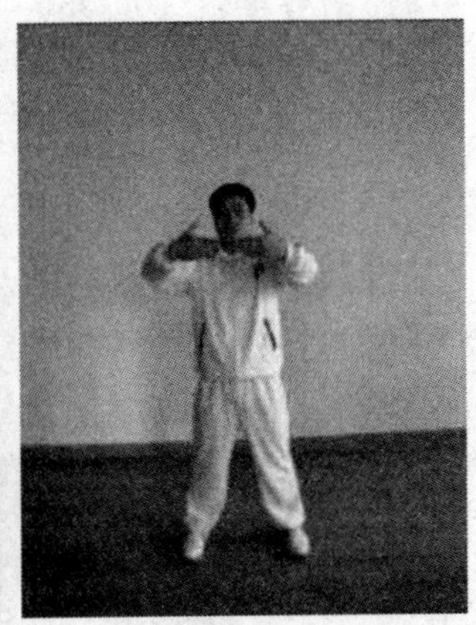

图9—2　拱手环抱

【要领】　宽胸实腹，拔背挺脊，沉肩垂肘，手指微屈。

【作用】　锻炼增强肩臂部肌肉群的耐力。

【功效】　提神顺气、活血通络。

3. 童子拜佛（见图9—3）

【功势】

(1) 屈肘并指掌相合，旋腕中指对喉结。

(2) 伸肘转臂前平举，松膝踏实腰挺直。

【要领】　沉肩垂肘，上臂主动。

【作用】　锻炼增强上臂肌肉耐力和腕关节活动功能。

【功效】　舒胸理气，吐故纳新。

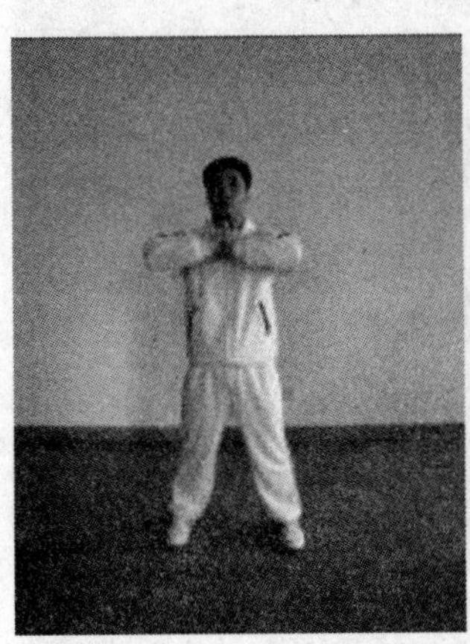 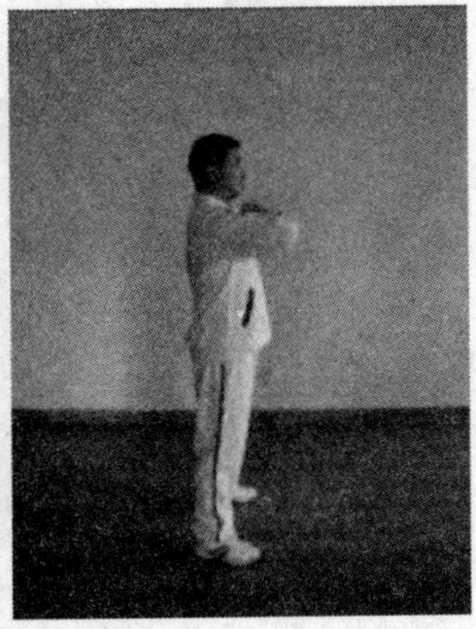

图9—3　童子拜佛

4. 两臂横担（见图9—4）

【功势】

（1）前伸两臂同肩宽，掌心向上臂平直，两臂分开侧平举，屈肘仰掌略高肩。

（2）两臂伸展沉肩松，身躯向上舒展胸，两脚踏实膝蓄劲，松腰垂臀眼平视。

【要领】 以腰为轴，两肩夹紧，展中寓合。

【作用】 锻炼增强胸背部肌肉群的耐力。

【功效】 活动颈肩，舒展胸廓。

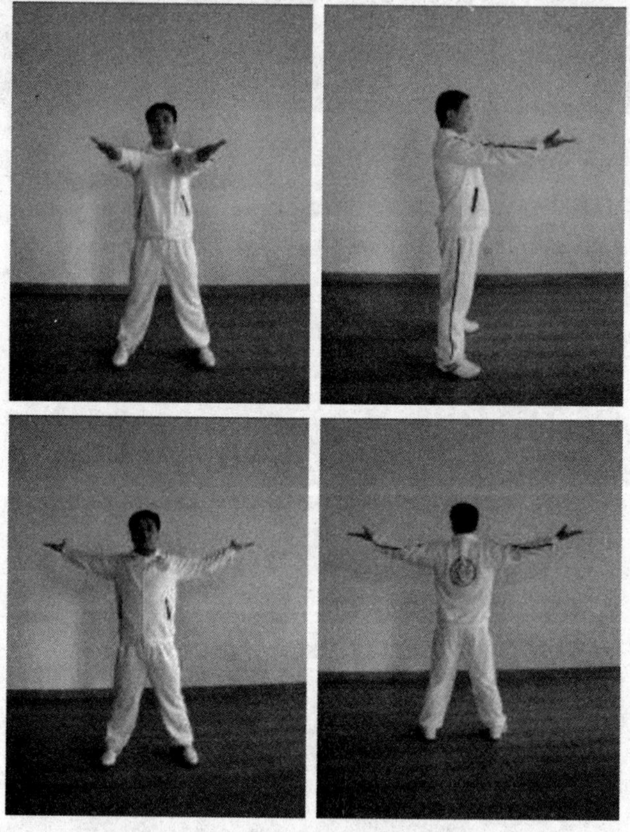

图9—4 两臂横担

5. 掌托天门（见图9—5）

【功势】

（1）两臂屈肘伴沉肩，掌心向内靠耳旁。

（2）反掌上托脚提踵，举至头顶前上方，仰掌斜上指相对，两臂伸直膝蓄劲。

【要领】 腰脊蓄劲，跟腱紧提，膝筋紧夹。

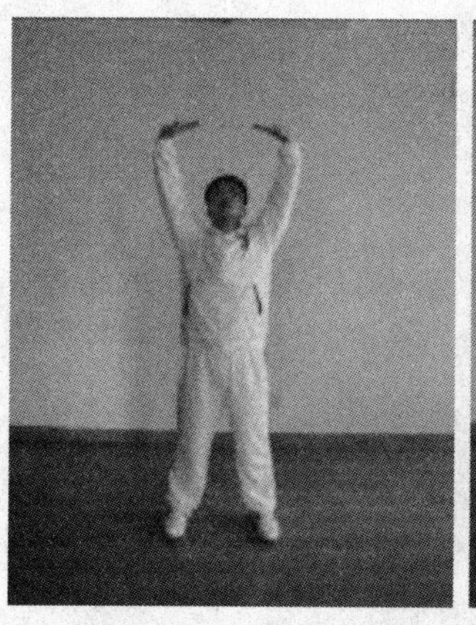
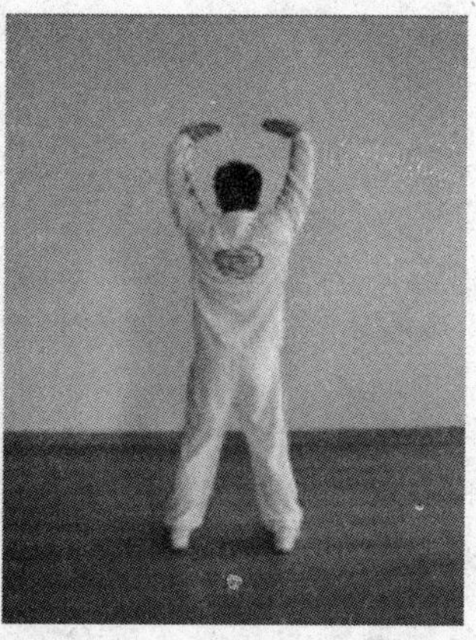

图 9—5　掌托天门

【作用】　拉伸肩关节和脊柱，舒展背部肌肉群。

【功效】　伸展身躯，强壮肩背。

6. 翻天覆地（见图 9—6）

【功势】

（1）两臂伸直旋腕掌，掌心相对指向上，由掌化拳从头下，下落体前两腿间，屈膝下蹲成马步，两臂伸直拳背对。

（2）两拳上提置胸前，拳心向下平肘肩，胸前垂肘拳心对，由拳化掌两侧开，掌心向外指向上，两臂伸直蓄劲撑。

【要领】　宽胸实腹，屈膝收臀，拔背直腰。

【作用】　锻炼增强上下肢肌肉群的力量。

【功效】　促进肩背部肌肉血液循环。

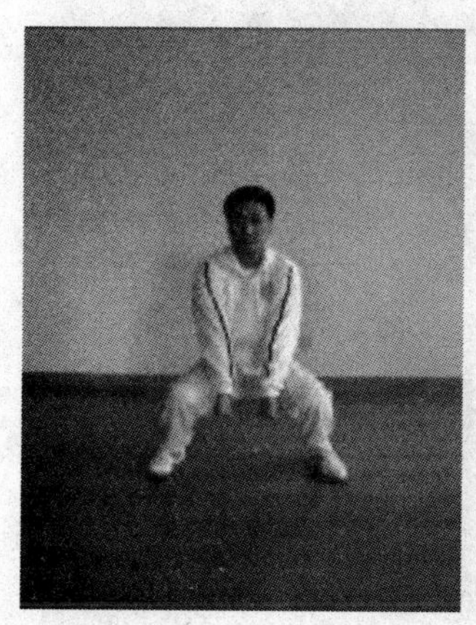
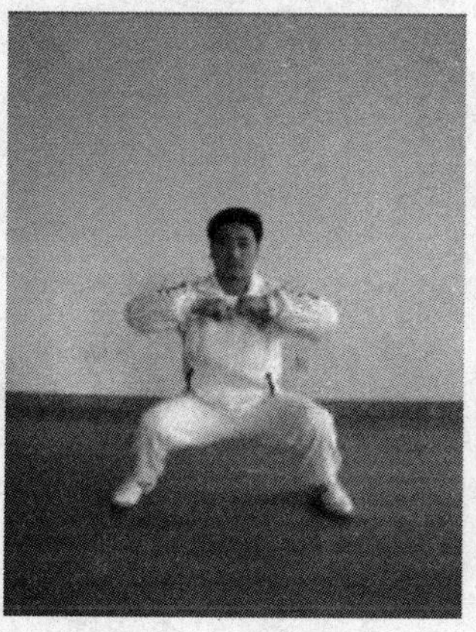
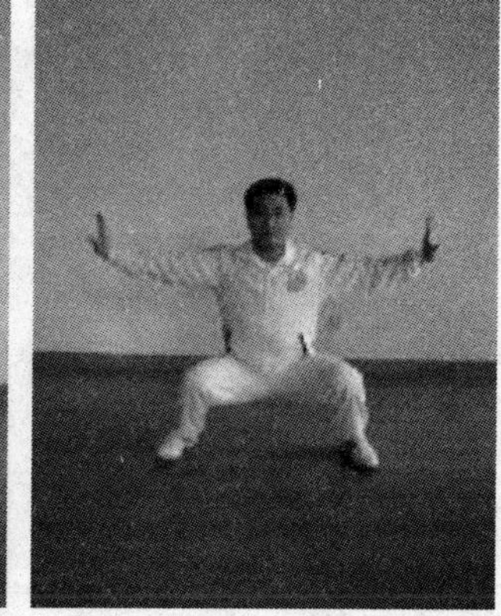

图 9—6　翻天覆地

7. 倒拽牛尾（见图9—7）

【功势】

（1）重心左移右脚展，重心右移左跨步，两脚平步腰右转，左手划弧腹前撩，手心向上掌化拳，右掌贴向左肘窝。

（2）左脚前跨成弓步，上身正直微下沉，左腿屈膝齐足尖，右腿后蹬成箭步。

（3）左拳回收护腰旁，前上划弧伸脸前，拳心对脸肘平膝，上臂前臂成直角，右掌右后下划弧，内旋腰后掌化拳，前后两拳螺旋劲，胸腰端正看左拳。

（4）上体前俯胸贴腿，弓步姿势均不变。

（5）上体后仰弯腰脊，弓步姿势均不变。

（6）前倾躯体身端直，重复功势左右同。

【要领】　左右弓步，前俯后仰，力注两臂，意握牛尾。

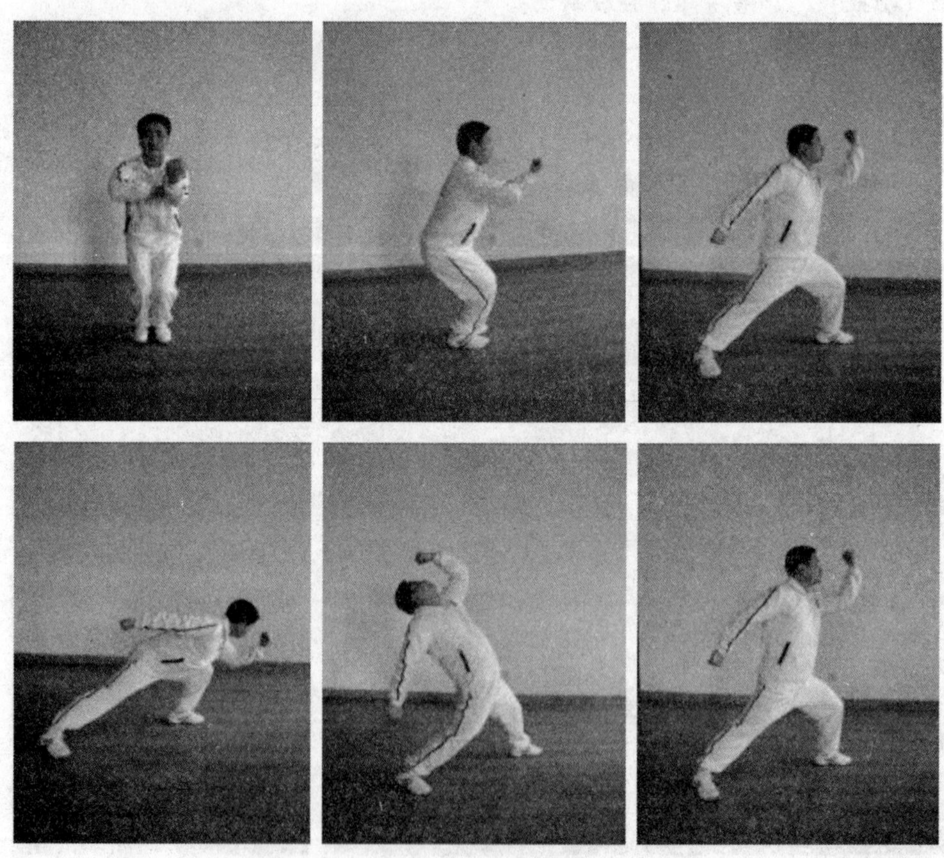

图9—7　倒拽牛尾

【作用】 增进两臂肌肉力量和关节的柔韧性。

【功效】 促进肩、背、腰、腿部血液循环。

8. 犀牛望月（见图9—8）

【功势】

(1) 重心渐移至右脚，左脚抬起右独立，两拳化掌收腰间，掌心向上前缓伸。

(2) 右脚前跨成弓步，前臂内旋掌朝下。

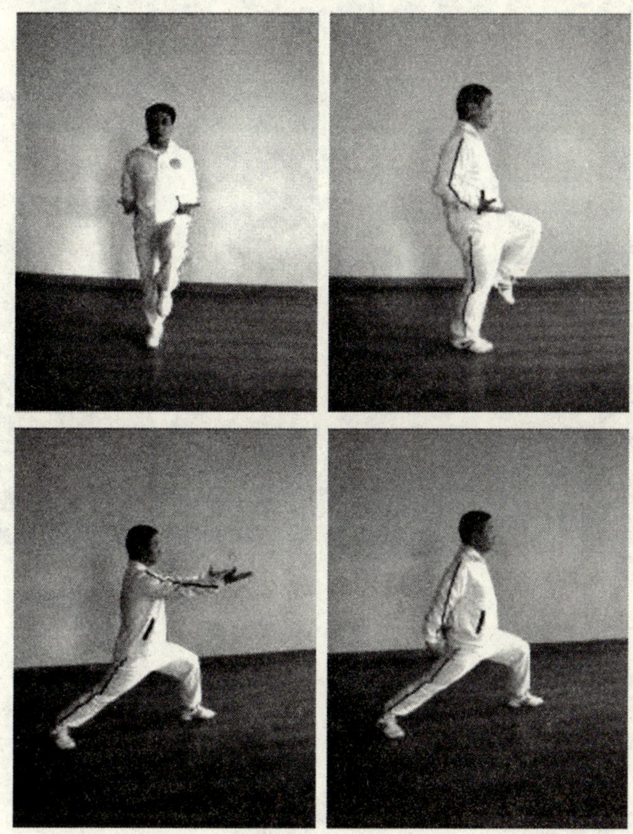

图9—8 犀牛望月

(3) 两手后撑划腰后，挺肘屈腕弓裆势，左右顾盼动作缓，颈项蓄劲背用力。

【要领】 平掌前推，四指并拢，意念用力，双手协动。

【作用】 锻炼身体平衡能力，增强项背部肌肉力量。

【功效】 舒畅气血，强健筋骨。

9. 推山入海（见图9—9）

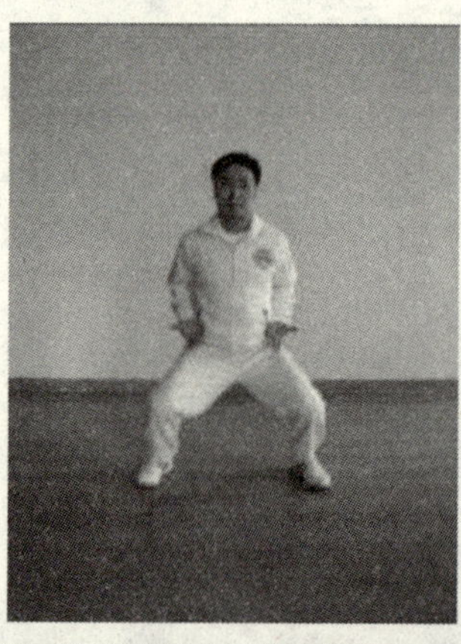
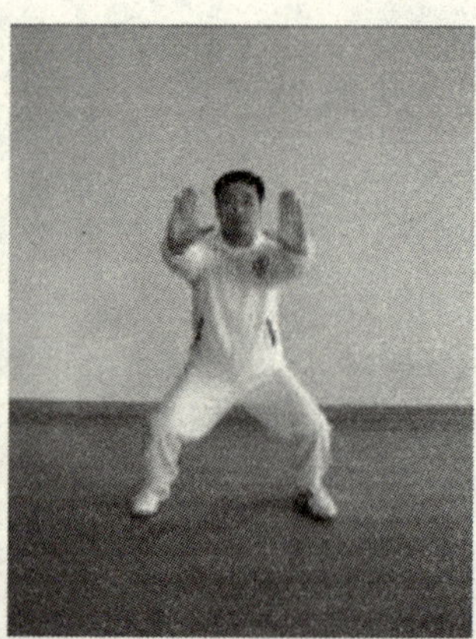
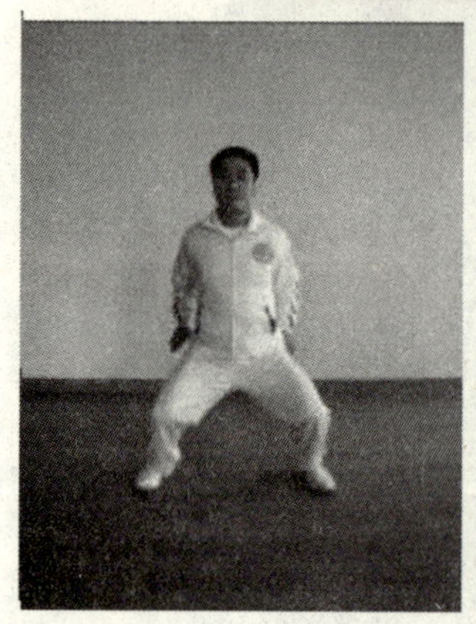
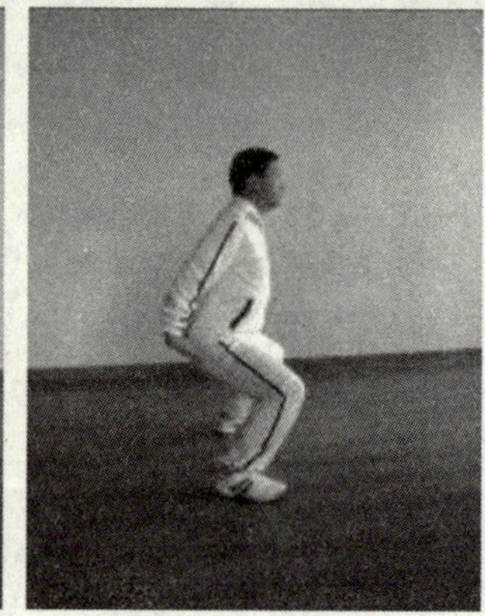
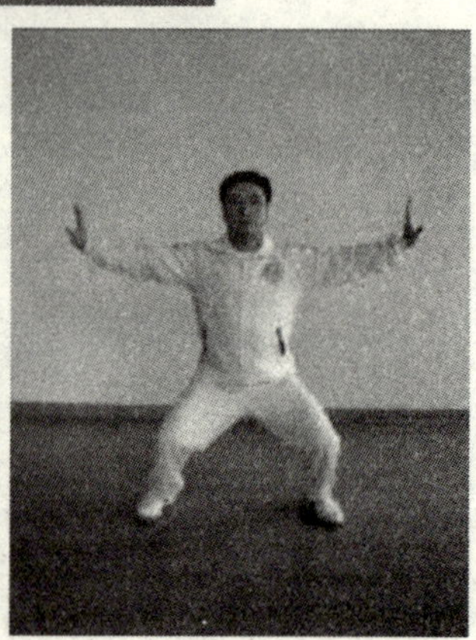

图9—9 推山入海

【功势】

（1）重心渐移至左脚，右脚向前迈一步，左右相距平肩宽，两脚马步身端正。

（2）两掌收腰微屈肘，腰侧托起胸前推。

（3）下落腰旁向后撑，马步化做马裆势。

（4）屈肘竖掌收腰侧，腰侧托起左右推。

【要领】 舒胸拔背，直腰收臀，两足踏实，两臂蓄劲。

【作用】 锻炼增强肩、肘、腕关节的柔韧性。

【功效】 宽胸理气，舒筋壮骨。

10. 霸王举鼎（见图9—10）

【功势】

（1）屈肘仰掌于两腰，两掌缓托过胸肩。

（2）两腕外旋指相对，四指并拢拇外展，犹举重物肘挺直，两膝蓄劲且稳实。

【要领】　上身正直，两目平视，两膝蓄力，上举缓劲。

【作用】　锻炼增强上臂和肩背部肌肉群力量。

【功效】　伸展筋骨运动，激发脏腑功能。

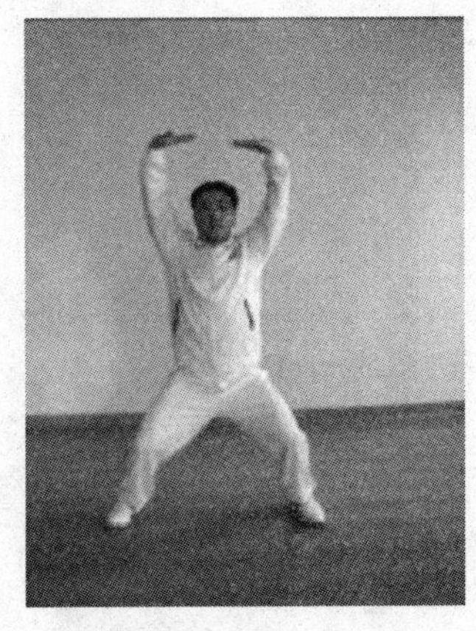

图 9—10　霸王举鼎

11. 海底捞月、大鹏展翅（见图 9—11）

【功势】

（1）旋腕翻掌指朝上，掌背相对拇外展，两臂划弧渐两旁，弯腰合拢两腿间。

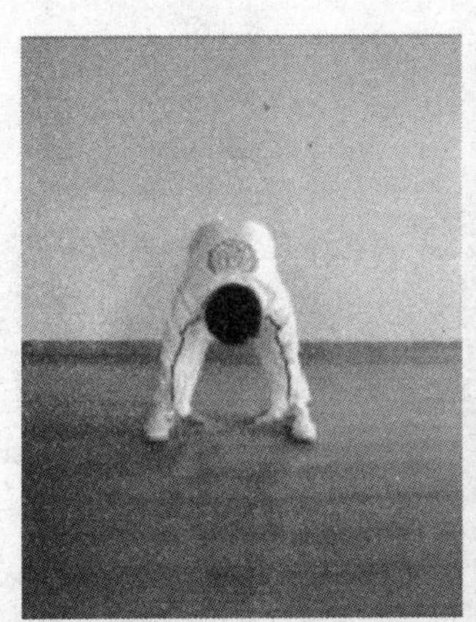

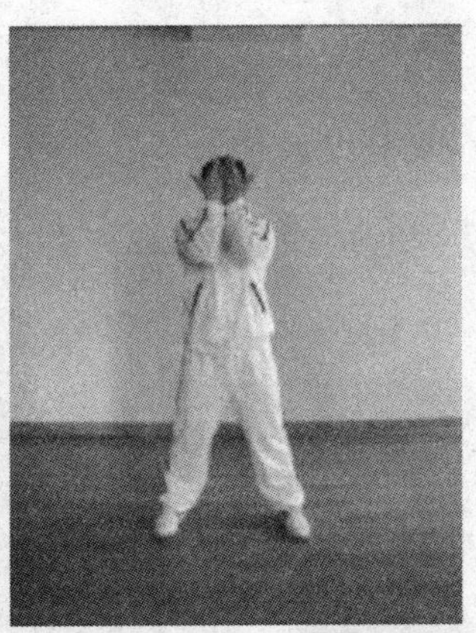

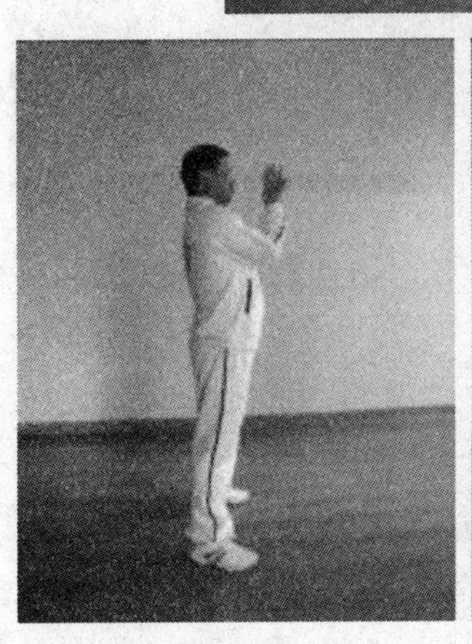

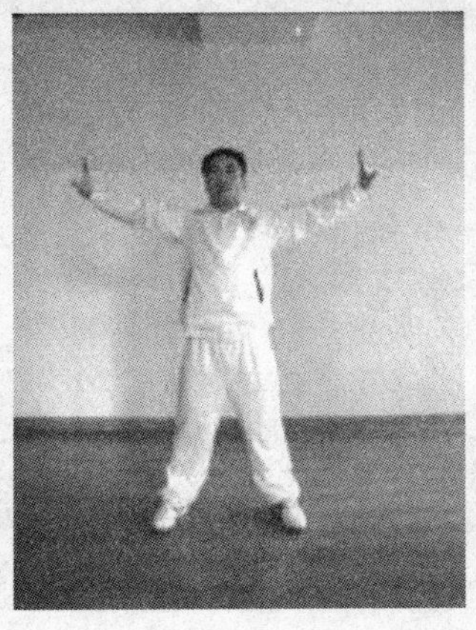

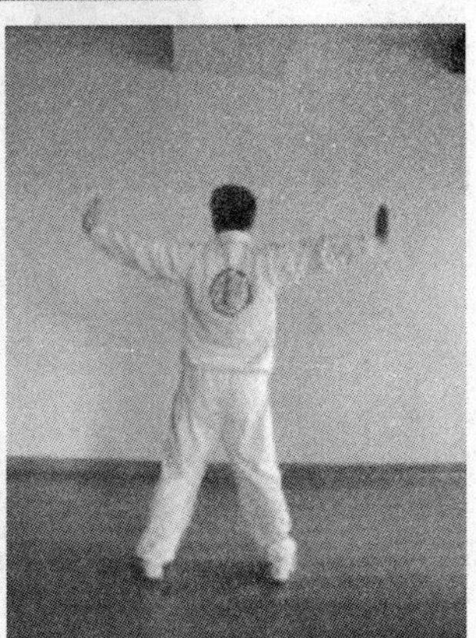

图 9—11　海底捞月、大鹏展翅

（2）直腿抬头渐伸腰，掌心含空徐上托。

（3）旋腕立掌背相靠，合肘转臂拇外展，徐徐升臂平天门，转腕翻掌徐展臂，立掌外旋分两旁，双臂伸直侧立掌。

【要领】 两足踏实，两膝蓄劲，两臂托升，自然柔缓。

【作用】 充分伸展肩、背脊关节，锻炼肩关节外展协调性和上臂、腰背肌肉群的力量。

【功效】 强壮腰背，健养肩臂。

12. 丹凤朝阳（右）（见图9—12）

【功势】

（1）仰掌落臂收腰旁，右脚右跨成马步，同时转腰近直角，挺胸直腰头端平。

（2）右手腰间右推出，柔缓外展臂蓄劲。

【要领】 上身正直，两目平视，肩臂蓄劲，腰腿同步。

【作用】 锻炼肩关节和下肢的力量。

【功效】 强健筋骨，调节肝肾。

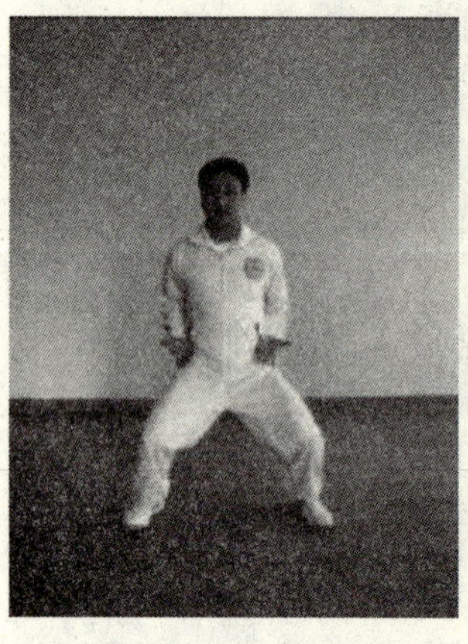
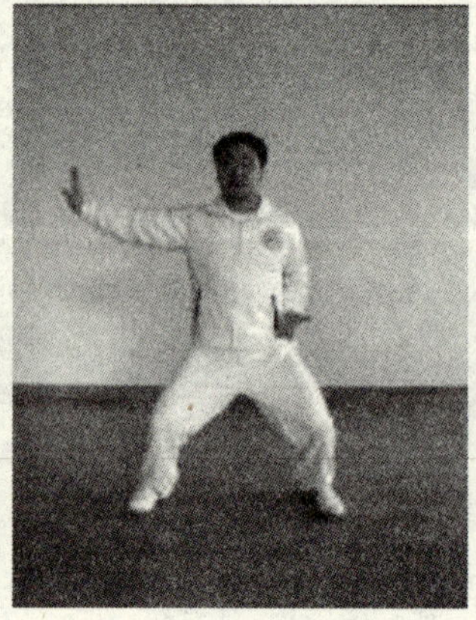
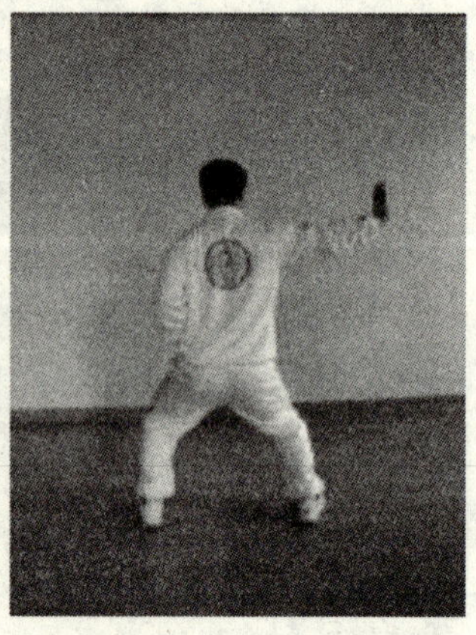

图9—12 丹凤朝阳（右）

13. 连环运掌（右）（见图9—13）

【功势】

（1）右手仰掌经胸前，屈肘劈掌左上方，左手仰掌腰旁提，外展仰掌经胸前，屈肘劈掌右上方，右手仰掌收回腰（左右劈掌）。

（2）左手反掌盖右掌，右掌胸前右上穿，掌心斜向与头平，左手立掌右胸前，右脚蹬直左脚提，左脚屈膝趾内扣，眼观右掌腰主动，右臂右腿皆伸直（提膝穿掌）。

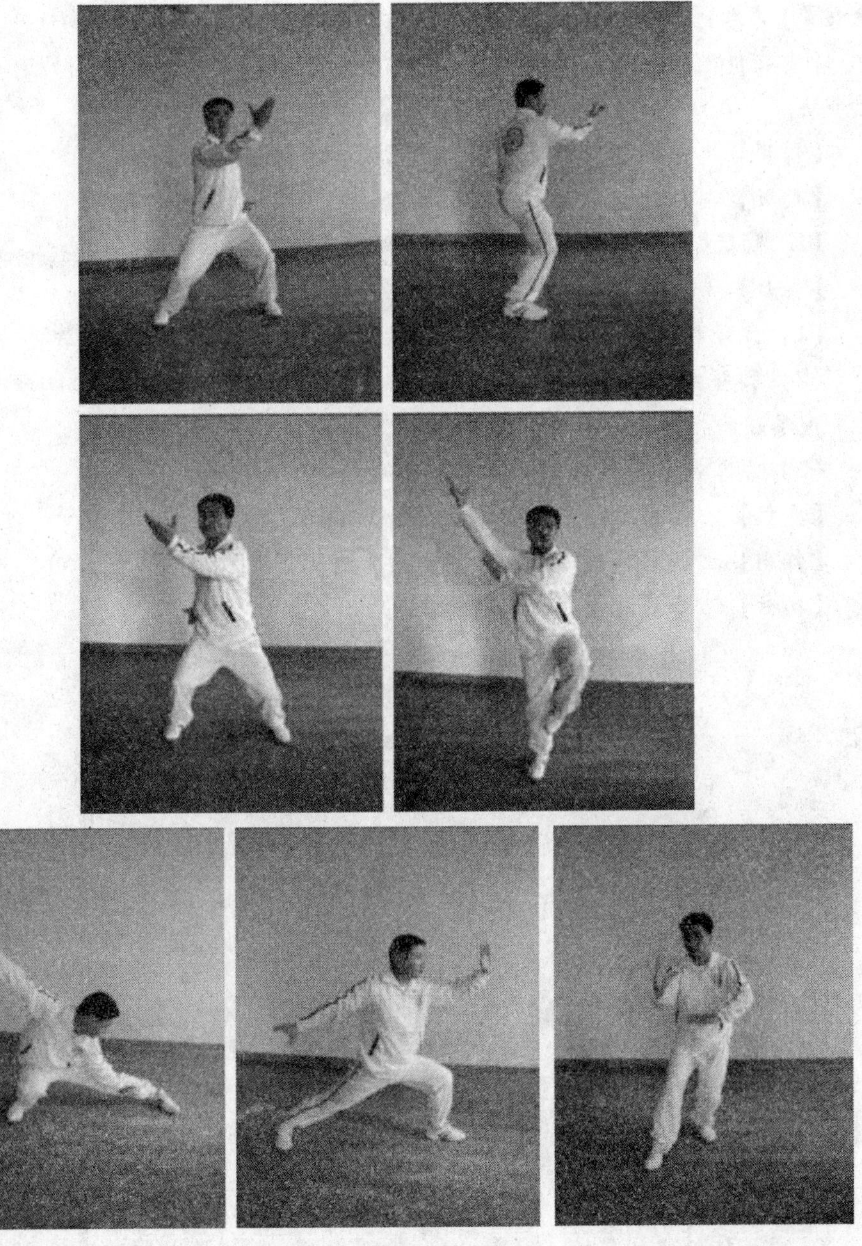

图9—13 连环运掌(右)

(3)右腿屈膝全下蹲,左腿左后成仆步,左掌划弧右胸前,贴近左腿内侧穿,再从左脚足背出,眼观左掌腰主动(仆步穿掌)(左)。

(4)重心前移左弓步,左掌穿出前上挑,右腿迈前右虚步,左掌划弧按腹前,右掌划弧前上挑,前上挑起成立掌,眼观右掌平指间,两手相距右高左(虚步撩掌）（右）。

【要领】 腰手主动眼视手，右腿右臂挺拔伸，仆步穿掌同时成，两手匀缓上步快。

【作用】 提高整体肌肉协调性，增强全身关节活动性。

【功效】 舒胸健肺，强筋壮骨。

14. 摘星换斗（右）（见图 9—14）

【功势】

（1）左手俯掌前平伸，右手仰掌屈肘撤。

（2）腰脊主动稍右转，右手顺势变勾手，勾尖内向头右前，相距头额约一拳，腕尽屈曲指外旋，肘肩平高臂垂直。

（3）左掌空拳置腰后，目注勾手头偏右。

【要领】 腰为主宰，身躯挺直，尽力屈腕，两腿虚步。

【作用】 锻炼臂腕肌肉关节的耐力，增强下肢肌肉的力量。

【功效】 强筋健骨，活血通络。

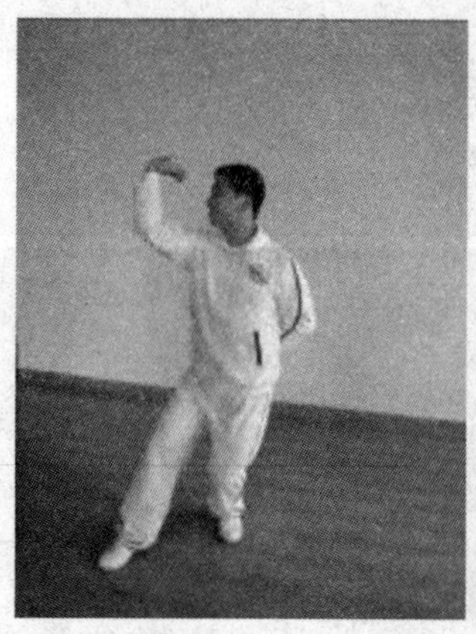
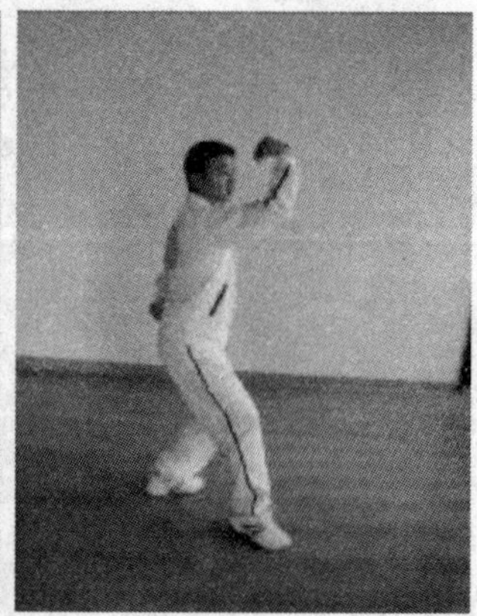

图 9—14 摘星换斗（右）

15. 勾手单鞭（见图 9—15）

【功势】

（1）腰脊主动再右转，勾手向外右旋腕，左掌划弧经腹前，掌心向内右肩前，重心落在右腿上，左趾抵地视左手。

（2）腰脊主动左旋转，左脚迈左成弓步，重心左移再左转，左掌翻转前推出。

【要领】 挺胸直腰，臂肘微屈，肘膝相对（左侧），两肩下沉。

【作用】　锻炼腰、肩、肘、腕等关节，增强关节灵活性和协调性。

【功效】　强健筋骨，提神顺气，活血通络。

16. 平步云手（见图9—16）

【功势】

（1）重心右移向右转，左脚旋内趾内扣，左掌划弧经腹前，掌心向内右肩前。

（2）右手化掌心向前，眼视左掌腰左转，左掌划弧经脸前，向左翻掌重心移，右掌划弧经腹前，掌心向内左肩前，右脚左靠开立步，眼看右掌腰右转。

（3）左掌划弧经腹前，掌心向内右肩前，右掌划弧经脸前，向右翻掌重心移，左腿向左跨一步，眼看左掌腰左转。

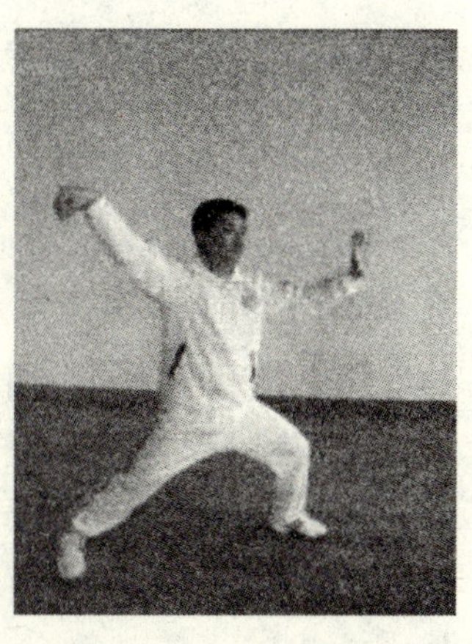

图9—15　勾手单鞭

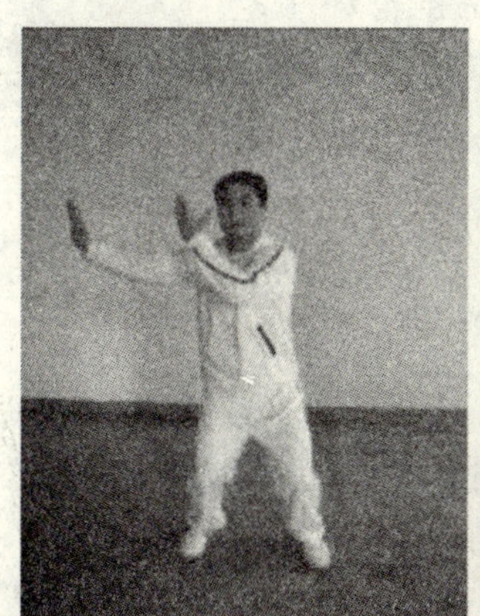
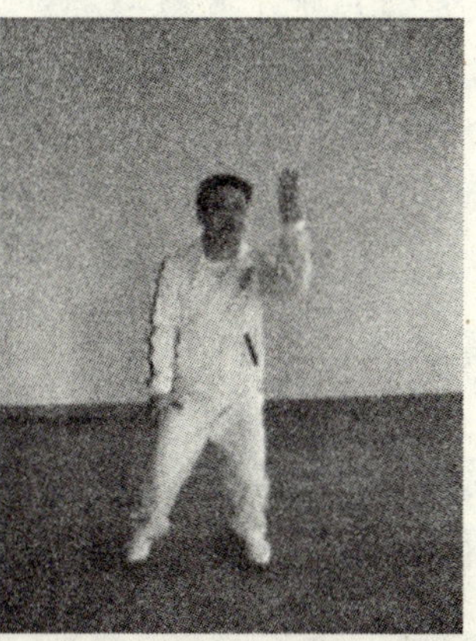
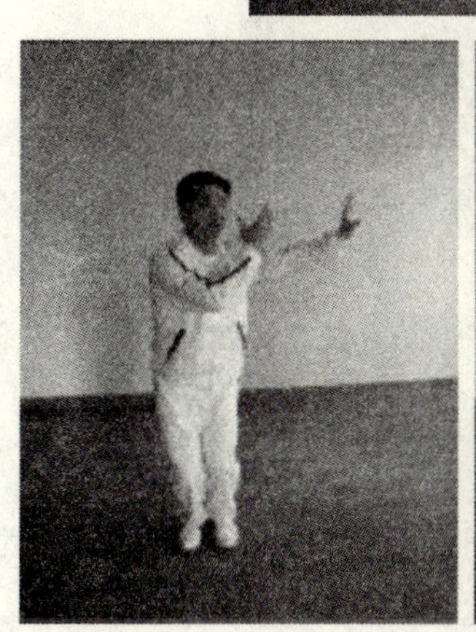
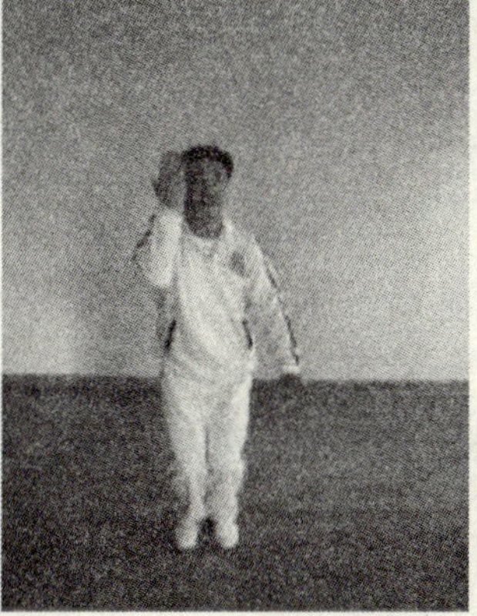
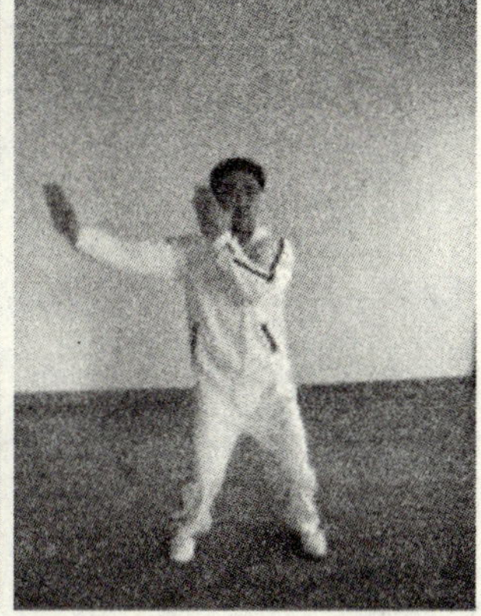

图9—16　平步云手

(4) 重复动作共三次。

【要领】 腰为主宰，臂随腰动，重心平稳，眼随手动，动作圆活，速度匀缓。

【作用】 锻炼腰腿及上肢关节，提高整体协调性。

【功效】 强腰壮肾，健骨生髓，调节脏腑机能，改善眼部功能。

17. 勾手单鞭（见图9—17）

【功势】

(1) 右掌划弧腰右转，右向运转掌化勾，左掌划弧经腹前，掌心向内右肩前，重心落在右腿上，左趾抵地视左手。

(2) 腰脊主动左旋转，左脚迈左成弓步，重心左移再左转，左掌翻转前推出。

【要领】 挺胸直腰，臂肘微屈，肘膝相对（左侧），两肩下沉。

【作用】 锻炼腰、肩、肘、腕等关节，增强关节灵活性和协调性。

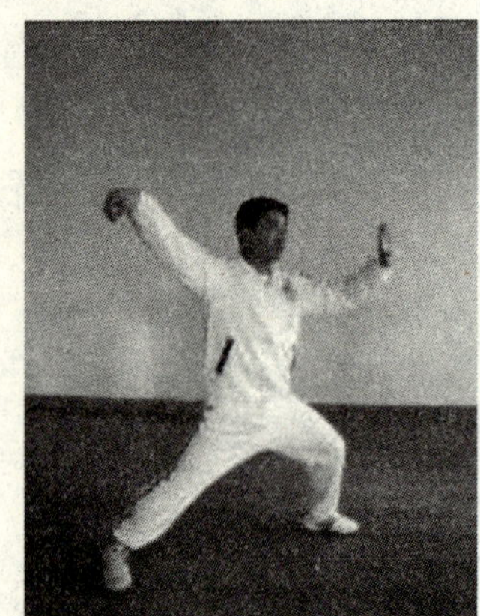

图9—17 勾手单鞭

【功效】 强健筋骨，提神顺气，活血通络。

18. 青龙探爪（见图9—18）

【功势】

(1) 右腿右前跨一步，两足平行同肩宽，左手握拳收回腰，右手伸肘勾变掌，收回耳侧举头上，右臂伸直近头旁，掌心向左身正直，头项端平目前视。

(2) 向左弯腰右腰展，左掌护腰面向前，右臂伸直近头旁，掌心向下足踏实。

(3) 再左转体面朝下，右臂旋内左伸展，右手俯掌眼看手，弯腰伸臂皆尽力。

(4) 屈膝下蹲成马步，伸腰转正身端直，右臂划弧小腿前，右手仰掌右腿外。

(5) 两腿缓伸，握拳护腰，重复功势左右同。

【要领】 手臂尽侧伸，弯腰不屈膝，抬头目平视，转身面向前，吸气变呼气，以气带动作，协调且圆活。

【作用】 锻炼腰腿肌肉和关节，增强肌肉力量和关节柔韧性。

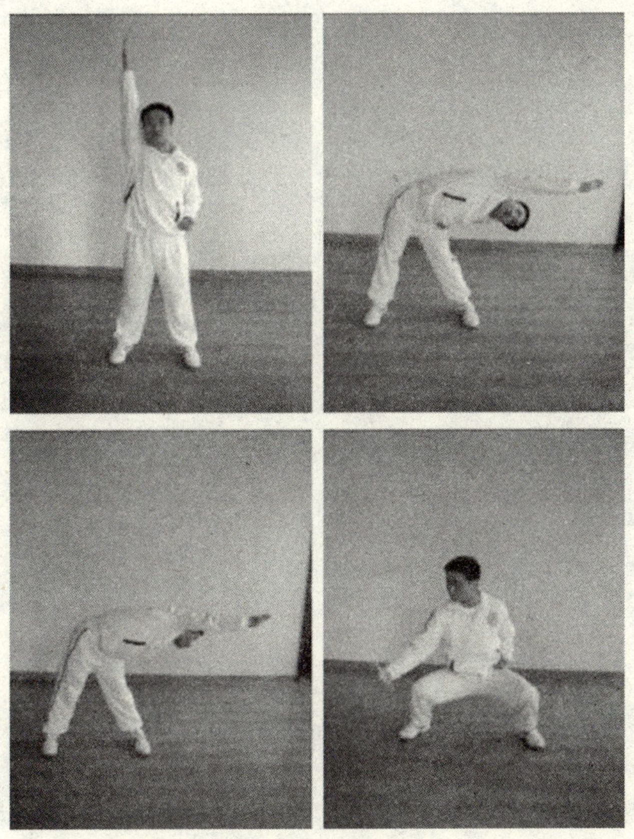

图 9—18　青龙探爪

【功效】　缓解劳损，健理肺气，协调脏腑。

19. 前推八马、倒拉九牛（见图 9—19）

【功势】

(1) 两足平行宽于肩，足趾略收腿实力，屈肘直掌护两胁，掌心相对指并拢。

(2) 两臂运力渐前推，肩腕指端全蓄劲，拇指上翘臂伸直，肩臂直掌成直线。

(3) 手臂伸尽掌外翻，虎口朝下指向前，四指并拢拇外展。五指向内屈曲收，由掌化拳如握物，劲注拳心腕外旋，屈肘收拳回两胁，反拳为掌向下按，伸臂紧腿同站裆。

【要领】　胸须微挺，头勿顾盼，两目平视，以气催力，运劲于臂，贯达掌指。

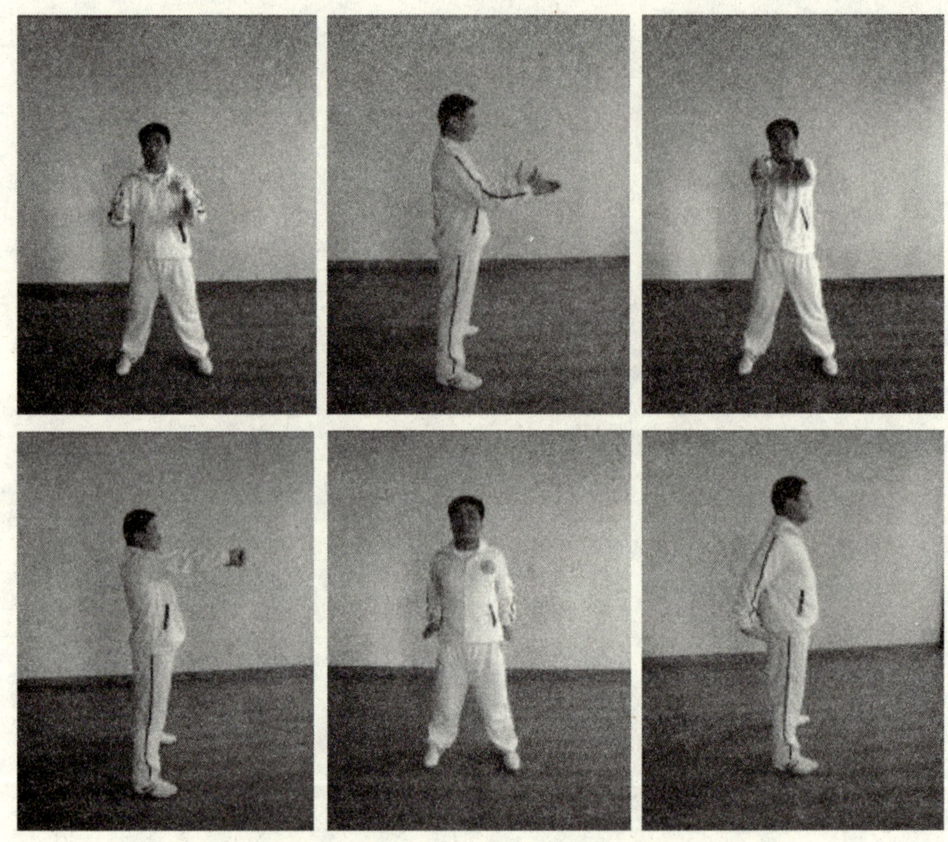

图9—19 前推八马、倒拉九牛

【作用】 增强两臂和指端劲力，锻炼上臂肌肉柔韧性。

【功效】 宽胸理气，健运脾胃，强壮筋骨。

20. 白莽跃腾（见图9—20）

【功势】

（1）两臂十字叉胸前，右内左外掌朝内，向左转腰面左后，左臂上举过头顶，右手立掌在胸前。

（2）左手向后尽伸展，掌臂下按高平肩，右手下按于腹前，两臂收回叉胸前。

（3）重复功势左右同。

（4）松髋屈膝略下蹲，两臂屈肘平俯掌，左后仰身旋腰臂，两臂后旋举过头，身体翻转掌平磨，重复功势左右同。

【要领】 含胸拔背，两足踏实，举臂尽力，下按松肩，带动肘掌，舒展柔

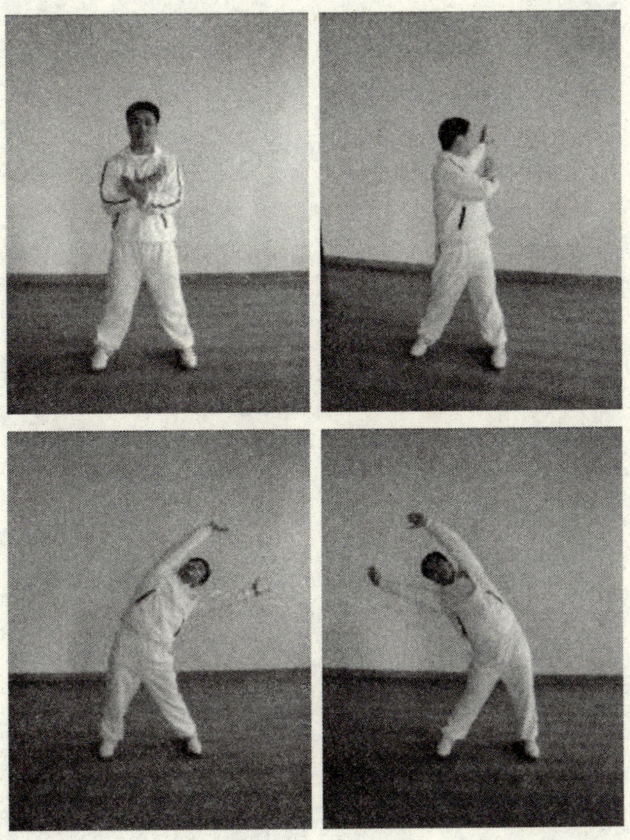

图 9—20　白莽跃腾

匀。转腰充分，仰身自然。

【作用】　锻炼腰脊关节韧带，增强腰背肌肉筋腱，促使肌筋柔韧稳定。

【功效】　健肺纳气，固腰壮肾，强骨生髓，提神顺气。

21．丹凤朝阳（左）（见图 9—21）

【功势】

（1）仰掌落臂收腰旁，左脚左跨成马步，同时转腰近直角，挺胸直腰头端平。

（2）左手腰间左推出，柔缓外展臂蓄劲。

【要领】　上身正直，两目平视，肩臂蓄劲，腰腿同步。

【作用】　锻炼肩关节和下肢的力量。

【功效】　强健筋骨，调节肝肾。

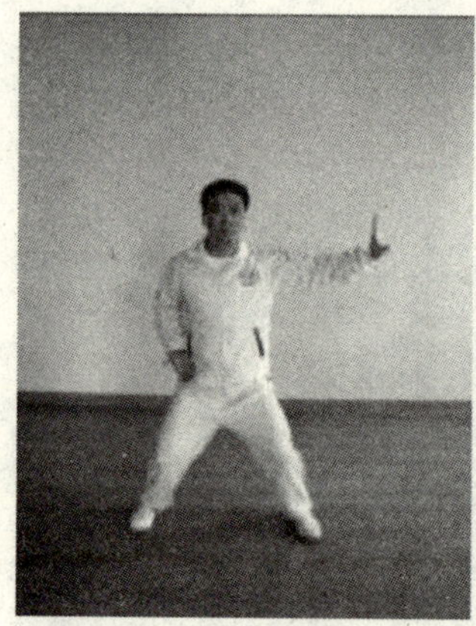
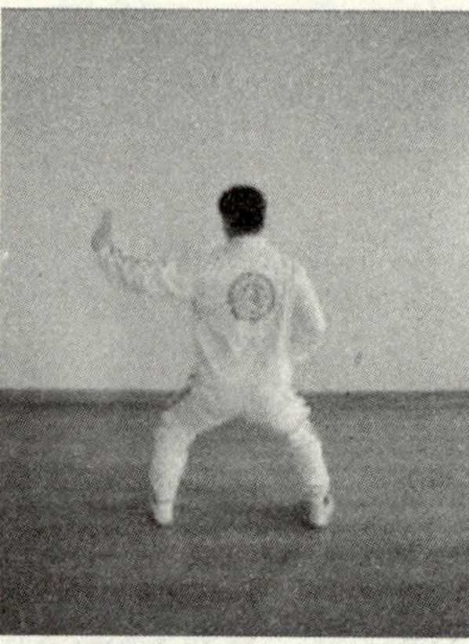

图9—21 丹凤朝阳（左）

22．连环运掌（左）（见图9—22）

【功势】

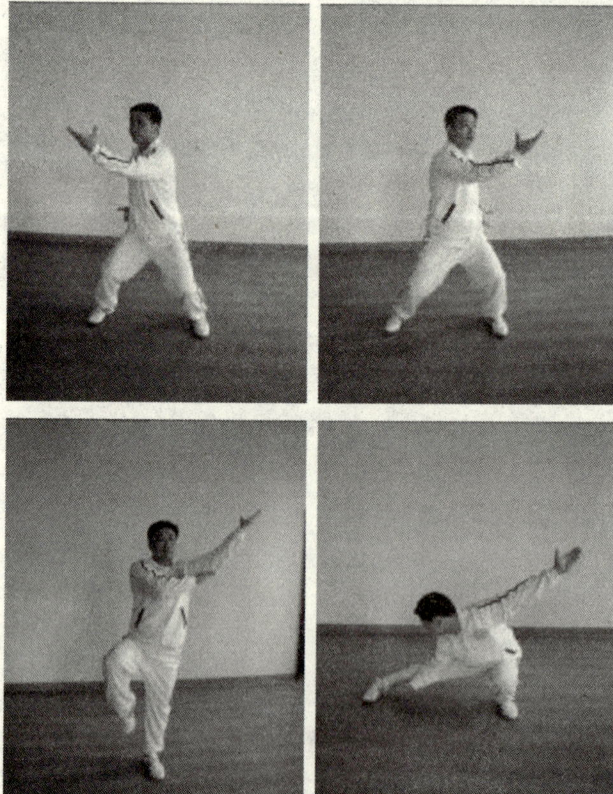

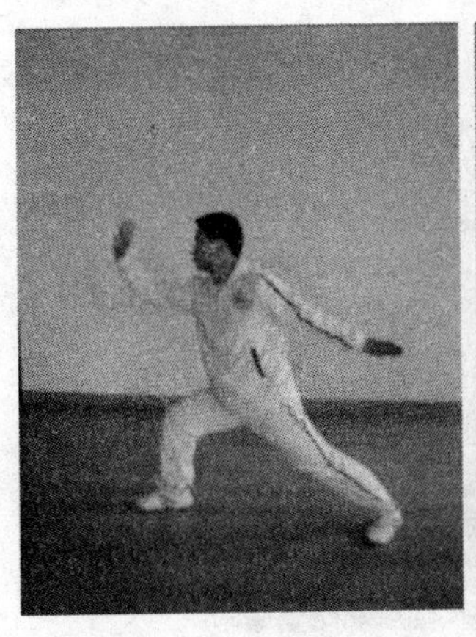
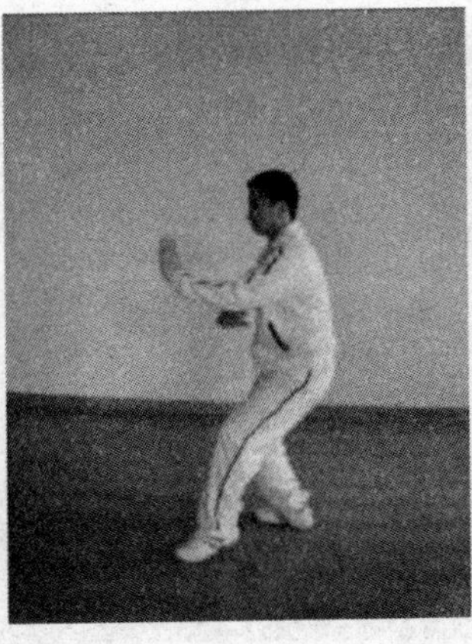
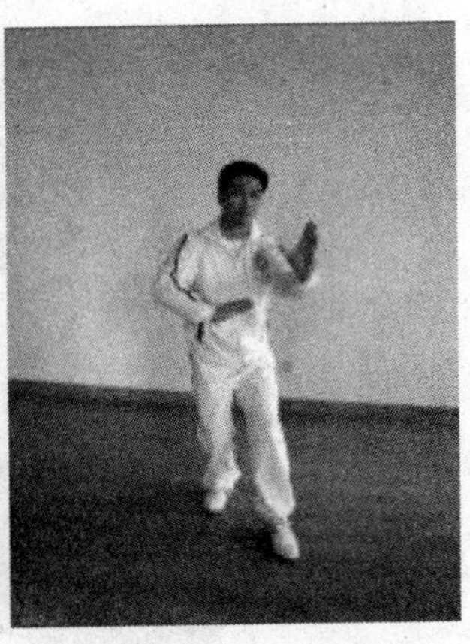

图9—22　连环运掌（左）

（1）左手仰掌经胸前，屈肘劈掌右上方，右手仰掌腰旁提，外展仰掌经胸前，屈肘劈掌左上方，左手仰掌收回腰（左右劈掌）。

（2）右手反掌盖左掌，左掌胸前左上穿，掌心斜向与头平，右手立掌左胸前，左脚蹬直右脚提，右脚屈膝趾内扣，眼观左掌腰主动，左臂左腿皆伸直（提膝穿掌）。

（3）左腿屈膝全下蹲，右腿右后成仆步，右掌划弧左胸前，贴近右腿内侧穿，再从右脚足背出，眼观右掌腰主动（仆步穿掌）（右）。

（4）重心前移右弓步，右掌穿出前上挑，左腿迈前左虚步，右掌划弧按腹前，左掌划弧前上挑，前上挑起成立掌，眼观左掌平指间，两手相距左高右（虚步撩掌）（左）。

【要领】　腰手主动眼视手，左腿左臂挺拔伸，仆步穿掌同时成，两手匀缓上步快。

【作用】　提高整体肌肉协调性，增强全身关节活动性。

【功效】　舒胸健肺，强筋壮骨。

23. 摘星换斗（左）（见图9—23）

【功势】

（1）右手俯掌前平伸，左手仰掌屈肘撤。

（2）腰脊主动稍左转，左手顺势变勾手，勾尖内向头左前，相距头额约一拳，腕尽屈曲指外旋，肘肩平高臂垂直。

（3）右掌空拳置腰后，目注勾手头偏左。

【要领】　腰为主宰，身躯挺直，尽力屈腕，两腿虚步。

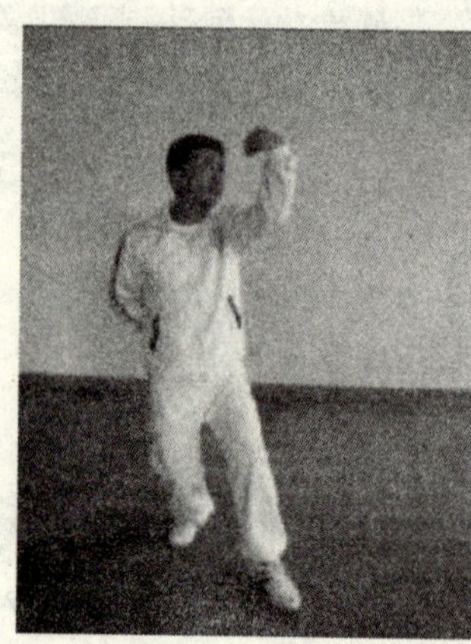
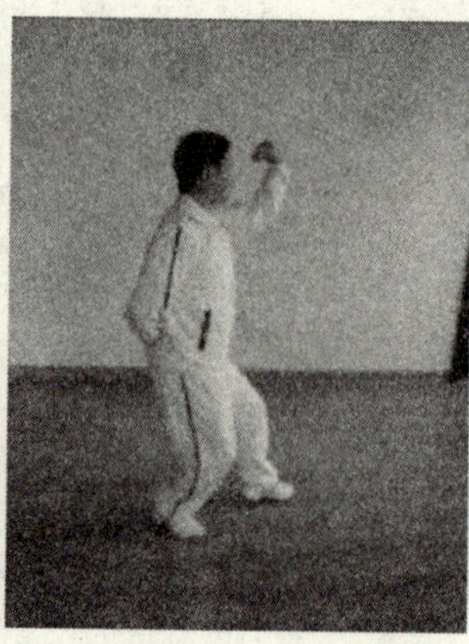

图 9—23 摘星换斗（左）

【作用】 锻炼臂腕肌肉关节的耐力，增强下肢肌肉的力量。

【功效】 强筋健骨，活血通络。

24. 交拳齐心（见图 9—24）

【功势】

(1) 足趾着地转左跟，转至左前同起式，左脚着地承重心，右脚左前跨大步，两脚相平略肩宽，屈膝下蹲成马步。

(2) 双手握拳叉胸前，拳心向里腰挺直。

【要领】 两拳蓄劲，臂动眼随。

【作用】 活动上肢各关节，增强上臂肌肉力量。

【功效】 舒胸理气，强筋健骨。

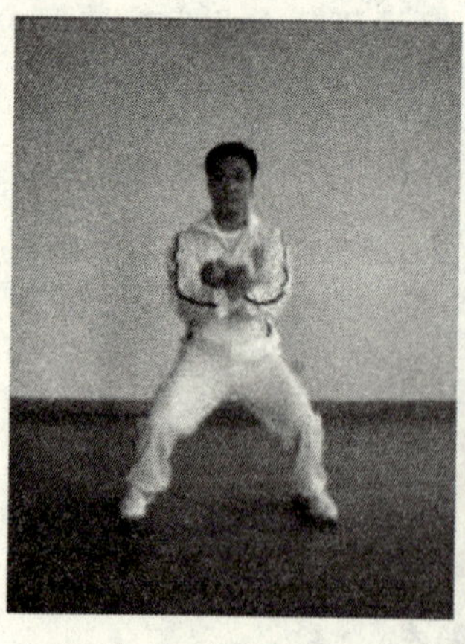
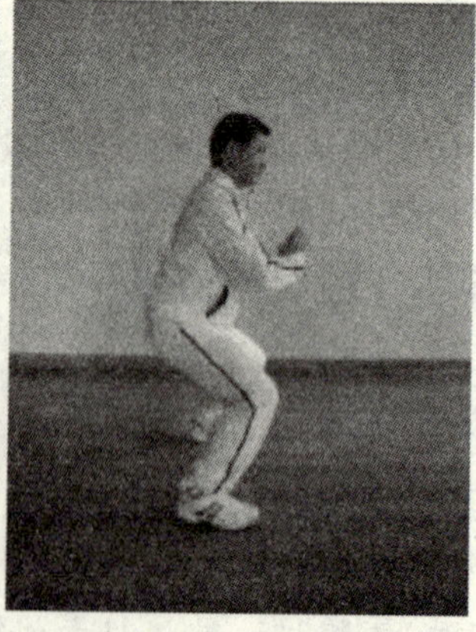

图 9—24 交拳齐心

25. 三盘落地（见图9—25）

【功势】

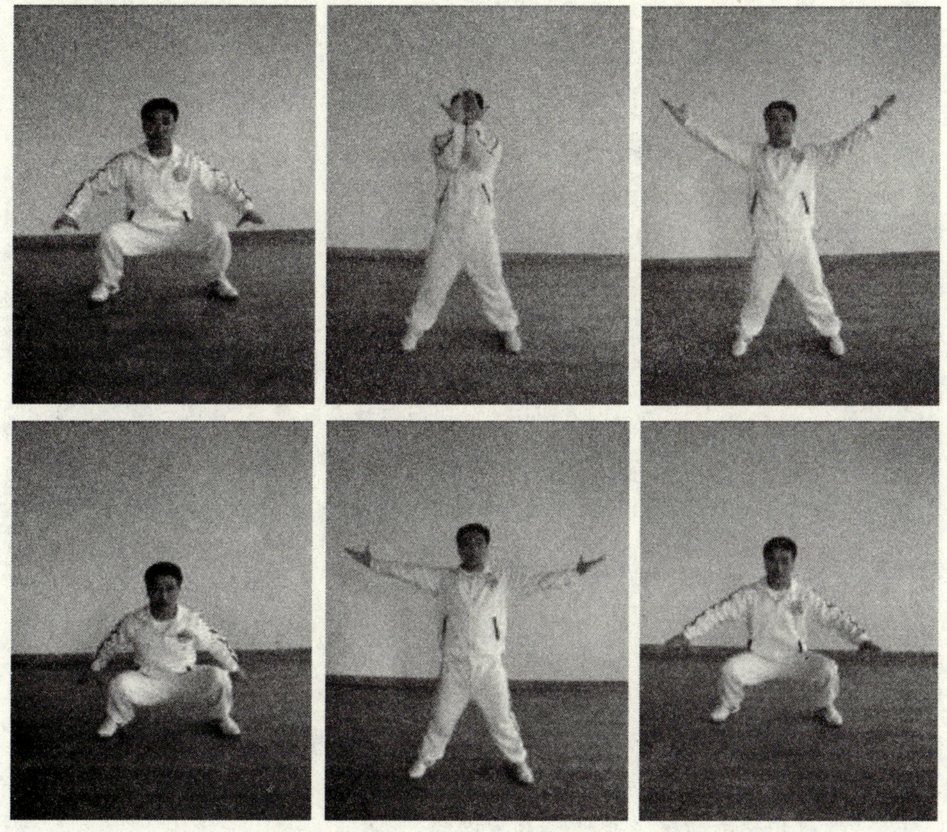

图9—25　三盘落地

（1）挺胸直腰头端平，两臂叉拳举过头，两臂分开拳变掌，伸直两侧同肩高，转腕翻手成俯掌，两腿伸直膝蓄劲。

（2）两掌下落膝外侧，拇指朝里蹲马步。

（3）旋腕立掌背相靠，合肘转臂拇外展，徐徐升臂平天门，两腿渐直脚踏实，转腕翻掌徐展臂，立掌外旋分两旁，双臂伸直侧仰掌。

（4）屈膝深蹲掌下按，大腿外侧臂屈曲。

（5）掌心翻转向上托，肩臂相平成一字。

（6）俯掌下落膝外侧，拇指朝里蹲马步。

（7）旋腕立掌背相靠，合肘转臂拇外展，徐徐升臂平天门，两腿渐直脚踏实，转腕翻掌徐展臂，立掌外旋分两旁，旋腕翻手成俯掌，两臂下落于体侧，左脚收回右内侧，两脚并拢手下落。

【要领】 沉肩松肘，挺胸直腰，动作柔缓，重心后坐，膝过足尖，屈膝按掌，肘屈成弧。

【作用】 锻炼下肢力量，增强上肢柔韧，提高整体协调。

【功效】 健肺纳气，强健筋骨，促进下肢血流，消除盆腔淤血。

26. 出爪亮翅（见图9—26）

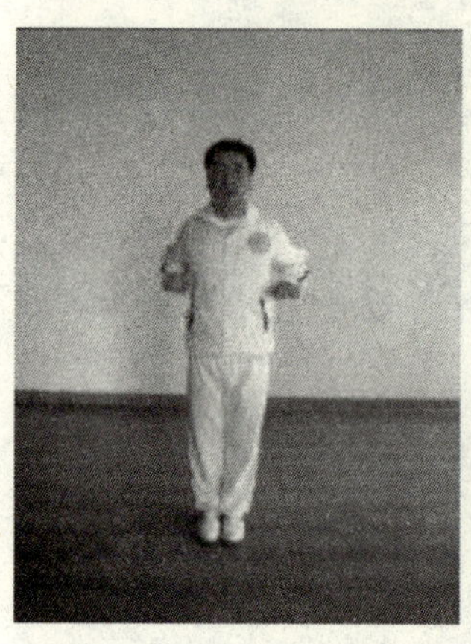
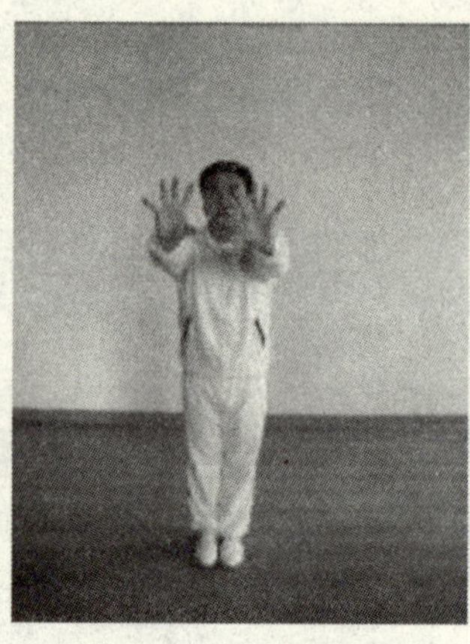
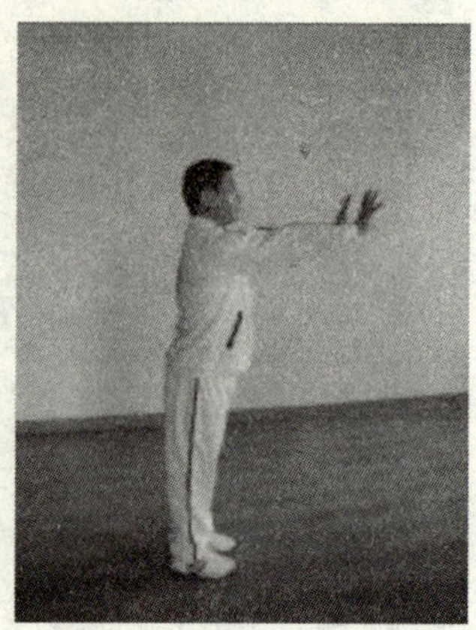

图9—26 出爪亮翅

【功势】

（1）两掌化拳提肘臂，用力屈曲两胁边，拳心向下提脚跟。

（2）两拳化掌缓前推，随前推掌化俯掌，坐腕展指臂伸直，臂同肩宽掌向前。

（3）眼视指端脚回落，两臂握拳收回腰。

【要领】 两脚踏实，力由下上，并腿伸膝，两胁用力，力达指端。

【作用】 锻炼四肢及手指关节力量。

【功效】 舒畅气机，强筋健骨，调和气血。

27. 卧虎扑食（见图9—27）

【功势】

（1）左脚前迈成弓步，两拳化爪前扑伸，两臂相平宽同肩，掌心向前腕背屈。

（2）躯体前俯胸近腿，掌心向下爪着地，抬头瞪眼看前方。

（3）躯体抬起身直立，重心右移腿屈膝，左腿蹬直手回收，缓沿腿腰爪胸前。

（4）右腿蹬直成弓步，两手爪状前扑伸，两臂伸直伴喝声。

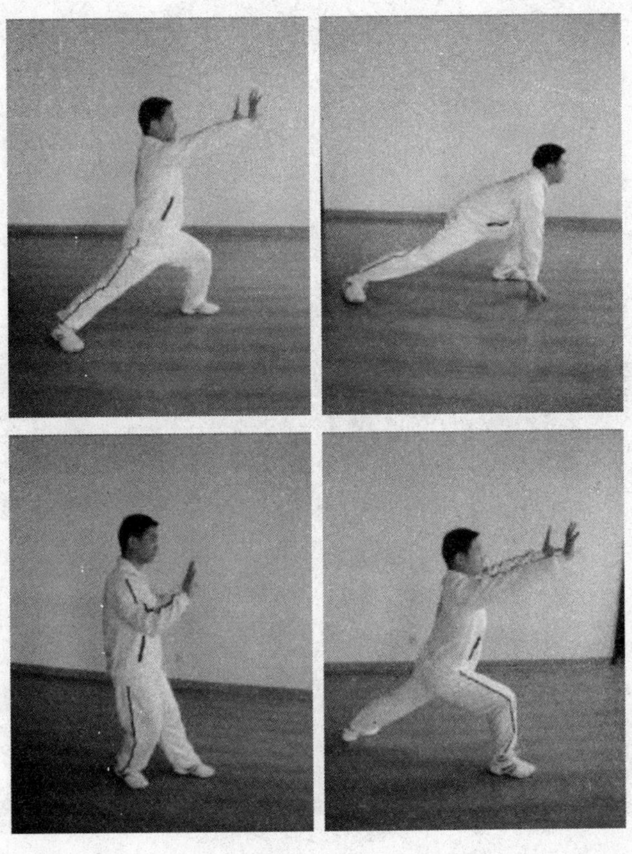

图 9—27 卧虎扑食

(5) 两臂外旋手仰掌，握拳回收腰两旁，重心再移全左腿，右腿收回左腿内，躯体右转面向后，右腿前迈成弓步，重复功势左右同。

(6) 两臂外旋手仰掌，握拳回收腰两旁，重心再移全右腿，左腿收回右腿内，转回身躯腿并拢，两臂下落直立式。

【要领】 向前扑伸，注意发力顺序，起于根，顺于中，达于梢，腿、腰、臂三节贯通，力达指掌。

【作用】 拉伸肩臂韧带，锻炼上臂和颈背肌肉群的力量。

【功效】 强腰壮肾，健骨生髓。

28. 前推八马、倒拉九牛（见图 9—28）

【功势】

(1) 左足向左跨一步，两足平行宽于肩，足趾略收腿实力，屈肘直掌护两胁，掌心相对指并拢。

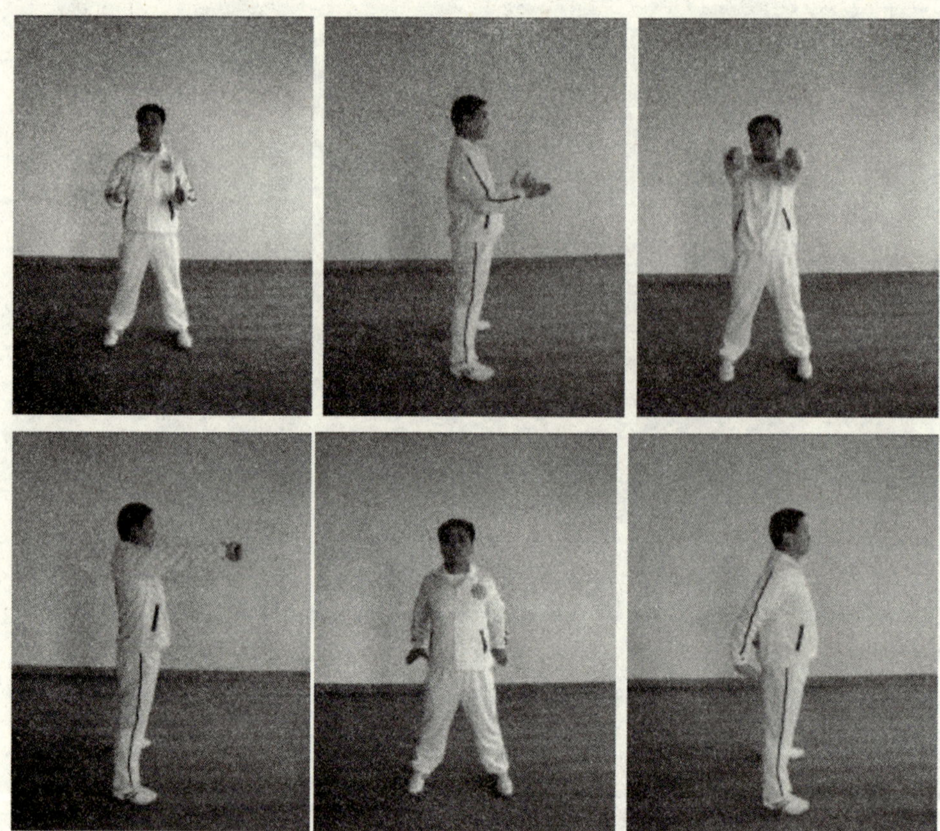

图9—28　前推八马、倒拉九牛

（2）两臂运力渐前推，肩腕指端全蓄劲，拇指上翘臂伸直，肩臂直掌成直线。

（3）手臂伸尽掌外翻，虎口朝下指向前，四指并拢拇外展，五指向内屈曲收，由掌化拳如握物，劲注拳心腕外旋，屈肘收拳回两胁，反拳为掌向下按，伸臂紧腿同站裆。

【要领】　胸须微挺，头勿顾盼，两目平视，以气催力，运劲于臂，贯达掌指。

【作用】　增强两臂和指端劲力，锻炼上臂肌肉柔韧性。

【功效】　宽胸理气，健运脾胃，强壮筋骨。

29．倒拔马刀（见图9—29）

【功势】

（1）两手交叉始腹前，面前高举头上方，两臂伸直分两旁，两手下落回体侧。

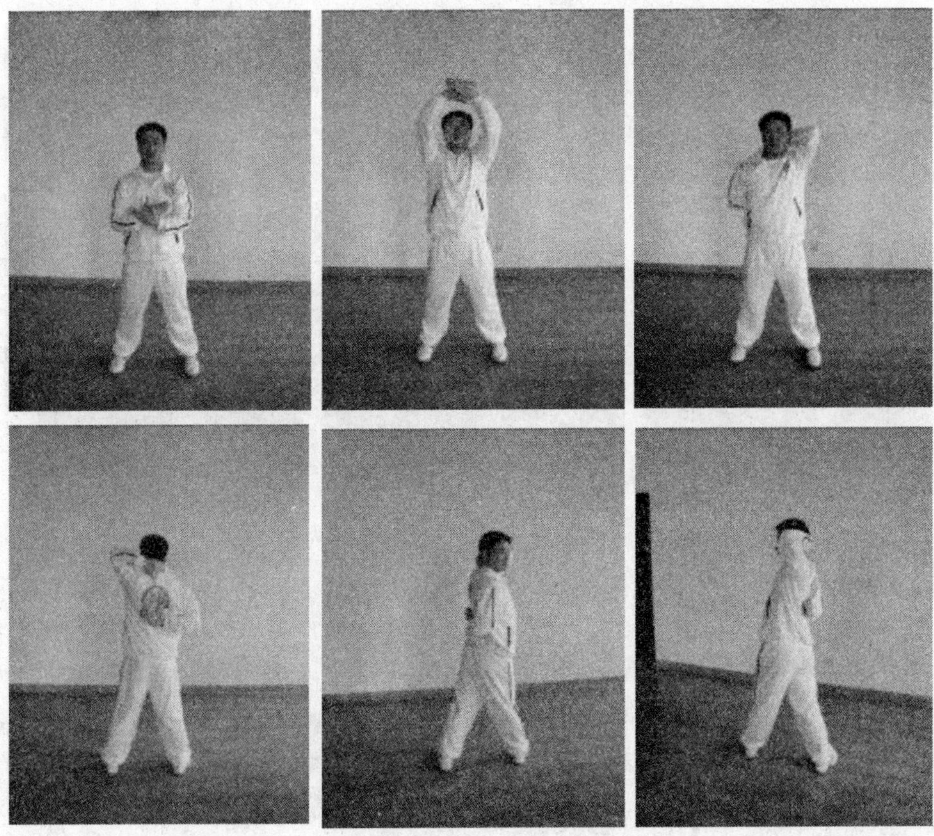
图 9—29　倒拔马刀

（2）左手体侧举过头，屈肘头后点风池，右手后伸近腰后，掌背向内扶命门。

（3）挺胸直腰向右转，手项争力向后看，躯体转正向左转，手项争力向后看。

（4）躯体转正臂侧展，下落两侧腹前叉，重复功势左右同，躯体转正臂侧展。

【要领】　躯体左右拧转，保持中轴正直，两臂充分举收，手项同时蓄劲。

【作用】　增强背腰、胸腹肌肉力量，锻炼脊柱、胸胁关节功能。

【功效】　改善头项血液循环，解除中枢神经疲劳，促进静脉血液回流。

30．打躬鸣鼓（见图 9—30）

【功势】

（1）屈膝下蹲成马步，两臂侧举上过头，掌心相对屈肘臂，抱于脑后掩两耳，挺胸展肘成平面。

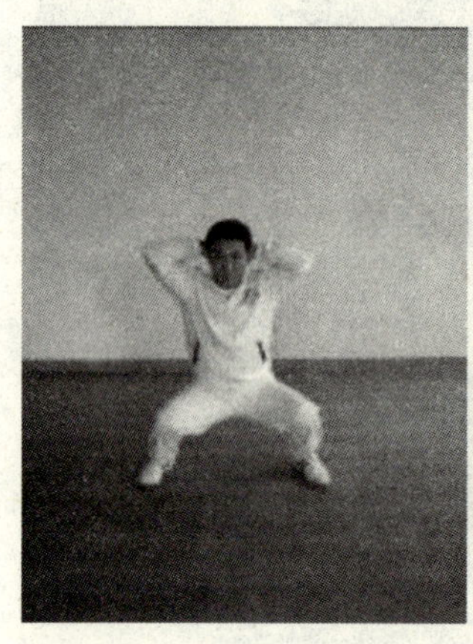
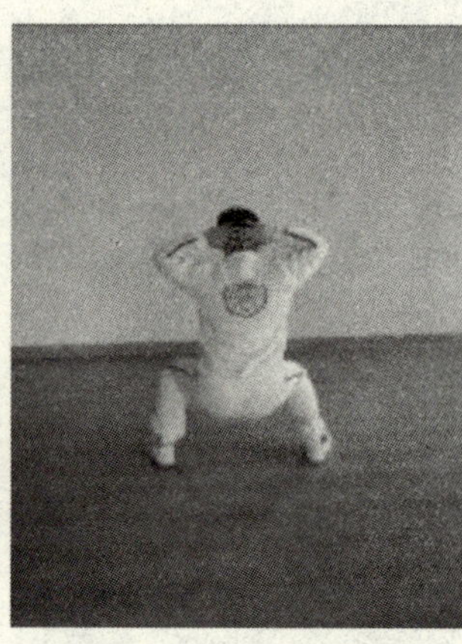
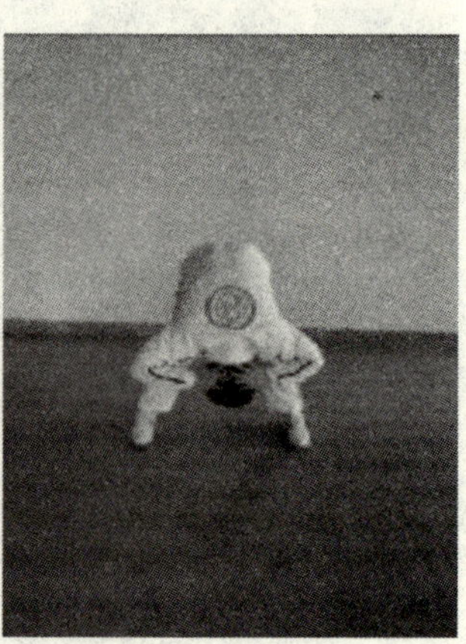

图9—30 打躬鸣鼓

(2) 躯体前俯胸近腿，两腿伸直膝蓄劲，两肘内合弹耳后，身体正立腰挺直，两腿屈蹲成马步，两臂展肘抱脑后。

【要领】 躯体正直，两肘打开，弯腰前俯，两肘夹枕，舌舐上颚，咬牙调息。

【作用】 锻炼腰背肌肉，增强腰脊关节功能和肌肉力量。

【功效】 改善脑部血液循环，消除脊背紧张疲劳。

31. 四面掉尾（见图9—31）

【功势】

(1) 两腿缓直膝蓄劲，两掌上撑指相对，两臂伸直近头部。

(2) 躯体左转九十度，再作前俯膝伸直，两手靠近左脚外，掌心近地再抬头。

(3) 挺胸直立身转正，躯体右转九十度，再作前俯膝伸直，两手靠近右脚外，掌心近地再抬头。

(4) 挺胸直立身转正，两掌上撑指相对，两臂伸直近头部，躯体后仰尽伸腰，两手分开伸仰掌，指尖向外脚踏实。

(5) 躯体前俯臂合拢，掌心向上臂伸直，抬头看前膝蓄劲，俯身向前尽弯腰，指尖相对腕内旋，掌心向下按腿间，两手贴地胸近腿。

【要领】 躯体俯仰运动，两膝充分伸直，拔长肌群韧带，意念集中掌心。

【作用】 锻炼脊柱及全身关节，增强肌肉韧带力量和功能。

【功效】 改善心神疲劳，消除脊背紧张，增强关节的稳定性。

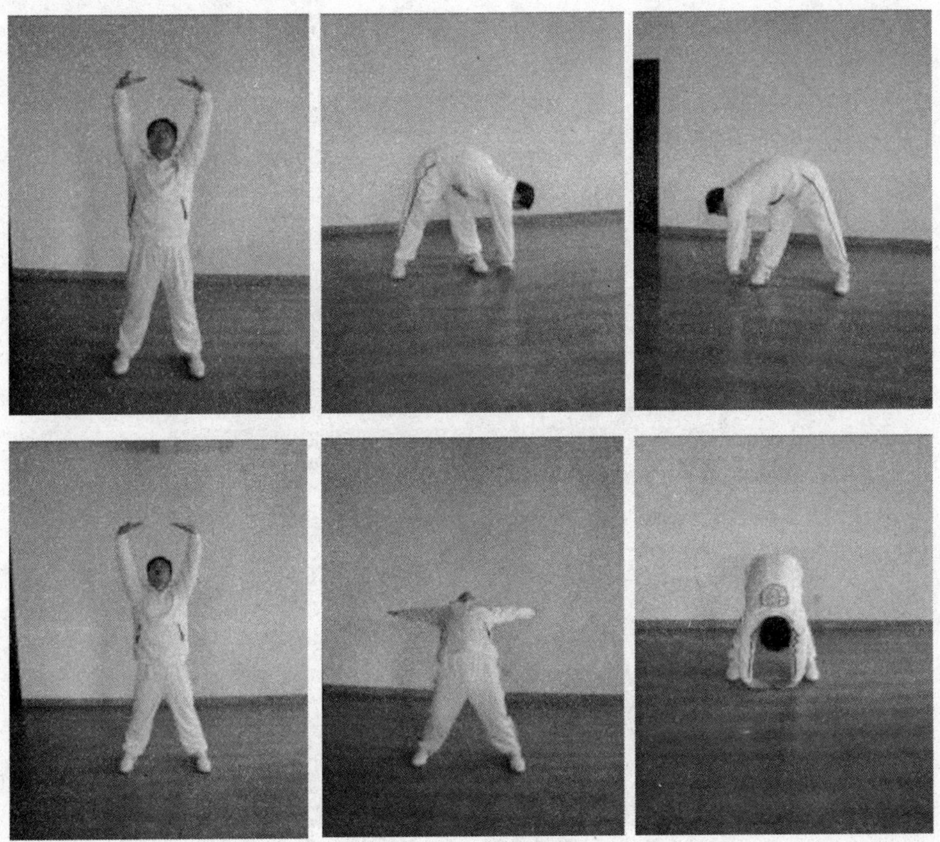

图9—31 四面掉尾

32．韦驮献杵（见图9—32）

【功势】

（1）身体正立腰挺直，两手上提平胸前，屈肘旋腕掌抱球，沉肩垂肘头端平。

（2）翻掌下按回两侧，左脚回收脚并拢。

【要领】 两足踏实，舒胸拔背，蓄腹直腰，动作匀缓，心神怡宁，气沉丹田。

【作用】 放松身体，平静呼吸。

【功效】 舒胸理气，提神顺气，活血通络。

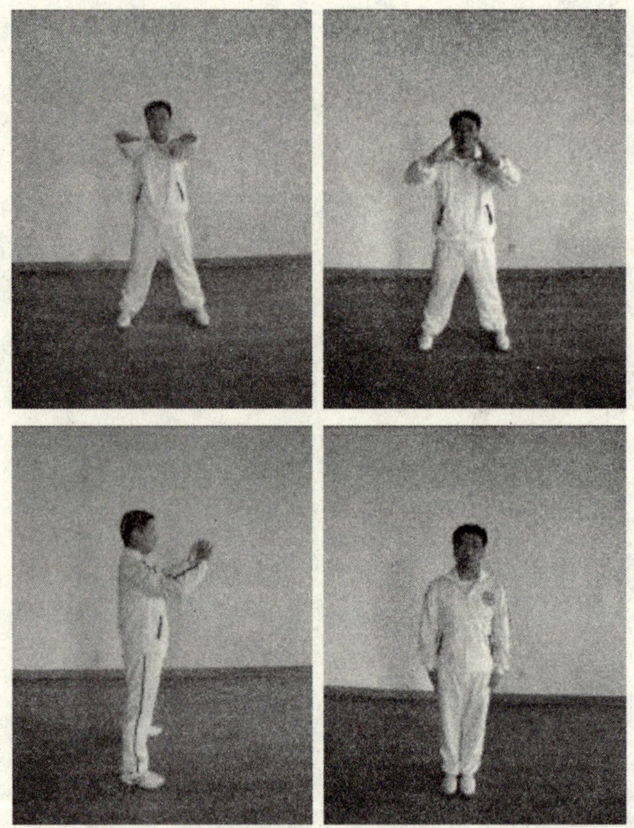

图 9—32 韦驮献杵

第三节 自身养生保健推拿（现代导引二）

一、自身养生保健推拿理论概述

所谓养生通常系指自我养生，即自身养生，是养生防患保健的主体部分。一般可根据自身的情况，选择适合自身的养生防患的方式方法，这是主动、积极的自我保健。可以同易筋内功、太极拳和气功配合应用，也可以单独作自身养生保健之用。自身养生保健推拿脱胎于古代导引，而强化导引中自身推拿部分的内容，也使自身推拿和功法训练有机结合，更为深化、合理。

（一）自身养生保健推拿的概念和意义

自身养生保健推拿是在自己身体的一定部位，运用推拿手法技能，借以养生防患保健，是内功养生保健（现代导引）系列的后期部分。实践表明，自身养生保健推拿是一种很有实用价值和积极意义的自我养生保健方法，具有自行运动肢体和自身感受手法的双重意义。同时结合调身、调心、调息、内环境调摄，可以产生整理调理、身心共养的反馈效应。自身养生保健推拿能够充分发挥自身的主观能动性和灵活机动性，既侧重于养生防患，也可用于既病防变、病后防发，可以根据自身的体质、病情及其他条件，选用适宜、合理的手法技能，并可以根据自我感觉随时调节手法强度、把握手法用量，调整操作规程。可见，自身养生保健推拿的意义和作用必然超越一般被动性的客体保健推拿。除小儿和一些老弱病残者外，其他人通常都可以掌握运用自身养生保健推拿。实践表明，自身养生保健推拿对于消除疲劳、延缓衰老、焕发生机、强壮体质具有不可低估的功效，关键在于常久不废，即有奇功，只要持之以恒，必受大益。正如《内功图说》所说的："行之不厌烦，昼夜无穷数，岁久积功成，渐入神仙路。"

（二）自身养生保健推拿的由来和发展

自身养生保健推拿起源于人的本能行为和一些日常生活卫生习惯动作。如洗面、梳头、沐浴等都是自身养生保健推拿的萌芽与雏形。古代导引中的"自摩自捏"部分是早期的自身养生保健推拿，后世养生家都十分注重用以防病延年。据文献载述，古代按摩深受道家思想影响，道家以精、气、神为内三宝，耳、目、口为外三宝。故常以气功、调息以内养精、气、神，用推拿手法施于耳、目、口而外养形体。这对现代推拿和气功密切结合用以养生防患启迪很大。头面部养生保健推拿有叩齿、拭目、按耳、摩面等。叩齿源于《抱朴子·杂应卷》，拭目、按耳先见于《养性延命录》，摩面首载于《灵剑子·四时导引法》等。医家深受道家影响，如李士材、沈金鳌、吴尚先等在其著作中亦颇推崇头面部养生保健推拿，并根据经络腧穴的理论，重视擦肾俞、命门、夹脊、涌泉等穴，进一步完善了养生保健推拿的理论和实践。如擦肾俞，在《三才图会》已有描述，李士材的《寿世青编》认为该法有补肾培元、益火生土之功效；擦涌泉，苏东坡的《养生诀》曾载此法，《寿亲养老新书》（邹铉续增）还认为"不若自擦为佳"，提倡自身推拿。

龚应园《红炉点雪》载有却病16句之术，其中"梦失封金柜""搓涂自驻颜""闭摩通滞气"等均属自身养生保健推拿之法。李挺的《医学入门》还讲究自身推拿的姿势与精神调摄相结合。

近代自身养生保健推拿结合气功、体育成为民间综合性养生保健方法，其中如《沈钧儒先生的健身方法》《保健按摩》等著作中都显而易见，眼保健操、保健功等流传更广，也产生了积极的社会效益。

（三）自身养生保健推拿同气功的密切结合

自身养生保健推拿同气功结合的方式，大致有两种：其一是施行手法前、后的气功状态；其二是施行手法过程中的气功行为。施行手法前，务必形正端坐、肢体舒松、含胸拔背（调身），呼吸调匀、气沉丹田（调息），心神怡宁、意念贯一（调心），良好的气功状态可以为手法的施行造就和谐的内环境。在手法施行过程中，由意识支配手法技巧动作，就是“意”（意识）、“气”（呼吸）、“行”（手法技巧动作）协调结合，使之形成以气行手、以手调气，也就是运气化力、受力运气的运转机理。在手法施行后，持续气功状态，更可以完善与提高自身养生保健推拿的手法效应与功效。因此可以说，自身养生保健推拿自始至终置于气功状态之中，使调养气血、调摄精神、调节脏腑融会贯通、相辅相成。

二、自身养生保健推拿常规模式

自身养生保健推拿方法与名称很多，这里汇集古今众家之长，根据全身部位特点，归纳整理成常规模式，简称为自身养生法，可以作为自身保健推拿常规模式之用，实践应用时，可以系统整体操作，也可酌情选节操作。

【自身养生法】

1. 形神三调、摩指擦掌（见图 9—33）

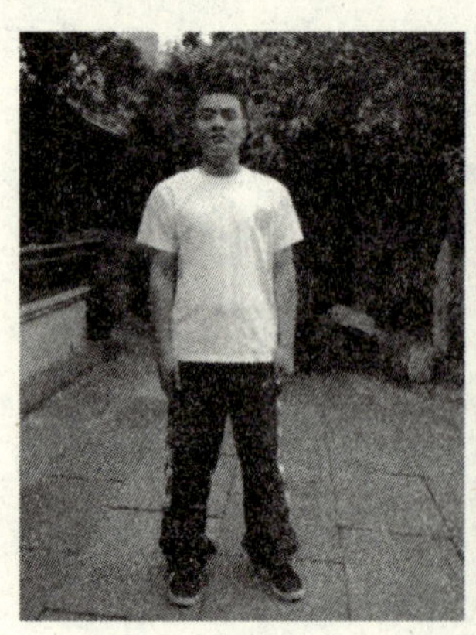
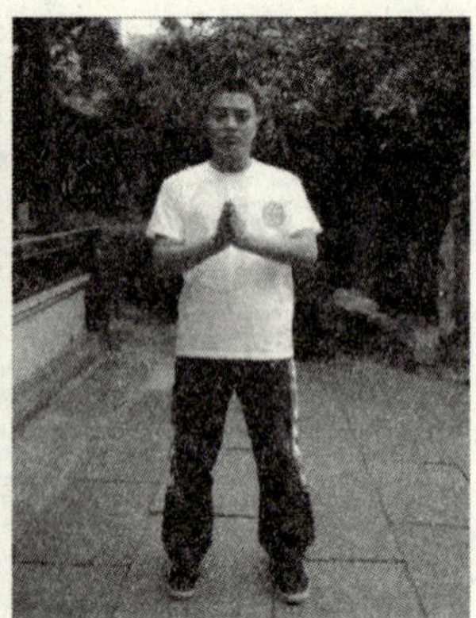

图 9—33　形神三调、摩指擦掌

【功效】 调节形神、温暖指掌。

形正体松，含胸拔背（调身）；呼吸调匀、气沉丹田（调息）；心神怡宁、意念贯一（调心）；两手相合，摩指擦掌（摩手）。1～2 min。

2. 拭眼熨目、抹眶按眦（见图9—34）

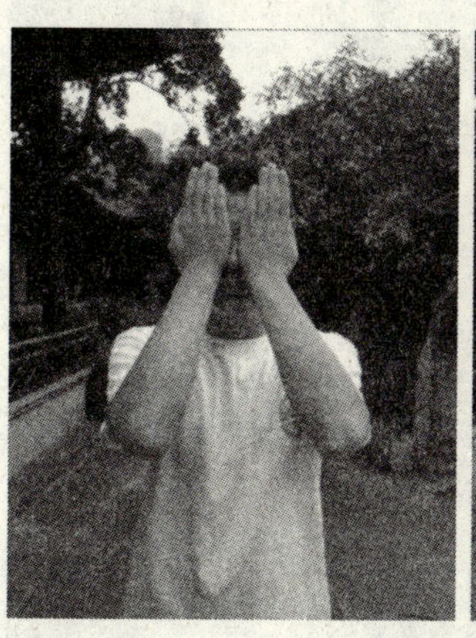
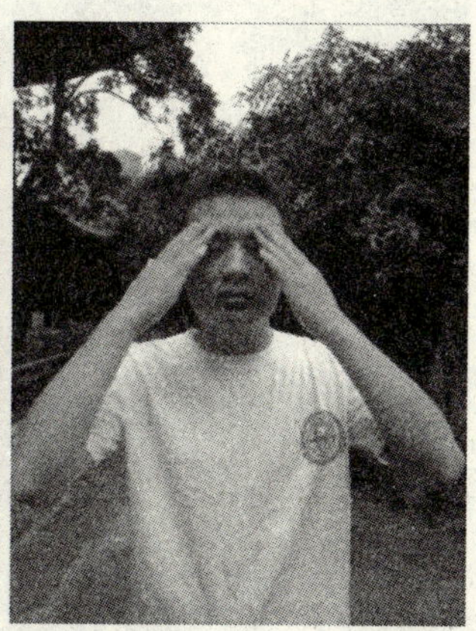

图9—34 拭眼熨目、抹眶按眦

【功效】 明目散风、提神醒脑；调节眼球功能，增强眼肌弹性，改善眼部血液循环，消除眼疲劳；防治近视、老视、目疾等。

(1) 闭目，两手食指、中指、无名指并拢相摩令热，环旋轻揉两眼睑。顺、逆时针向各5～10次。

(2) 闭目，两手掌相摩极热，以掌心敷熨双目。

(3) 闭目，以两手食指、中指指腹或屈拇指指间关节突起部环抹两眼眶缘。由内向外各10～15次。

(4) 闭目，以两手拇指指端按、掐两侧攒竹、睛明、鱼腰、瞳子髎、四白。各5～10次。

3. 推鼻抹额、摩面擦耳（见图9—35）

【功效】 润泽肌肤、通窍聪耳、明目醒脑、消劳除烦；增强皮肤光泽、弹性，消除皮肤皱斑，减轻皮下脂肪积聚；防治头痛、感冒、鼻塞、眩晕、耳鸣、痤疮等。

两手平掌，按伏于两侧面颊，作由内向外环旋摩动：小指侧推鼻旁，四指指面抹前额，掌面摩面颊，拇指侧擦耳廓。顺序是：吻鼻（上）→前额（分）→耳颞（下）→颏颊（合）。周而复始，轻巧明快，操作时，上、分，稳实；下、合，轻柔。10～15次。

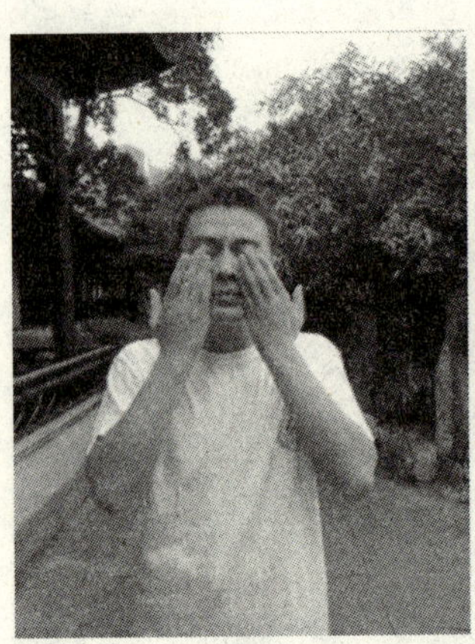
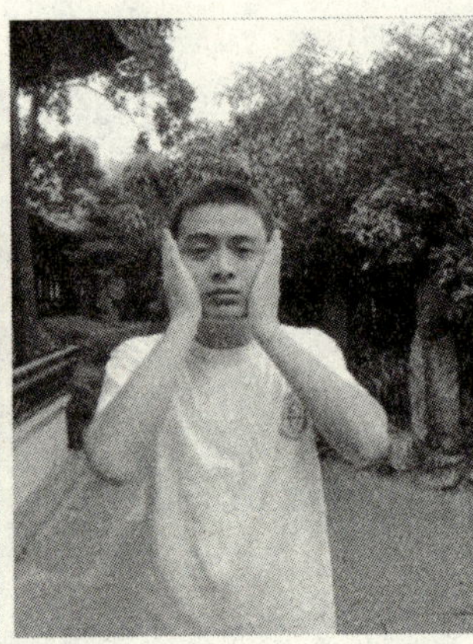

图 9—35 推鼻抹额、摩面擦耳

4. 揉按太阳、掩耳弹枕（见图 9—36）

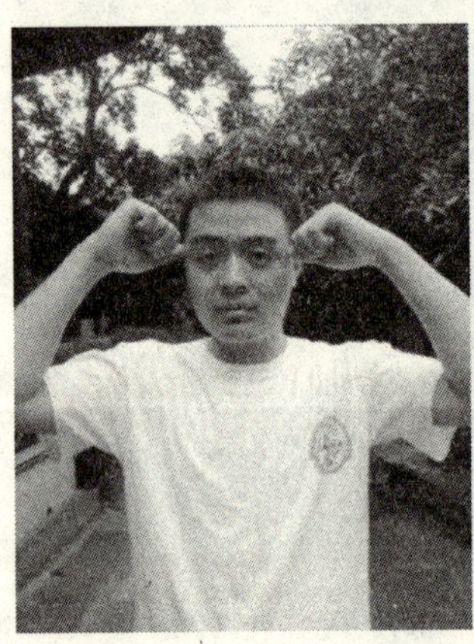
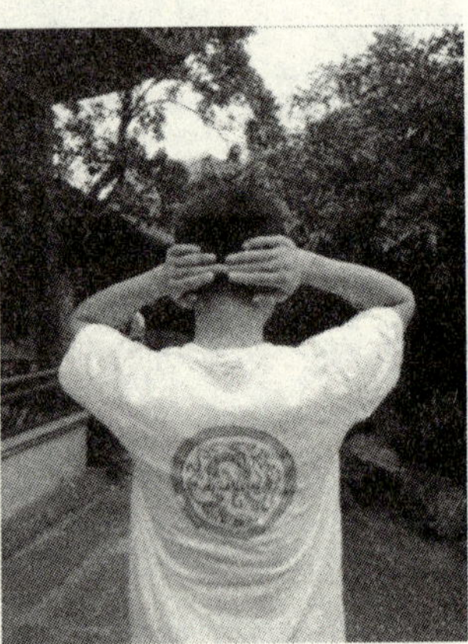

图 9—36 揉按太阳、掩耳弹枕

【功效】 疏风降火、健脑聪耳；防治眩晕、失眠、耳鸣、耳聋等。

(1) 两手微屈，以拇指端揉按两侧太阳。5～10 次。

(2) 两手微屈，以掌心紧掩两侧耳孔，然后骤然放开。反复紧掩、放开。10～15次。

(3) 两手微屈，以掌心按住两侧耳孔，以食指、中指相压后弹击后枕部两侧。10～15 次。

5. 梳头栉发、叩击头皮（见图 9—37）

【功效】 祛风散火、健脑增智；改善头部末梢神经功能；防治脱发、白发、枯发，头痛、眩晕、失眠等。

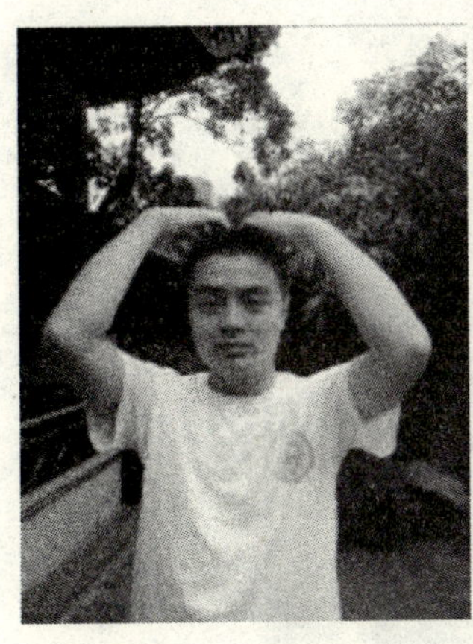
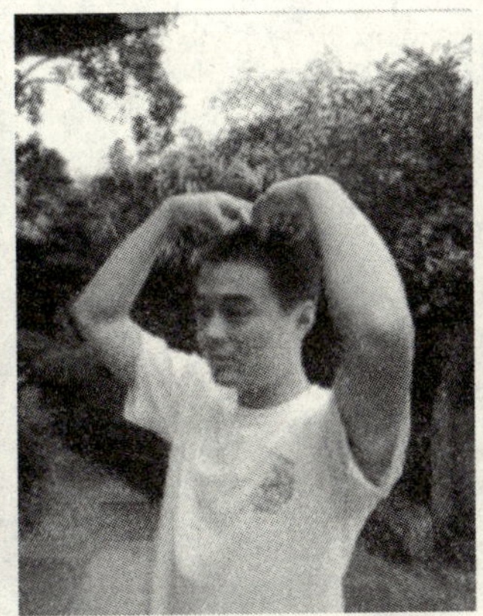
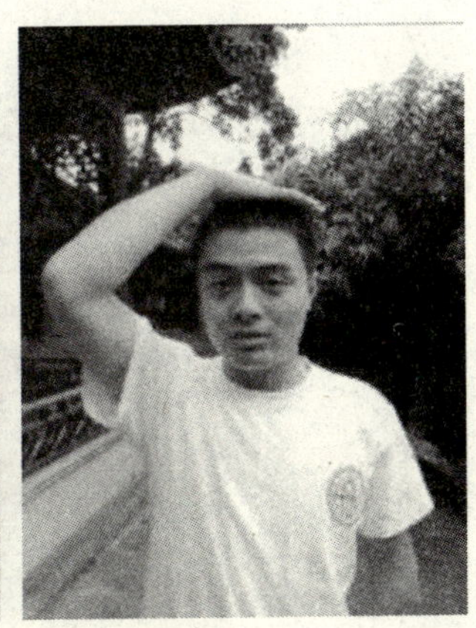

图9—37 梳头栉发、叩击头皮

(1) 两手微屈，以五指指端着力：1）梳摩头皮、理顺发根。顺序是：前发际→头顶→后枕；前发际→颞部→后枕。各5～10遍。2）按揉头皮，推揉发根。顺序同上，各5～10遍。3）叩击头皮，通利发根。顺序同上，各3～5遍。

(2) 两手微屈，以食指、中指、无名指相并指腹拍击头部。顺序是：前额→颞部→后枕。3～5遍。

(3) 两手微屈，以掌心拍击头顶百会。3～5次。

6. 按拿风池、推抹桥弓（见图9—38）

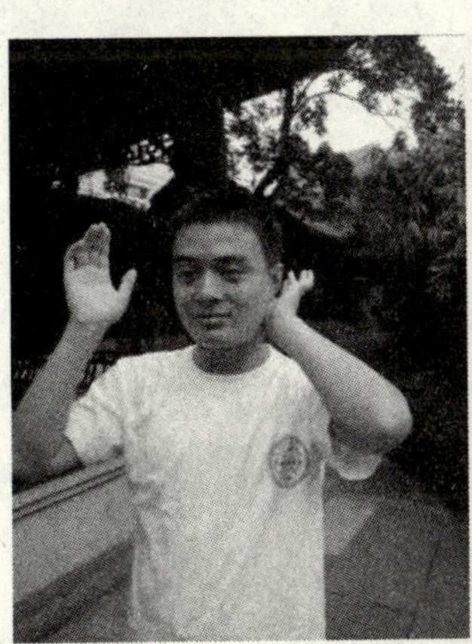
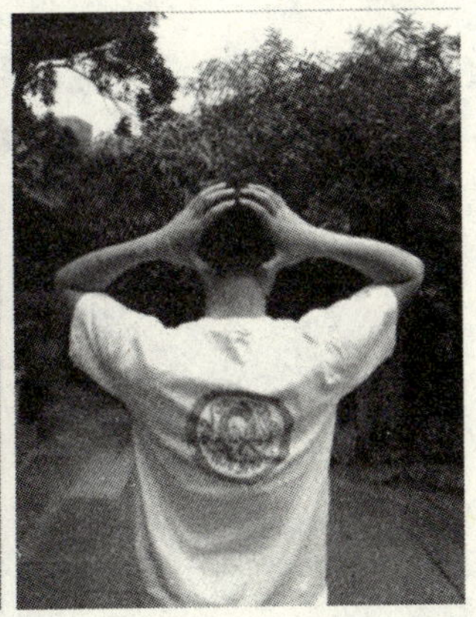

图9—38 按拿风池、推抹桥弓

【功效】 祛风散寒、潜阳降逆；增大颈动脉窦管壁压力，形成反射弧，引起心率减慢，外周血管扩张，血压下降；防治感冒、头痛、失眠、高血压、落枕等。

（1）两手张开，扶持后枕，以两拇指指端揉按两侧风池。3～5次。

（2）两手张开，以大鱼际部着力推抹两侧桥弓：翳风→缺盆。左右交替，5～10次。

7. 按压夹脊、推擦天柱（见图9—39）

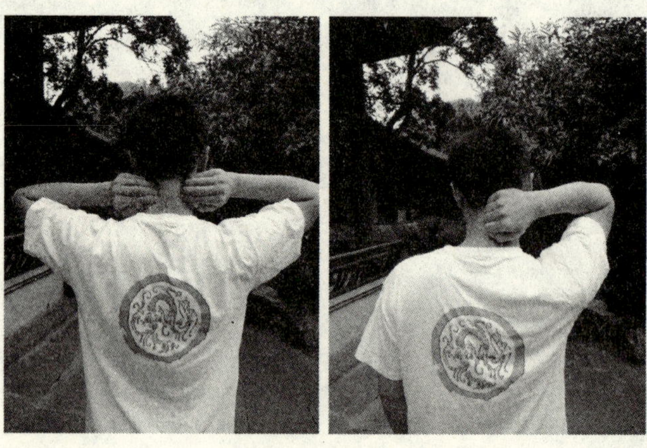

图9—39 按压夹脊、推擦天柱

【功效】 舒筋通络、祛风散寒；改善颈部软组织血液循环和代谢功能；防治头痛、感冒、颈椎病、落枕等。

（1）两手微屈，以食指、中指、无名指相并指腹按压颈椎两旁：风府→大椎。3～5遍。

（2）虚拳，以屈拇指指间关节突起部推擦颈椎：风府→大椎。5～10次。

8. 叩齿咽律、揉捻喉管（见图9—40）

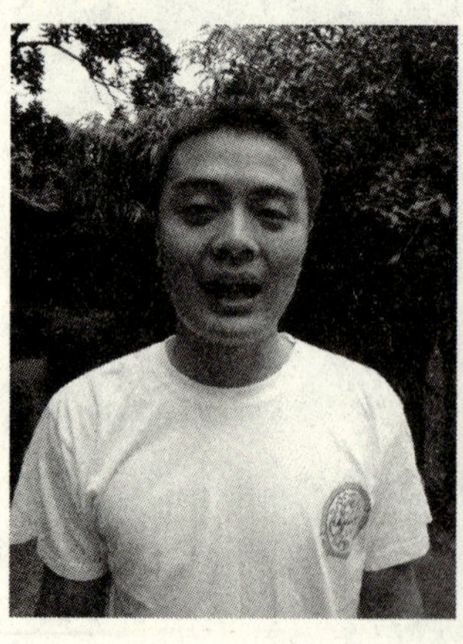
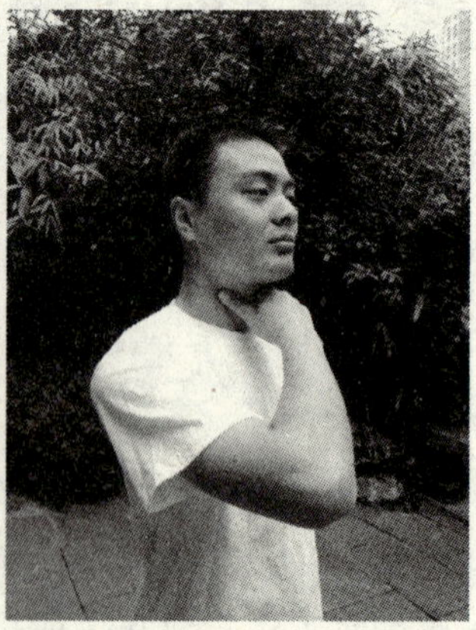

图9—40 叩齿咽律、揉捻喉管

【功效】 坚固牙齿、润咽宽喉；增加唾液分泌，增进食欲，帮助消化；防治口臭、牙病、咽喉炎、音哑等。

（1）牙齿相合，作上下节律叩击，30～40 次。然后口唇微闭，舌作左右搅动，待唾液满口时，用力咽下。

（2）以拇指、食指相对揉捻喉管两侧：人迎→缺盆。3～5 遍。

9．推胸胁、揉天突、按膻中（见图 9—41）

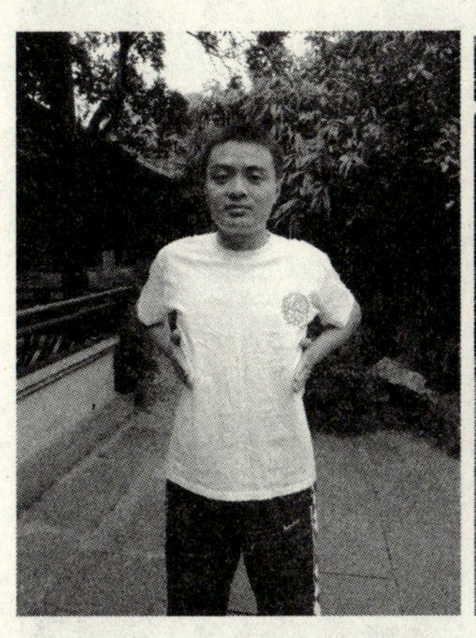
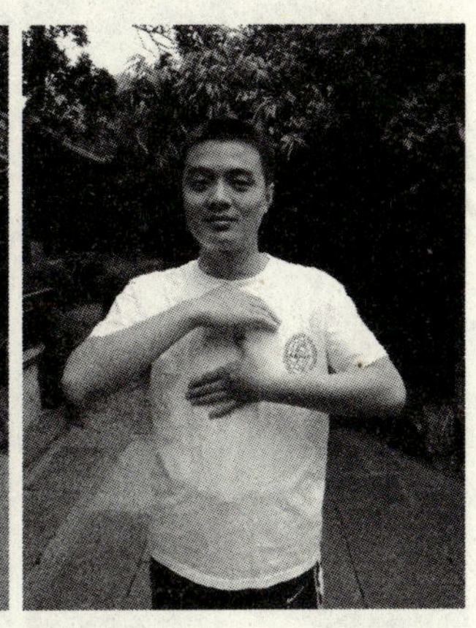

图 9—41 推胸胁、揉天突、按膻中

【功效】 宽胸理气，养心安神、疏肝解郁、消劳除烦；改善胸部肌肉神经功能，缓解疼痛，松解痉挛；防治胸闷、心绞痛、呃逆、喘咳、胁痛等。

（1）两手平掌，以指掌面横向推擦胸胁两侧：锁骨→胸骨→胁肋。左右同时推擦两侧胸胁和交替推擦对侧胸胁。各 3～5 遍。

（2）以中指指端揉按天突。3～5 次。

（3）以手掌大鱼际按揉膻中。5～10 次。

10．揉摩脘腹、斜擦丹田（见图 9—42）

【功效】 温通气血、健脾和胃、消积理中、清疏下焦；改善和促进胃肠道功能，帮助消化和吸收，增进泌尿、生殖系统功能，通利小便；防治高血压、失眠、胃肠道和男、女生殖泌尿系统疾病。

（1）两手掌相叠，以指掌面旋摩脘腹，顺时针向，降摩稳实、升摩轻柔：1）胃脘→脐→少腹，2～3 min；2）脘腹部，2～3 min。

（2）两手掌相叠，以掌心按压于腹部，并随呼吸起伏而轻重交替。5～10 次。

（3）两手平掌，以小鱼际侧斜擦肚腹两侧，分别由两旁向中下方斜向缓和推擦，自上而下慢慢移动：章门→神阙，气冲→关元。3～5 遍。

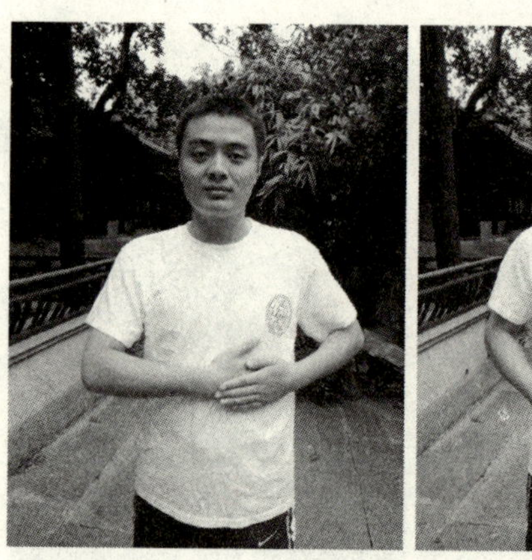
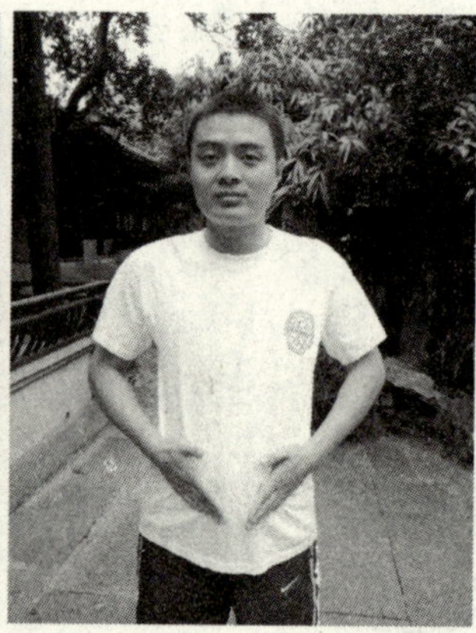

图 9—42　揉摩脘腹、斜擦丹田

11. 捏拿肩筋、拍击背胛（见图 9—43）

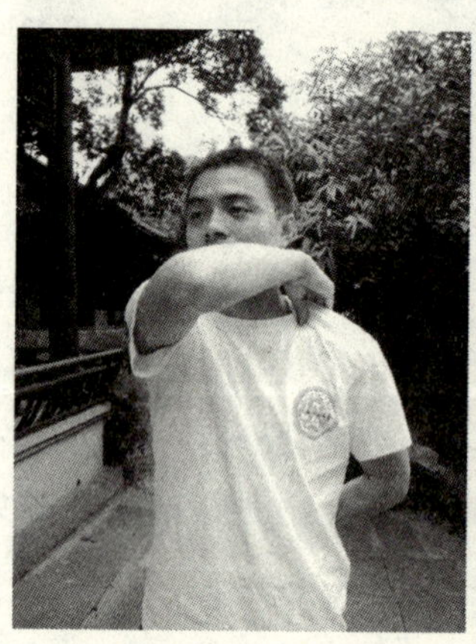
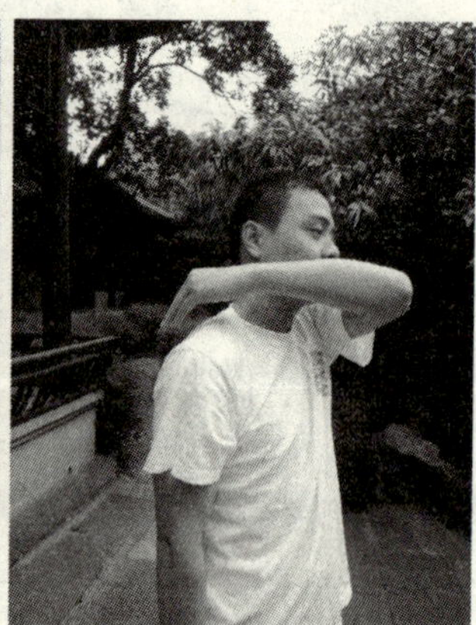

图 9—43　捏拿肩筋、拍击背胛

【功效】　宽胸理气、舒筋松肌；防治颈椎病、肩胛痛、落枕、肩周炎等。

（1）提手，以拇指和食指、中指相对揉捏对侧肩筋。左右交替，各 3 ~ 5 次。

（2）提手，以虚掌拍击背脊及对侧肩胛。左右交替，各 5 ~ 10 次。

12. 揉按腰膂、击擦肾府（见图 9—44）

【功效】　固腰补肾、温经通络；防治腰酸、腰痛，男、女生殖泌尿系统疾病，胃痛，失眠，高血压等。

（1）两手张开，以拇指按揉或两手虚拳，以食指指间关节突起部按揉腰脊两旁背腧穴：脾俞、肾俞、大肠俞、八髎。各 5 ~ 10 次。

（2）两手以虚掌拍击、虚拳捶击两侧腰膂、腰骶:命门→腰阳关→八髎。3 ~ 5 遍。

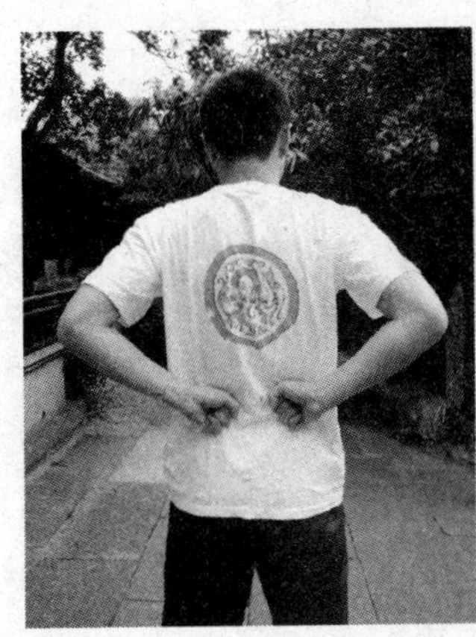
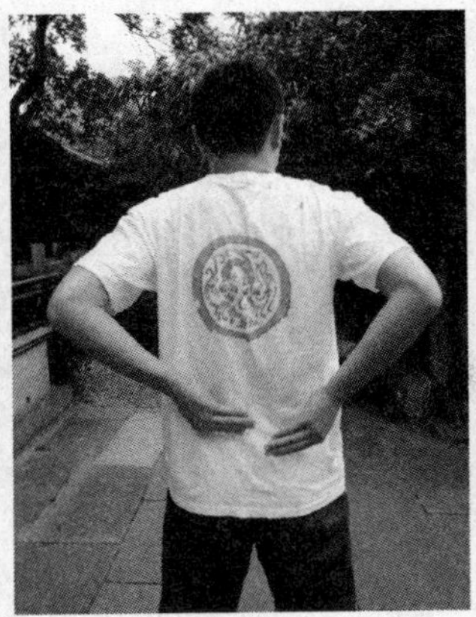
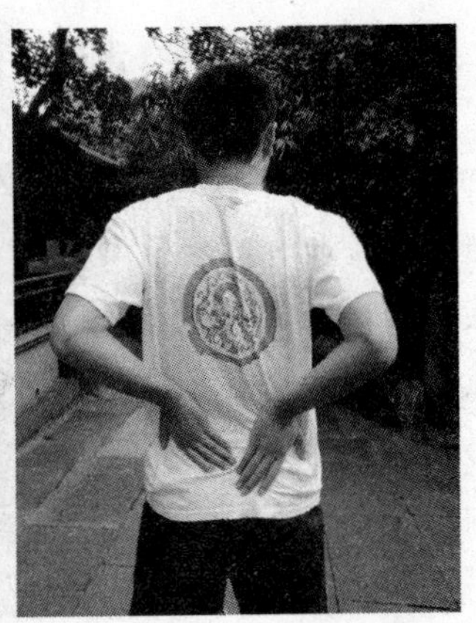

图 9—44　揉按腰脊、击擦肾府

（3）两手以鱼际、掌根或拳背、拳眼摩擦或推擦两侧腰脊、腰骶、脾俞→八髎。10～15 次。

13. 捏拿肩臂、拍推上肢（见图 9—45）

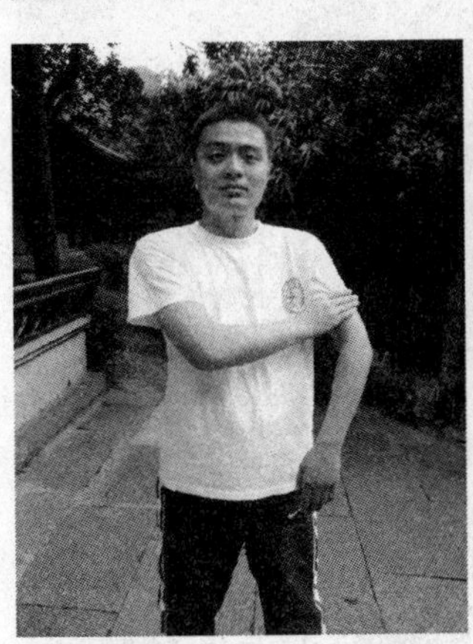
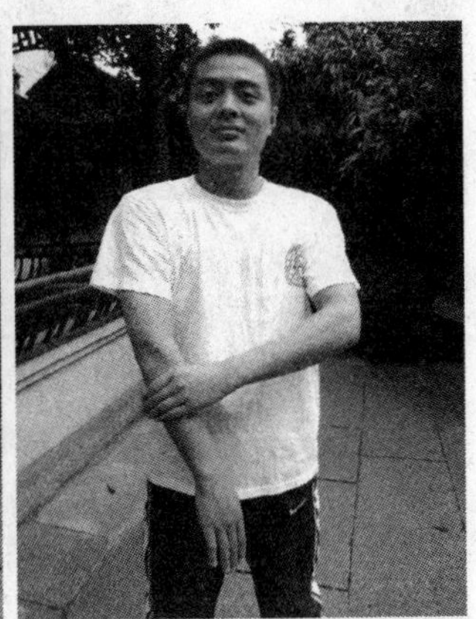

图 9—45　捏拿户臂、拍推上肢

【功效】　舒筋活络、温通气血；防治上肢酸痛、麻木，肩周炎、高血压病等。

（1）以拇指和其余四指相对捏拿对侧上肢的内、外侧，自上而下，左右交替，各 3～5 遍。顺序着重揉拿上肢主要穴位：肩髃、肩髎→臂臑、极泉→曲池、小海→内关、外关→合谷、劳宫。左右交替，各 3～5 次。

（2）以虚掌拍击对侧上肢的内、外侧。自上而下，左右交替，各 3～5 遍。

（3）以指掌或虎口推擦对侧上肢的内、外侧，腕内侧→肘、肩内侧→肩外侧→肘、腕外侧。左右交替，各 3～5 遍。

14. 捏拿股腨、击擦下肢（见图9—46）

【功效】 温通经络、活血祛瘀；防治下肢酸痛、麻木，腿腨痉挛等。

（1）两手以指掌相对捏拿下肢内、外侧。自上而下，左右交替，各3～5遍。顺序着重按拿下肢主要穴位：伏兔、风市→梁丘、血海→内膝眼、外膝眼→阴陵泉、阳陵泉→足三里、委中→承山、丰隆→三阴交、悬钟→昆仑、太溪→太冲、涌泉。左右交替，各3～5次。

（2）两手相对，先以虚掌拍击，后以虚拳捶击下肢内、外侧。自上而下，左右交替，各3～5遍。

（3）两手掌相对，先以推擦，后以搓摩下肢内、外侧。自上而下，左右交替，3～5遍。

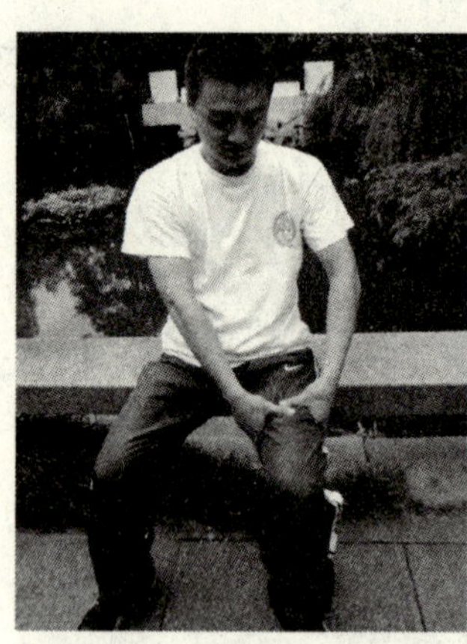
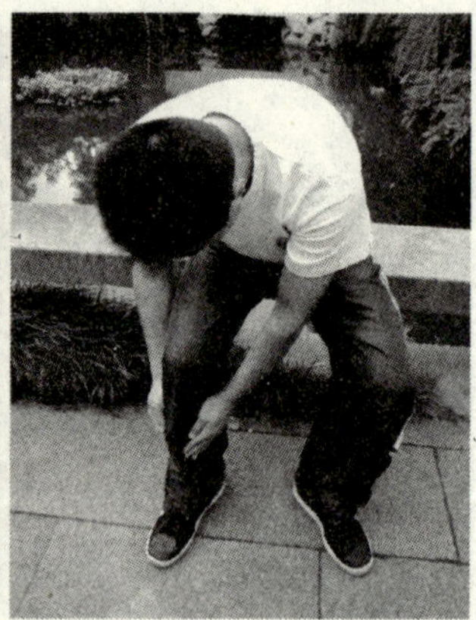

图9—46　捏拿股腨、击擦下肢

15. 搓摩膝盖、推擦足底（见图9—47）

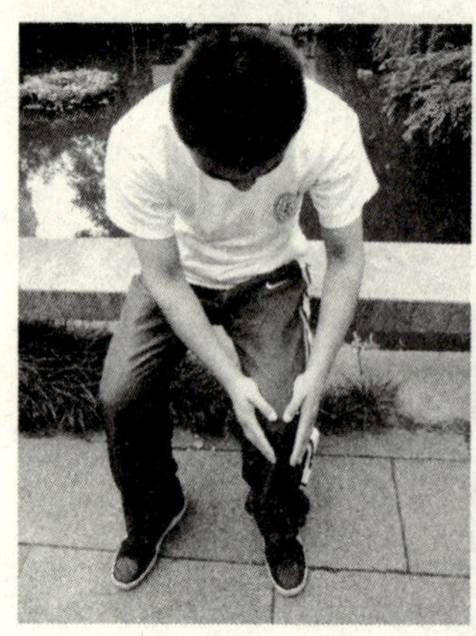
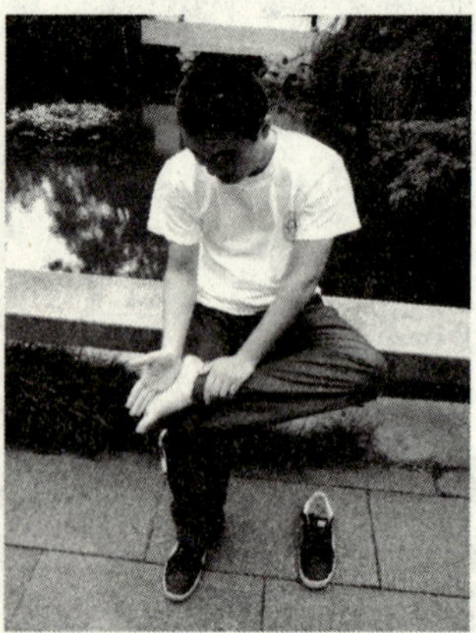

图9—47　搓摩膝盖、推擦足底

【功效】 补元益肾，温经通络；防治膝软乏力、失眠、眩晕、高血压病，足底痛等。

(1) 两手以指掌相对搓摩膝关节两侧。左右交替，各2~3 min。

(2) 足部搁置于对侧大腿，一手握住足趾部，一手以小鱼际侧或握拳时拇指指间关节突起部推擦足底，揉按涌泉。左右交替，各3~5 min，以热为度。

伍

第五篇　实训教学

传承和弘扬中国保健推拿关键在于践行理论和技能密切结合的实训教学。中国保健推拿实训教学大致可分为院校专业实训、社会职业培训、企业内部培训和健身教练专项培训等模式。集保健推拿技能实施、教学实训和经营服务为一体的人才培养模式，则为进一步探索研究中国保健推拿实训教学提出了新思路和新方法。

第十章　中国保健推拿实训教学模式规范

中国保健推拿是研究与论述运用推拿手法技能，进行强身养生、防治疾病和康复功能的一门科学，归属于中医推拿学科，其内容包括保健推拿基本理论、手法技能和实践应用。保健推拿以手法见长，重在实践应用。专业实训教学必须强调理论结合实践，突出技能实训。开拓保健推拿实训教学，旨在培养造就一大批传承中国传统保健推拿技能，在教学、经营上全面发展的高级人才，倡导超一流水准的保健推拿阳光工程。

第一节　中国保健推拿专业实训教学大纲

（专业实训・三月制）

（供中医药大中专院校保健推拿专业实训教学参考）

一、大纲说明

本教学大纲内容共分理论实训（推拿功法学、推拿手法学、中国保健推拿、经营服务管理理念和模式等）、技能实训（推拿基础功法训练，手法基本技能训练，手法操作技能训练，强身养生、康复养生和内功养生保健推拿系列常规训练）两部分。

（一）总体要求

通过实训教学使学生在原有课堂教学基础上，增强敬业奉献精神，提高职业道德素养，提升保健推拿理论概念，强化手法技能内涵功力，全面熟悉掌握保健推拿系列操作技能标准模式，了解、熟悉和掌握保健推拿经营服务管理模式，具备从事保健推拿专业必要的理论知识和实践技能。

（二）课程内容

实训教学包括推拿功法学（强化基础功法训练）、推拿手法学（强化手法理论认知、提升手法有效概率）、中国保健推拿（养生保健推拿基本理论和手法实践应用，包括强身养生、康复养生和内功养生保健推拿系列）、经营服务管理（包括服务管理、经营运作、营运销售）等课程。

二、理论实训

（一）推拿功法学和推拿手法学教学大纲

1. 教学目的

推拿功法学和推拿手法学是从事保健推拿的重要基础课，通过教学使学生能够在原有的基础上全面掌握对基础功法和手法技能的理论认识，进一步增强和提高推拿基础功法和手法技能的实践能力，真正认识一分功夫、一分功效的道理。

2. 课程设置

设置推拿功法学、推拿手法学（包括推拿手法学基本概述、推拿手法基本技能概述、推拿手法操作技能概述）等课程。

课程选用范立伟撰稿并演示的、由中央电视台中国国际电视总公司于1993年3月摄制的电视教学片《中国保健推拿》作为参考教材。

3. 教学方法

理论授课、示范教学和播放录像。

4. 教学内容和要求

（1）推拿功法学

1）熟悉和掌握推拿功法学的概念、意义和要求。

2）熟悉和掌握基础功法选要，包括4套易筋经和5套少林内功的名称和功势。

（2）推拿手法学

1）熟悉和掌握推拿手法学基本概述，包括完整结构、总体要素、分类规范、内涵功力的柔刚辩证和基础训练的常规方法等。

2）熟悉和掌握推拿手法基本技能，包括11种常用手法（推、一指禅推、拿、按、摩、㨰、振、击、扳、拔、摇）的动作、结构、要领、分化、衍变、复合和应用。

3）熟悉和掌握推拿手法操作技能，包括意识、技巧动作和力结合运用的方法规范和手法操作规程的模式规范，如部位操作法。

（二）中国保健推拿教学大纲

1. 教学目的

中国保健推拿是从事保健推拿必修的一门基础课，通过教学要求学生全面认识中医学基础理论在保健推拿中的应用，包括阴阳学说、经络学说和营卫气血理论；熟练掌握未病防患、既病防变和病后防发的保健推拿基本理念，包括基本概念、主要特点、基本法则、作用原理、应用分类、常规模式等；了解、熟悉和掌握中医体质学和亚健康状态基本概念、主要征象、测查方法、评估标准等理论；全面认识、熟练掌握以养生为主体，消除疲劳、延缓衰老、改善亚健康状态和促进功能康复的保健推拿实践应用理念，包括针对不同群体的强身养生、康复养生和内功养生保健推拿系列，为进一步熟练掌握保健推拿实践技能奠定理论基础。

2. 课程设置

设置中国保健推拿概论、保健推拿实践应用分类规范和常规模式等课程。

3. 教学方法

理论授课和示范教学。

4. 教学内容和要求

（1）中国保健推拿概论

1）熟悉和掌握中国保健推拿基本概念、主要特点、基本法则、作用原理等。

2）全面认识中医学基础理论在保健推拿中的应用，包括阴阳学说、经络学说和营卫气血理论。

3）熟悉和掌握体质概念和亚健康状态的含义、性质、表现征象。

（2）保健推拿实践应用分类规范。通过教学使学生熟悉和掌握保健推拿实践应用分类规范，即根据操作形式、应用对象、应用目的的区别，分为自身、客体保健推拿，或分为强身养身保健推拿系列（强身养生、精摩养生、手足养生、运动养生、男子养生、妇女养生、老年养生、小儿养生等保健推拿），康复养生保健推拿系列（既病防变、功能康复、运动损伤等保健推拿），内功养生保健推拿（现代导引）系列（易筋内功三十二式、自身养生保健推拿）。学生还需熟悉和掌握上述保健推拿系列的基本概念、作用意义和常规方法。

（3）保健推拿实践应用常规模式

1）熟悉和掌握强身养生保健推拿系列常规模式，包括：强身养生（四十大法）、精摩养生、手足养生、运动养生、男子养生、妇女养生、老年养生、小儿养生等保健推拿的适用范围、节段名称、操作过程及计时次数。

2）熟悉和掌握康复养生保健推拿系列常规模式，包括：既病防变、功能康复、运动损伤等保健推拿的操作过程及计时次数，着重于头脑安神法、理气和胃法、颈项舒筋法、宽胸行气法、背脊整复法、腰脊整复法、肩袖舒筋法等。

3）熟悉和掌握内功养生保健推拿（现代导引）系列常规模式，包括：易筋内功三十二式的节段名称和功势、自身养生保健推拿的常规方法。

4）了解、熟悉和掌握实施健康测查和评估的常规方法，包括亚健康状态的测查和评估方法。

（三）经营服务管理理念教学大纲

1．教学目的

经营服务管理理念是保健推拿实训教学中的一项重要课程，通过教学使学生能够在熟练掌握保健推拿专业理论和实践技能的基础上，了解、熟悉和初步掌握经营服务管理的科学理念和基本知识，为从事保健推拿经营服务管理奠定基础。

2．课程设置

设置保健推拿经营服务管理、经营运作、营运销售等课程。

3．教学方法

理论授课、示范教学和互动训练。

4．教学内容和要求

通过教学使学生了解、熟悉与掌握保健推拿经营服务管理基本理念和模式常规，包括服务管理（包括道德守则、岗位职责）、经营运作（包括服务礼仪、接待流程，例如迎宾准备、宣传介绍、技能实施、销售推荐及结束整理等各项工作）及营运销售（包括营销传播、营销策略）等，为从事保健推拿经营运作服务管理奠定基础。

三、技能实训

（一）推拿基础功法训练

1．实训目的要求

通过训练要求学生熟练掌握基础功法（选要），包括 4 套易筋经和 5 套少林内功的名称和功势，并熟练掌握传授、指导功法的教练技能，为从事功法教学和开展内功养生保健推拿业务奠定基础。

2．实训课程设置

设置易筋经和少林内功（选要）等课程。

3. 实训方法

（1）用讲解、示范的方式指导学生学习基础功法的预备姿势、形体要求、功势步序、持续时间、收功结束、注意事项等。

（2）用示范、口令的方式带领学生进行基础功法的训练，及时纠正不妥的姿势，并作讲评。

4. 实训考核评分

考核评分标准：考核预备姿势、形体要求、功势步序、持续时间和收功结束五项标准项目，所有项目均基本规范正确为满分（100 分），考核结果分为三个等级：

（1）优良。获得满分或达到上述标准项目要求中的四项者（80 ~ 100 分），评为优良。

（2）及格。达到上述标准项目要求中的三项者（60 ~ 80 分），评为及格。

（3）不及格。不能达到上述标准项目要求中的三项者（60 分以下），评为不及格。

（二）手法基本技能训练

1. 实训目的要求

通过实训要求学生熟悉和掌握推、一指禅推、拿、按、摩、㨰、振、击、扳、拔、摇等 11 种常用手法的基本技能，包括动作、结构、要领、分化、衍变、复合和应用等，达到由生到熟、熟而生巧的目的。

2. 实训方法

（1）练习推、一指禅推、拿、按、摩、㨰、振、击等法，以米袋训练为主，第二周起以实体训练为主，学生配对互动训练并相互讲评。

（2）练习扳、拔、摇等法，以徒手训练为主，训练方法可参考电视教学片《中国保健推拿》。

3. 实训考核评分

考核评分标准：目测考核和体验考核合计总评，达到柔和、稳实、持续、深透的要求为满分（100 分），考核结果分为三个等级：

（1）优良。达到上述标准项目要求中的四项者，评为优良。

（2）及格。达到上述标准项目要求中的三项者，评为及格。

（3）不及格。不能达到上述标准项目要求中的三项者，评为不及格。

（三）手法操作技能训练

1．实训目的要求

通过实训要求学生了解、熟悉和掌握推拿手法操作技能，包括意识、技巧动作和力结合运用的方法规范和手法操作规程的模式规范，如部位操作法。

2．实训方法

（1）以实体操作为主，学生配对互动训练并相互讲评。

（2）以示范、讲解部位操作法为训练常规方法。

3．实训考核评分

考核评分标准：目测考核和体验考核合计总评，达到在规定时间内手法柔和、运力稳实、操作规范、程序熟练、总体协调的要求为满分（100 分），考核结果分为三个等级：

（1）优良。获得满分或达到上述标准项目要求中的四项者（80～100 分），评为优良。

（2）及格。达到上述标准项目要求中的三项者（60～80 分），评为及格。

（3）不及格。不能达到上述标准项目要求中的三项者（60 分以下），评为不及格。

（四）强身养生保健推拿系列：四十大法的操作常规训练

1．实训目的要求

通过实训要求学生全面掌握强身养生保健推拿（四十大法）操作常规模式的节段名称、操作程序及计时次数。

2．实训方法内容

（1）以实体操作为主，学生配对互动训练并相互讲评。

（2）以示范、讲解强身养生保健推拿（四十大法）作为训练常规方法。

3．实训考核评分

同上述（三）手法操作技能训练的 3．实训考核评分。

（五）强身养生保健推拿系列：分类操作常规训练

1．实训目的要求

通过实训要求学生全面掌握精摩养生、手足养生、运动养生、男子养生、妇女养生、老年养生、小儿养生等保健推拿的节段名称、操作程序及计时次数。

2. 实训方法

（1）以实体操作为主，学生配对互动训练并相互讲评。

（2）以示范、讲解强身养生保健推拿系列分类常规模式作为训练常规方法。

3. 实训考核评分

同上述（三）手法操作技能训练的3. 实训考核评分。

（六）康复养生保健推拿系列的训练

1. 实训目的要求

通过实训要求学生全面掌握康复养生保健推拿系列分类常规模式，包括：既病防变、功能康复、运动损伤等保健推拿的操作过程及计时次数，着重于头脑安神法、理气和胃法、颈项舒筋法、宽胸行气法、背脊整复法、腰脊整复法、肩袖舒筋法、痛肘舒筋法、腕痛舒筋法、膝痛舒筋法、腿踝舒筋法等。

2. 实训方法

（1）以实体操作为主，学生配对互动训练并相互讲评。

（2）以示范、讲解康复养生保健推拿系列常规模式作为训练常规方法。

3. 实训考核评分

同上述（三）手法操作技能训练的3. 实训考核评分。

（七）内功养生保健推拿（现代导引）系列的训练

1. 实训目的要求

通过实训要求学生全面掌握内功养生保健推拿常规模式，即包括易筋内功三十二式功法训练和自身养生保健推拿常规操作的教练技能。

2. 实训方法

（1）以实体操作为主，学生配对互动训练并相互讲评。

（2）以示范、讲解易筋内功三十二式和自身养生保健推拿（自身养生法）作为训练常规方法。

3. 实训考核评分

考核评分标准：将易筋内功和手法技能考核合计总评。

（1）基本功法考核评分标准

考核预备姿势、形体要求、功势步序、持续时间和收功结束五项标准项目，所有项目均基本规范正确为满分（50分），考核结果分为三个等级：

1）优良。获得满分或达到上述标准项目要求中的四项者（40～50分），评为优良。

2）及格。达到上述标准项目要求中的三项者（30～40分），评为及格。

3）不及格。不能达到上述标准项目要求中的三项者（30分以下），评为不及格。

（2）手法技能考核评分标准

达到在规定时间内操作规范、手法柔和、运力稳实、程序熟练、总体协调的要求为满分（50分），考核结果分为三个等级：

1）优良。获得满分或达到上述标准项目要求中的四项者（40～50分），评为优良。

2）及格。达到上述标准项目要求中的三项者（30～40分），评为及格。

3）不及格。不能达到上述标准项目要求中的三项者（30分以下），评为不及格。

第二节　中国保健推拿职业培训教学大纲

（职业培训·三月制）

（供社会各级保健推拿师职业培训教学参考）

一、大纲说明

本教学大纲内容共分理论课程（正常人体学基础、中医学基础理论、推拿功法学和推拿手法学、中国保健推拿、经营服务管理基本理念和模式等）和技能实训（推拿基础功法训练、手法基本技能训练、手法操作技能训练、强身养生保健推拿系列常规训练和康复养生保健推拿系列常规训练）两部分。

学生应根据不同级别的职业培训，选择相关的课程内容。

（一）初级保健推拿师培训课程

初级保健推拿师培训设置中医基础理论（包括阴阳学说、经络学、腧穴学基本理论知识）、正常人体学基础（解剖学、生理学基本理论知识，以运动系统、体表标志与定位、内脏概述等为主）、推拿功法学（基础功法示范训练）、推拿手法学（包括手法基本技能和操作技能的示范训练）、中国保健推拿（包括强身养生保健推拿系列基本理论和实践应用的示范训练）、经营服务管理基本理念和模式等课程。

（二）中级保健推拿师培训课程

中级保健推拿师培训设置中医基础理论（包括阴阳学说、经络学说、营卫气血等基本理论知识）、正常人体学基础（解剖学、生理学基本理论知识，以神经系统和代谢系统等为主）、推拿功法学（基础功法示范训练）、推拿手法学（强化、提升手法基本技能和操作技能的有效概率）、中国保健推拿（包括康复养生保健推拿系列、自身养生保健推拿基本理论和实践应用的示范训练）、经营服务管理基本理念和模式等课程。

（三）高级保健推拿师培训课程

高级保健推拿师培训设置中医基础理论（包括中医养生学基本理论知识）、正常人体学基础（解剖学、生理学基本理论知识，以内分泌、循环、呼吸、消化、泌尿生殖、细胞组织与皮肤为主）、推拿功法学（基础功法训练及指导技能）、推拿手法学（强化、提升手法操作技能的有效概率）、中国保健推拿（包括内功养生保健推拿基本理论和实践应用的示范训练）、经营服务管理基本理念和模式等课程。

二、理论课程

（一）中医学基础理论教学大纲

1．教学目的

中医学基础理论是从事保健推拿的重要基础理论知识，通过教学使学生能够了解、熟悉和掌握中医基础理论中的阴阳学说、经络学说和营卫气血理论，增强学生整体观念和辩证思维能力，这对于指导手法技能和实践应用，包括强身养生和康复养生保健推拿具有一定的现实意义。

2．课程设置

设置阴阳学说概论，经络学概述（十二经脉、奇经八脉），腧穴学概述（常用腧穴），腧穴定位，营卫气血理论概述等课程。

3．教学方法

课堂授课、示范教学、见习。

4. 教学内容和要求

（1）绪论

1）了解和熟悉中医学基本特点：整体观念和辨证论治，认识其对保健推拿理论和实践的指导意义。

2）了解和熟悉中医经典理论中有关养生的论述，认识保健推拿的历史由来及作用意义。

（2）阴阳学说概论

1）了解和熟悉阴阳学说的基本概念和基本观点：对立互根、相互制约、相互转化、相互消长。

2）了解、熟悉和掌握阴阳学说对保健推拿手法学和中国保健推拿的指导意义。

（3）经络学说及气血理论概述

1）了解、熟悉和掌握经络学说的基本概念、基本内容、作用意义及在保健推拿中的应用。

2）了解、熟悉和掌握十二经脉、奇经八脉的循行走向、起止点及其功能。

3）了解和熟悉十二经别、十二经筋、十二皮部、十五络脉、浮络和孙络循行走向和功能。

4）了解和熟悉腧穴的分类、命名、定位方法、作用功效。

5）了解、熟悉和掌握全身 111 个重要腧穴的定位和效能，包括十二经脉、奇经八脉和经外奇穴。

6）了解和熟悉气和血的概念、来源、循行、分类、与脏腑的关系和生理功能。

7）了解和熟悉气与血的辩证关系。

（二）正常人体学基础教学大纲

1. 教学目的

正常人体是结构和功能的辩证统一体，人体结构与功能相互依存，相互制约。正常人体学基础是一门保健推拿基础课，它是解剖学与生理学的有机结合。通过教学，使学生能理解和掌握人体各器官正常形态结构和生理功能，引导学生全面正确地认识人体的形态结构，为从事保健推拿奠定基础。

2. 课程设置

设置运动系统解剖与功能，体表标志与定位，内脏概述，内分泌、循环、呼吸、消化、感觉器官及神经系统解剖与功能，内环境调节（包括细胞、基本组织与皮肤，物质代谢系统）等课程。

课程选用中国劳动社会保障出版社出版的《保健按摩师》（初、中、高级）作为参考教材。

3. 教学方法

课堂授课、示范教学、见习。

4. 教学内容和要求

（1）绪论。了解正常人体学基础知识的学习目的、常用术语、内容和方法，着重认识其在从事保健推拿职业中的现实意义。

（2）运动系统解剖与功能

1）了解和熟悉运动器官的基本结构（包括骨、骨连接和骨骼肌）和生理功能。

2）了解和熟悉骨的分类、构造、功能及表面形态。

3）了解和熟悉躯干骨（脊柱）的组成、特性及功能。

4）了解和熟悉上肢骨的组成、特性及功能，包括上肢带骨（锁骨、肩胛骨）和自由上肢骨（肱骨、桡骨、尺骨、手骨）。

5）了解和熟悉下肢骨的组成、特性及功能，包括下肢带骨（髂骨、坐骨、耻骨）和自由下肢骨（股骨、髌骨、胫骨、腓骨、足骨）。

6）了解颅骨的组成、特性及功能。

7）了解和熟悉骨连接的分类和功能，着重掌握躯干骨的连接，包括脊柱连接（椎间盘、韧带、关节）和脊柱运动及脊柱的整体观、上肢骨的连接（肩关节、肘关节、桡腕关节、腕骨间关节、掌指关节、指间关节）、下肢骨的连接（骶髂关节、髋关节、膝关节、踝关节）。

8）了解和熟悉肌肉的形状和构造、起止、作用、分布及命名、辅助装置。着重熟悉和掌握全身各部主要肌肉基本结构和生理功能，包括躯干肌（背肌、胸肌、膈肌、腹肌）、头颈肌（头肌、颈肌）、上肢肌（肩肌、臂肌、前臂肌和手肌）、下肢肌（髋肌、大腿肌、小腿肌和足肌）。

9）了解和熟悉正常人体躯干部骨性和肌性标志，头颈部、四肢部骨性和肌性标志，皮肤标志。

（3）内分泌、循环系统解剖与功能

1）了解组成内分泌系统的器官和组织。主要的内分泌器官（内分泌腺）包括甲状腺、甲状旁腺、胸腺、肾上腺、松果体、垂体，要了解这些器官的位置、形态和功能。

2）了解组成循环系统的心血管系统，包括心脏、心传导系统、左右冠状动脉、心包的位置、结构和功能，心的体表投影，动脉和器官内、外的血管分布规律，动、静脉的区别和静脉的结构特点。

3）了解组成循环系统的淋巴系统的组成及分布特点，包括淋巴管道中淋巴导管的胸导管及右淋巴导管的起始、行径及其收受范围，淋巴器官中的头颈部和腹股沟淋巴结、脾的分布部位。

（4）呼吸、消化系统解剖与功能

1）了解呼吸系统的组成、特性及功能，包括鼻腔、鼻旁窦、喉、喉软骨、喉软骨的连接、喉肌、喉腔、气管、肺、纵膈等。

2）了解消化系统的组成、特性及功能，包括口腔、咽、食管、胃、小肠（十二指肠、空肠、回肠）、大肠（盲肠、阑尾、结肠、直肠、肛管）、肝、胆囊、胰腺等。

（5）泌尿、生殖系统解剖与功能

1）了解泌尿系统的组成、特性及功能，包括肾、输尿管、膀胱、尿道。

2）了解男性生殖系统、女性生殖系统的分布构造。

（6）感觉、神经系统解剖与功能

1）了解眼球和眼副器、前庭蜗器、嗅器、味器的组成、形态、结构及功能。

2）了解神经系统的组成、分类、功能和常用术语，包括中枢神经（脑和脊髓）和周围神经（脑神经、脊神经和内脏神经）。

（7）内环境调节

1）了解细胞、基本组织（上皮组织、结缔组织、肌肉组织和神经组织）和皮肤（表皮、真皮）的结构和功能。

2）了解人体的新陈代谢，包括新陈代谢概况、代谢和生理活动的关系及代谢与环境对立统一的过程。

（三）推拿功法学和推拿手法学教学大纲

1. 教学目的

保健推拿以手法为本，注重手法技能。推拿功法学和推拿手法学是从事保健推拿的重要基础课，通过教学使学生能够全面了解、熟悉和掌握对基础功法和基本手法技能的理论认识，增强和提高熟练掌握推拿基础功法和基本手法技能的实践能力，确实认识一分工夫、一分功效的道理。

2. 课程设置

设置推拿功法学、推拿手法学（包括推拿手法基本技能、推拿手法操作技能概述）等课程。

课程选用范立伟撰稿并演示的、由中央电视台中国国际电视总公司于1993年3月摄制的电视教学片《中国保健推拿》作为参考教材。

3. 教学方法

讲课、示范教学和录像。

4. 教学内容和要求

（1）推拿功法学

1）了解、熟悉和掌握推拿功法学的概念、意义和要求。

2）了解、熟悉和掌握基础功法选要，包括4套易筋经和5套少林内功的名称和功势。

（2）推拿手法学

1）了解、熟悉和掌握推拿手法学基本概述，包括基本概念、完整结构、总体要求、分类规范、内涵功力的柔刚辨证和基础训练的常规方法等。

2）了解、熟悉和掌握推拿手法基本技能，包括11种常用手法（推、一指禅推、拿、按、摩、㨰、振、击、扳、拔、摇）的动作、结构、要领、分化、衍变、复合和应用。

3）了解、熟悉和掌握推拿手法操作技能，包括意识、技巧动作和力结合运用的方法规范和手法操作规程的模式规范，如部位操作法。

4）了解和熟悉推拿手法操作中常用介质。

（四）中国保健推拿教学大纲

1. 教学目的

中国保健推拿是从事保健推拿必修的一门基础课，通过教学要求学生全面认识、熟悉、掌握“未病先防、既病防变和病后防发”的保健推拿基本理论知识，包括保健推拿的基本概念、主要特点、基本法则、作用原理、应用分类、常规模式等。重点学习以养生为主体，消除疲劳、延缓衰老、改善亚健康状态和促进功能康复的强身养生和康复养生保健推拿，为进一步熟练掌握保健推拿实践技能奠定理论基础。

2. 课程设置

设置中国保健推拿概论，保健推拿实践应用分类规范和常规模式等课程。

3. 教学方法

理论授课、示范教学。

4. 教学内容和要求

（1）中国保健推拿概论

1）了解、熟悉和掌握中国保健推拿的基本概念、主要特点、基本法则、作用原理等。

2）了解、熟悉体质和亚健康状态的含义、性质、表现征象、测查和评估常规。

（2）保健推拿实践应用分类规范

了解、熟悉和掌握保健推拿实践应用分类规范，即根据操作形式、应用对象、应用目的的区别，分为自身、客体保健推拿，或分为强身养身保健推拿系列（包括强身养生、精摩养生、手足养生、运动养生、男子养生、妇女养生、老年养生、小儿养生等保健推拿）、康复养生保健推拿系列（包括既病防变、功能康复、运动损伤等保健推拿）和内功养生保健推拿系列，并了解上述各种保健推拿的基本概念、作用意义和常规方法。

（3）保健推拿实践应用常规模式

1）初级保健推拿师。初级保健推拿师应了解、熟悉和掌握强身养生保健推拿（四十大法）、精摩养生保健推拿、运动养生保健推拿、手足养生保健推拿、男子养生保健推拿、妇女养生保健推拿、老年养生保健推拿、小儿养生保健推拿等的适用范围、节段名称、操作过程及计时次数。

2）中级保健推拿师。中级保健推拿师应了解、熟悉和掌握既病防变、功能康复保健推拿、运动损伤保健推拿的应用常规模式，着重于头脑安神法、理气和胃法、颈项舒筋法、宽胸行气法、背脊整复法、腰脊整复法、肩袖舒筋法等的操作过程及计时次数。

3）高级保健推拿师。高级保健推拿师应了解、熟悉和掌握内功养生保健推拿系列，包括易筋内功（三十二式）和自身养生保健推拿常规方法。

（五）经营服务管理理念和模式教学大纲

1. 教学目的

经营服务管理理念和模式是中、高级保健推拿师的必修课程，通过教学使学生能够在熟练掌握保健推拿专业理论和技能的基础上，进一步了解经营服务管理的科学理念、模式规范等基本知识，通过就业入门教学使学生能够了解和熟悉道德守则、岗位职责、服务礼仪等理念与模式规范，包括在原有的基础上熟悉和掌握日常工作中实用的有关生活礼节和专业术语的常用英语会话，为从事保健推拿经营服务管理工作奠定基础。

2. 课程设置

设置保健推拿经营服务管理（包括道德守则、岗位职责），经营运作（包括服务礼仪、接待流程），营运销售（包括营销传播、营销策略）等课程。

课程选用中国劳动社会保障出版社出版的《保健按摩师》（高级）作为参考教材。

3. 教学方法

理论授课、示范教学和互动训练。

4. 教学内容和要求

（1）了解、熟悉与掌握保健推拿经营服务管理基本理念和模式，包括道德守则、岗位职责等。

（2）了解、熟悉与掌握经营运作基本理念和模式

1）熟悉和掌握保健推拿会所经营运作基本理念和模式，包括服务礼仪和接待流程规范，例如迎宾准备、宣传介绍、技能实施、销售推荐及结束整理等各项工作。

2）熟悉和掌握生活礼节和英语会话，包括外宾全程接待礼节用语、日常生活问候用语、健康状况询问用语、保健推拿专业术语的英语表达、保健推拿特色简介用语、保健推拿实践过程中的信息反馈交流用语等。

（3）了解、熟悉与掌握会所营销的基本理念和模式，包括营销传播、营销策略等。

三、技能实训

（一）推拿基础功法训练

1. 实训目的要求

通过训练要求学生熟练掌握基础功法（选要），包括 4 套易筋经和 5 套少林内功的名称和功势，并能传授示教、指导带教，以适应功法教学和开展内功养生保健推拿易筋内功教练业务需要。

2. 实训课程设置

设置易筋经和少林内功（选要）等课程。

3. 实训方法内容

（1）用讲解、示教的方式指导学生学习基础功法的预备姿势、形体要求、功

势步序、持续时间、收功结束，同时讲解注意事项。

（2）用示教、口令的方式带领学生进行基础功法的训练，及时纠正不妥的姿势，并作讲评。

4. 实训考核标准

考核评分标准：考核预备姿势、形体要求、功势步序、持续时间和收功结束五项标准项目，所有项目均基本规范正确为满分（100 分），考核结果分为三个等级：

（1）优良。获得满分或达到上述标准项目要求中的四项者（80～100 分），评为优良。

（2）及格。达到上述标准项目要求中的三项者（60～80 分），评为及格。

（3）不及格。不能达到上述标准项目要求中的三项者（60 分以下），评为不及格。

（二）手法基本技能训练

1. 实训目的要求

通过实训要求学生熟悉和掌握推、一指禅推、拿、按、摩、㨰、振、击、扳、拔、摇等 11 种常用手法的基本技能，包括动作、结构、要领、分化、衍变、复合和应用等，达到由生到熟、熟而生巧的目的。

2. 实训方法内容

（1）练习一指禅推、拿、按、摩、㨰、振、击等法以米袋训练为主，第三周起以实体训练为主，学生配对互动训练并相互讲评。

（2）练习扳、拔、摇等法以徒手训练为主，训练方法可参考电视教学片《中国保健推拿》。

3. 实训考核标准

（1）考核评分方法。目测考核和体验考核合计总评。

（2）考核评分标准。达到柔和、稳实、持续、深透的要求为满分（100 分），考核结果分为三个等级：

1）优良。达到上述标准项目要求中的四项者，评为优良。

2）及格。达到上述标准项目要求中的三项者，评为及格。

3）不及格。不能达到上述标准项目要求中的三项者，评为不及格。

（三）手法操作技能训练

1. 实训目的要求

通过实训要求学生了解、熟悉和掌握推拿手法操作技能，包括意识、技巧动作和力结合运用的方法规范和手法操作规程的模式规范，如部位操作法。

2. 实训方法内容

（1）以实体操作为主，学生配对互动训练并相互讲评。

（2）以示教、讲解（部位操作）法为训练常规方法。

3. 实训考核标准

（1）考核评分方法。目测考核和体验考核合计总评。

（2）考核评分标准。达到在规定时间内操作规范、手法柔和、运力稳实、程序熟练、总体协调的要求为满分（100分），考核结果分为三个等级：

1）优良。获得满分或达到上述标准项目要求中的四项者（80～100分），评为优良。

2）及格。达到上述标准项目要求中的三项者（60～80分），评为及格。

3）不及格。不能达到上述标准项目要求中的三项者（60分以下），评为不及格。

（四）强身养生保健推拿系列：四十大法的操作常规训练

1. 实训目的要求

通过实训要求学生全面掌握保健推拿实践应用常规模式和强身养生保健推拿（四十大法）操作常规模式的节段名称、操作程序及计时次数。

2. 实训方法内容

（1）以实体操作为主，学生配对互动训练并相互讲评。

（2）以示教、讲解［强身养生保健推拿（四十大法）］为训练常规方法。

3. 实训考核标准

（1）考核评分方法。目测考核和体验考核合计总评。

（2）考核评分标准。达到在规定时间内操作规范、手法柔和、运力稳实、程序熟练、总体协调的要求为满分（100分），考核结果分为三个等级：

1）优良。获得满分或达到上述标准项目要求中的四项者（80～100分），评为优良。

2）及格。达到上述标准项目要求中的三项者（60～80分），评为及格。

3）不及格。不能达到上述标准项目要求中的三项者（60分以下），评为不及格。

（五）强身养生保健推拿系列：分类操作常规训练

1. 实训目的要求

通过实训要求学生全面掌握保健推拿实践应用模式，包括精摩养生保健推拿、运动养生保健推拿、手足养生保健推拿、男子养生保健推拿、妇女养生保健推拿、老年养生保健推拿、小儿养生保健推拿、自身养生保健推拿等的节段名称、操作过程及计时次数。

2. 实训方法内容

（1）以实体操作为主，学生配对互动训练并相互讲评。

（2）以示教、讲解强身养生保健推拿系列分类常规模式为训练常规方法。

3. 实训考核标准

（1）考核评分方法。目测考核和体验考核合计总评。

（2）考核评分标准。达到在规定时间内操作规范、手法柔和、运力稳实、程序熟练、总体协调的要求为满分（100 分），考核结果分为三个等级：

1）优良。获得满分或达到上述标准项目要求中的四项者（80～100 分），评为优良。

2）及格。达到上述标准项目要求中的三项者（60～80 分），评为及格。

3）不及格。不能达到上述标准项目要求中的三项者（60 分以下），评为不及格。

（六）康复养生保健推拿系列

1. 实训目的要求

通过实训要求学生全面掌握康复养生保健推拿系列常规模式，包括既病防变、功能康复保健推拿、运动损伤保健推拿常规模式，着重于头脑安神法、理气和胃法、颈项舒筋法、宽胸行气法、背脊整复法、腰脊整复法、肩袖舒筋法、痛肘舒筋法、腕痛舒筋法、膝痛舒筋法、腿踝舒筋法等的节段名称、操作过程及计时次数。

2. 实训方法内容

（1）以实体操作为主，学生配对互动训练并相互讲评。

（2）以示教、讲解康复养生保健推拿系列常规模式为训练常规。

3. 实训考核标准

（1）考核评分方法。目测考核和体验考核合计总评。

（2）考核评分标准。达到在规定时间内操作规范、手法柔和、运力稳实、程序熟练、总体协调的要求为满分（100 分），考核结果分为三个等级：

1）优良。获得满分或达到上述标准项目要求中的四项者（80～100 分），评为优良。

2）及格。达到上述标准项目要求中的三项者（60～80 分），评为及格。

3）不及格。不能达到上述标准项目要求中的三项者（60 分以下），评为不及格。

（七）内功养生保健推拿（现代导引）系列

1．实训目的要求

通过实训要求学生全面掌握内功养生保健推拿常规模式，即包括易筋内功部分功法训练和自身养生保健推拿常规操作的教练技能。

2．实训方法内容

（1）以实体操作为主，学生配对互动训练并相互讲评。

（2）以示教、讲解易筋内功和自身养生保健推拿（自身养生法）作为训练常规模式。

3．实训考核标准

（1）考核评分方法。易筋内功和手法技能考核合计总评。

（2）基本功法考核评分标准。考核预备姿势、形体要求、功势步序、持续时间和收功结束五项标准项目，所有项目均基本规范正确为满分（50 分），考核结果分为三个等级：

1）优良。获得满分或达到上述标准项目要求中的四项者（40～50 分），评为优良。

2）及格。达到上述标准项目要求中的三项者（30～40 分），评为及格。

3）不及格。不能达到上述标准项目要求中的三项者（30 分以下），评为不及格。

（3）手法技能考核评分标准。达到在规定时间内操作规范、手法柔和、运力稳实、程序熟练、总体协调的要求为满分（50 分），考核结果分为三个等级：

1）优良。获得满分或达到上述标准项目要求中的四项者（40～50 分），评为优良。

2）及格。达到上述标准项目要求中的三项者（30～40 分），评为及格。

3）不及格。不能达到上述标准项目要求中的三项者（30 分以下），评为不及格。

第三节 中国保健推拿师专业培训教学大纲

（企业培训·一月制）

（供企业内部保健推拿师岗前达标、在岗强化、在岗晋升培训教学参考）

一、企业保健推拿师专业培训的分类

企业保健推拿师专业培训具有一定实用性和特殊性，根据本企业的特点与要求，专业培训大致可分为岗前达标培训、在岗强化培训、在岗晋升培训三部分。

（一）岗前达标培训

凡持有相关学历和资格证书的毕业生（实习生）或其他有一定专业基础的应聘人员，经面试合格者，须参加企业内部保健推拿师岗前达标培训。通过培训，使应聘人员在原有基础上进一步提高保健推拿理论知识和手法技能水平，以期达到企业规定的初、中级保健推拿师岗位职责规范标准，经考核合格后确认其初、中级保健推拿师资格。

（二）在岗强化培训

在企业任职的专业初、中级保健推拿师，通过在岗强化培训在原有的专业水平上更新理论知识，提升手法技能，进一步巩固基础、充实内涵。在岗强化培训着重提高保健推拿师执行相关保健推拿系列常规模式的熟练程度和应变能力（辨证运用），以适应企业保健推拿实践的需求。

（三）在岗晋升培训

在企业任职一年以上的专业初、中级保健推拿师，通过在岗晋升培训促使其完善保健推拿理论知识和手法技能，在原有的水平上巩固基础、充实内涵、提升台阶、完善素养，进而担纲康复养生、内功养生保健推拿的专业职责，经考核合格后确认其中、高级保健推拿师资格。

二、大纲说明

本教学大纲内容共分理论课程（推拿手法学、中国保健推拿、经营服务管理理念和模式等）、技能实训（推拿基础功法训练、手法基本技能训练、手法操作技能训练、强身养生、康复养生和内功养生保健推拿系列常规训练）两部分。根据企业会所保健推拿师定级标准和实际需求，实施不同程度的专业培训。

三、课程设置

理论部分设置推拿手法学、中国保健推拿、经营服务管理理念和模式等课程，技能实训部分设置推拿基础功法训练、手法基本技能训练、强身养生保健推拿系列（包括四十大法技能训练和分类操作常规训练）、康复养生保健推拿系列（包括既病防变、功能康复保健推拿、运动损伤保健推拿常规训练）、内功养生保健推拿系列（包括易筋内功和自身养生保健推拿常规训练）、经营服务管理模式互动训练等课程。

四、教学方法

理论讲授、技能示范、互动训练。

五、教学内容和要求

（一）理论课程

1. 推拿手法学

（1）熟悉和掌握推拿手法学基本概述，包括完整结构、总体要素、分类规范、内涵功力的柔刚辨证和基础训练的常规方法等。

（2）熟悉和掌握推拿手法基本技能，包括 11 种常用手法（推、一指禅推、拿、按、摩、滚、振、击、扳、拔、摇）的动作、结构、要领、分化、衍变、复合和应用。

（3）熟悉和掌握推拿手法操作技能，包括意识、技巧动作和力结合运用的方法规范和手法操作规程的模式规范，如部位操作法。

2. 中国保健推拿

（1）熟悉和掌握中国保健推拿基本概念、主要特点、基本法则、作用原理等。

（2）全面认识中医学基础理论在保健推拿中的应用，包括阴阳学说、经络学说和营卫气血理论。

（3）了解和熟悉体质理念和亚健康状态的含义、性质和表现征象。

3. 经营服务管理理念和模式

通过教学使学生了解、熟悉与掌握保健推拿经营服务管理基本理念和模式常规，包括服务管理（包括道德守则、岗位职责）、经营运作（包括服务礼仪、接待流程，例如迎宾准备、宣传介绍、技能实施、销售推荐及结束整理等各项工作）及营运销售（包括营销传播、营销策略）等。

（二）技能实训

1. 推拿功法基础训练

熟悉和掌握基础功法选要，包括4套易筋经和5套少林内功的名称和功势。

2. 推拿手法基本技能训练

通过实训要求学生熟悉和掌握推、一指禅推、拿、按、摩、㨰、振、击、扳、拔、摇等11种常用手法的基本技能，包括动作、结构、要领、分化、衍变、复合和应用等，达到由生到熟、熟而生巧的目的。

3. 推拿手法操作技能训练

通过实训要求学生了解、熟悉和掌握推拿手法操作技能，包括意识、技巧动作和力结合运用的方法规范和手法操作规程的模式规范，如部位操作法。

4. 强身养生保健推拿系列常规训练

包括强身养生保健推拿（四十大法）、精摩养生保健推拿、手足养生保健推拿、运动养生保健推拿、男子养生保健推拿、妇女养生保健推拿、老年养生保健推拿、小儿养生保健推拿等。

5. 康复养生保健推拿系列常规训练

包括既病防变、功能康复保健推拿、运动损伤保健推拿常规模式，着重于头脑安神法、理气和胃法、颈项舒筋法、宽胸行气法、背脊整复法、腰脊整复法、肩袖舒筋法、膝痛舒筋法、脚踝舒筋法、肘腕舒筋法等。

6. 内功养生保健推拿常规训练

包括易筋内功（三十二式）功法训练结合自身养生保健推拿常规操作的教练技能及辨证运用。

（三）分级要求

1. 初级保健推拿师

初级保健推拿师应学习推拿手法学（包括手法内涵功力、整体观念和柔刚辨证等）和中国保健推拿（包括基本概念、基本法则、阴阳学说、经络学说和营卫气血理论在保健推拿实践中的应用），全面熟悉掌握强身养生保健推拿系列基本理念和模式技能。

2. 初级升中级保健推拿师

初级保健推拿师升中级时应提升保健推拿理论水平，强化手法技能内涵功力，全面熟悉掌握康复养生保健推拿基本理念，包括既病防变、功能康复保健推拿、运动损伤保健推拿的理论概念、作用意义和技能模式。

3. 中级升高级保健推拿师

中级保健推拿师升高级时应提升保健推拿理论水平，强化手法技能内涵功力，全面熟悉掌握内功养生保健推拿基本理念，包括易筋内功功法和自身养生保健推拿的理论概念、作用意义，以及易筋内功（三十二式）功法结合自身养生保健推拿常规的教练基本理念和技能模式。

六、手法技能考核评分

（一）手法基本技能实训考核评分

考核评分标准：目测考核和体验考核合计总评，达到柔和、稳实、持续、深透的要求为满分（100 分），考核结果分为三个等级：

（1）优良。达到上述标准项目要求中的四项者，评为优良。

（2）及格。达到上述标准项目要求中的三项者，评为及格。

（3）不及格。不能达到上述标准项目要求中的三项者，评为不及格。

（二）手法操作技能实训考核评分

考核评分标准：目测考核和体验考核合计总评，达到在规定时间内操作规范、手法柔和、运力稳实、程序熟练、总体协调的要求为满分（100 分），考核结果分为三个等级：

（1）优良。获得满分或达到上述标准项目要求中的四项者（80～100 分），评为优良。

（2）及格。达到上述标准项目要求中的三项者（60～80 分），评为及格。

（3）不及格。不能达到上述标准项目要求中的三项者（60 分以下），评为不及格。

（三）保健推拿师专业培训考核成绩表

保健推拿师参加专业培训后，应参加考核，成绩合格后确认其具有不同级别的保健推拿师资格。

典型的考核成绩表如表 10—1 所示。

表 10—1 保健推拿师专业培训考核成绩表

<table>
<tr><td colspan="2">姓名：</td><td>性别：</td><td>年龄：</td><td colspan="2">聘任职务：</td></tr>
<tr><td colspan="5">培训日期： 年 月 日 —— 年 月 日</td><td>共 天</td></tr>
<tr><td colspan="5">理论考核：</td><td>分数</td></tr>
<tr><td colspan="5">中国保健推拿基本理论</td><td></td></tr>
<tr><td colspan="3">技能考核：</td><td>目测</td><td>体验</td><td>分数</td></tr>
<tr><td colspan="3">保健推拿手法基本技能</td><td></td><td></td><td></td></tr>
<tr><td colspan="3">强身养生保健推拿（四十大法）</td><td></td><td></td><td></td></tr>
<tr><td colspan="3">精摩养生保健推拿操作技能</td><td></td><td></td><td></td></tr>
<tr><td colspan="3">手足养生保健推拿操作技能</td><td></td><td></td><td></td></tr>
<tr><td colspan="3">运动养生保健推拿操作技能</td><td></td><td></td><td></td></tr>
<tr><td colspan="3">男子养生保健推拿操作技能</td><td></td><td></td><td></td></tr>
<tr><td colspan="3">妇女养生保健推拿操作技能</td><td></td><td></td><td></td></tr>
<tr><td colspan="3">老年养生保健推拿操作技能</td><td></td><td></td><td></td></tr>
<tr><td colspan="3">小儿养生保健推拿操作技能</td><td></td><td></td><td></td></tr>
<tr><td rowspan="10">既病防变、
功能康复
保健推拿</td><td colspan="2">颈项舒筋法操作技能</td><td></td><td></td><td></td></tr>
<tr><td colspan="2">宽胸行气法操作技能</td><td></td><td></td><td></td></tr>
<tr><td colspan="2">背脊整复法操作技能</td><td></td><td></td><td></td></tr>
<tr><td colspan="2">腰脊整复法操作技能</td><td></td><td></td><td></td></tr>
<tr><td colspan="2">肩袖舒筋法操作技能</td><td></td><td></td><td></td></tr>
<tr><td colspan="2">肘腕舒筋法操作技能</td><td></td><td></td><td></td></tr>
<tr><td colspan="2">膝痛舒筋法操作技能</td><td></td><td></td><td></td></tr>
<tr><td colspan="2">腿踝舒筋法操作技能</td><td></td><td></td><td></td></tr>
<tr><td colspan="2">头脑安神法操作技能</td><td></td><td></td><td></td></tr>
<tr><td colspan="2">理气和胃法操作技能</td><td></td><td></td><td></td></tr>
<tr><td colspan="3">内功养生保健推拿（现代导引）教练技能</td><td></td><td></td><td></td></tr>
<tr><td colspan="5">经营服务管理模拟互动技能</td><td></td></tr>
<tr><td colspan="3">出勤状况：</td><td colspan="3">总分：</td></tr>
<tr><td colspan="3">考核评语：

考核人员：

年 月 日</td><td colspan="3">评级建议：

技术总监：

年 月 日</td></tr>
</table>

第四节 中国保健推拿专项培训教学大纲

（健身教练专项培训·半月制）

健身运动和保健推拿是传统强身养生的两大主流。运动推拿（运动按摩）历来被人们所重视，可说是体育运动和保健文化结合的商业健身，是健康保障体系的重要组成部分。商业健身的兴起和发展更需要将健身运动和保健推拿密切结合，让两者在全民健身的平台上良性竞争，并在原有的基础上突破层次、提升格局，进一步造福广大健身会员。开设保健推拿专项培训，可以增强和提高商业健身教练的专业素养和业务水平，以更好地适应保健文化市场的需求。

一、大纲说明

本教学大纲内容分为理论课程（推拿手法学、中国保健推拿）和技能实训（手法基本技能训练、手法操作技能训练、运动养生保健推拿、运动损伤保健推拿常规训练）两部分。通过专项培训能使健身教练了解、熟悉运动养生保健推拿、运动损伤保健推拿的基本理论知识和手法技能，初步掌握运动养生保健推拿常规模式。

二、课程设置

理论部分设置推拿手法学、中国保健推拿、运动养生保健推拿理论概述（运动实践的生理特点和保健原则，运动养生保健推拿作用意义和常规模式）、运动损伤保健推拿理论概述（运动损伤保健推拿基本理念、主要特点、保健原则、常规模式、方略概述）、手法基本技能理论概述和技能示范等课程，技能实训部分设置手法基本技能训练、运动养生保健推拿常规模式训练（示范）等课程。

三、教学方法

理论讲授、技能示范、互动训练。

四、教学内容和要求

（一）理论课程

1. 推拿手法学

（1）熟悉和掌握推拿手法学基本概述，包括完整结构、总体要素、分类规范、内涵功力的柔刚辨证和基础训练的常规方法等。

（2）熟悉和掌握推拿手法基本技能，包括11种常用手法（推、一指禅推、拿、按、摩、㨰、振、击、扳、拔、摇）的动作、结构、要领、分化、衍变、复合和应用。

（3）熟悉和掌握推拿手法操作技能，包括意识、技巧动作和力结合运用的方法规范和手法操作规程的模式规范，如部位操作法。

2. 中国保健推拿

（1）熟悉和掌握中国保健推拿基本概念、主要特点、基本法则、作用原理等。

（2）熟悉和掌握运动养生保健推拿基本理念，运动实践的生理特点和保健原则，运动养生保健推拿作用意义和常规模式。

（3）熟悉和掌握运动损伤保健推拿基本理念、主要特点、保健原则、常规模式、方略概述。

（二）技能实训

1. 推拿手法基本技能训练

熟悉和掌握推、一指禅推、拿、按、摩、㨰、振、击、扳、拔、摇等11种常用手法的基本技能，包括动作、结构、要领、分化、衍变、复合和应用等，达到由生到熟、熟而生巧的目的。

2. 推拿手法操作技能训练

通过实训要求学生了解、熟悉和掌握推拿手法操作技能，包括意识、技巧动作和力结合运用的方法规范和手法操作规程的模式规范，如部位操作法。

3. 运动养生保健推拿常规训练

熟悉和掌握运动养生保健推拿常规模式，包括操作过程及计时次数。

4. 运动损伤保健推拿常规训练

熟悉和掌握运动损伤保健推拿常规模式，包括早期理伤法、劳损理伤法等。

5. 手法技能考核评分

考核评分标准：目测考核和体验考核合计总评，达到在规定时间内操作规范、手法柔和、运力稳实、程序熟练、总体协调的要求为满分（100 分），考核结果分为三个等级：

（1）优良。获得满分或达到上述标准项目要求中的四项者（80～100 分），评为优良。

（2）及格。达到上述标准项目要求中的三项者（60～80 分），评为及格。

（3）不及格。不能达到上述标准项目要求中的三项者（60 分以下），评为不及格。

陆

第六篇 经营服务

建立与完善健康保障服务体系是科学发展“治未病”健康保障工程的关键所在。旨在强身养生、保障健康的中国保健推拿广泛应用于社会实践中，富有明显的商业服务性，有别于非盈利性医疗保健推拿。通常企业所经营的多层次商业保健推拿，只有强化保健推拿服务管理长效机制，提升保健推拿技能、教学、营运统筹管理格局层次，规范保健推拿经营服务管理体制模式，方能适应现代保健文化市场发展的需要。

第十一章　中国保健推拿经营服务管理理念和模式规范

实践表明，保健推拿技能、教学、营运密切结合的保健推拿统筹管理体制模式和企业董事长、总经理领导下的总监（技术总监）负责制度，可以有力保证推行超一流保健推拿服务管理长效机制。只有在原有基础上增强科学管理理念，提高技术团队职业道德和专业技能，才能弘扬中国传统保健文化，开创面向社会、为民造福、创收盈利、扩大声誉的新局面。熟悉和掌握经营服务管理理念和模式规范，也是从事保健推拿技能服务和经营服务统筹管理必须掌握的基本知识理论。

第一节　中国保健推拿统筹管理理论概述

一、商业保健推拿统筹管理基本理论

商业保健推拿服务内容包括技能服务（软件）和经营服务（硬件）两部分，技能服务管理和经营服务管理相辅相成、密切结合，构成统筹全局的整体管理，也称商业保健推拿统筹管理。

（一）技能服务管理

技能服务是服务性商业保健推拿的主体（软件）部分。为确保从业人员优良的专业素质（技术水平和事业责任心），提供优质的技能服务，就需要良好有效的技能服务管理，其内容包括技能督导和技能实训两方面。

技能督导是技能服务管理的核心，通常由技术总监和具有相当资质的技术经理等技术管理人员依照相关技能实施标准，行使技术监管、督察、指导、考核、评审等管理职责。技能督导主要内容是考察保健按摩师对手法基本技能和各项养生保健推拿系列常规模式标准技能能否规范运用，可为各级保健推拿师资格等级评审提供考评意见。

技能实训是技能服务管理的后续，通常由具有相当资质的教学经理等教学管理人员依照技能实训教学规则与教学大纲，组织、安排、落实各项教学实训、专业培训、讲授、辅导等教学管理工作。

（二）经营服务管理

经营服务是商业保健推拿的基础（硬件）部分。保健推拿经营服务就是为保健推拿技能服务创造合适的条件、实施必要的措施和规则，以提高保健推拿技能服务的经济效益和社会效益。经营服务管理包括运营服务、营销策略的规范管理和从业人员职业道德、职责行为的规范管理。经营服务管理通常由具有一定保健推拿专业水平，并具有相当资质的营运经理等经营管理人员依照相关岗位职责、规章制度，行使营运服务监察、督导、营销传播策划等工作职责。

二、商业保健推拿统筹管理基本原则

通常管理的定义是：通过计划、组织、领导和控制、协调，以人为中心组织资源与职能，以有效实现目标的社会活动。现代管理具有科学性、艺术性和战略性三大特点，广泛适用于现代社会的一切领域，已成为极为重要的社会机能。

商业保健推拿统筹管理不但有着服务性行业管理的共性，而且还有一定的专业特性。从事商业保健推拿统筹管理必须具有将宏观预测规划与微观协调组织密切结合的科学管理理念和能力，必须充分认识并熟悉掌握科学管理的基本原则、规律和方法。通过实践探索研究，提出商业保健推拿统筹管理的基本原则主要有以下几点。

（一）建设企业文化

企业文化就是企业经营的策略、宗旨和精神，主要表现为管理的战略思路和企业精神。有远见卓识的企业家都非常注重企业文化建设，目的是充分展现企业的价值观，造就顶级质量的企业管理，培养一批具有敬业奉献精神、专业技能基础和企业管理能力的骨干人员。目前商业保健推拿市场相当广阔，层次参差不齐，要建设超一流、高层次的商业保健推拿企业，就要注重企业规划和管理文化建设，要通过市场调查确定宏观的发展目标和总体规划，并就开设会所、招募聘用、培训教学等具体问题研究、拟订相关的工作计划和管理措施。

保健推拿是现代保健文化的重要组成部分，所以企业文化建设更应引起企业高管、领导的关注。高层次的保健推拿服务应当突出整体环境的文化底蕴，营造浓厚的文化氛围，让宾客感受到生动的文化内涵。环境设施应以综合地给宾客感官（包括视、听、嗅、味、触觉等方面）产生良好的心理反应为标准。精湛的技能服务结合优良的环境氛围，必然可以产生超一流的保健推拿功效。

（二）注重模式规范

企业管理就是要促使保健推拿师和管理人员明确各自的方向和目标，熟悉与自身工作相关的方法措施，各司其职，各尽所能，充分发挥员工的主观能动性，完成任务、取得成果。实践表明，坚持科学发展观，建设保健推拿模式规范是商业保健推拿企业管理的重要部分。根据保健推拿的专业特点，拟订各项规章制度，规范技能实施、教学实训与营运服务常规模式是商业保健推拿科学管理的重要环节。无论技能操作和营运服务都要做到有规可循，有章可依，为严格、公正的企业科学管理奠定基础。

（三）讲究指挥艺术

有学者认为现代管理是“指挥他人做事的艺术”（福列特），“实践的艺术”，“协调活动”（马克斯·韦伯），其核心就是“让人愉快高效地做正确的事”。因此，必须抛弃以往的个性式管理、家长式管理、经验式管理等模式，而采用科学管理、理性管理。商业保健推拿更具有以人为本的特殊专业实践性。企业同员工是相互依存、互利共荣的关系。企业发展和创利都离不开员工的积极参与，只有感化、促进员工内动力的发挥，真心尊重员工，员工必然会投桃报李报效企业。保健推拿技能服务是商业保健推拿企业的服务主体，保健推拿师是以自身智慧与体能服务于宾客，实现保健推拿价值的人才。故企业管理人员应倍加珍惜和尊重人才，切忌命令式粗暴作风，提倡人性化管理，坚持原则，秉公执事。对员工应善于启发引导、沟通协调、精心培训、勤加抚慰，给予信任、授权和奖励，在一般情况下应个别批评，公开表扬。这样做有利于充分开发员工的技能资源与智慧潜力，增强团队的专业素质与凝聚力。商业保健推拿企业管理人员原则上应该从德才兼备的保健推拿专业人员中选拔、提升，使企业管理更为高效有力。

（四）提升经营策略

商业保健推拿经营运作和营销活动就是企业的盈利创收过程（包括经济效益和社会效益）。有人认为营运就是“将输入转换为输出的转换系统”，对于商业保健推拿来说，“输入”就是宾客的信任、期望和需求，“输出”就是热诚的服务态度和精良的手法技能，必须注意这个“转换系统”中的各个环节。企业也只有不断提升经营服务质量和营运销售策略水平，才能适应竞争激烈的市场需求，这就要求保健推拿师和相关管理人员提高经营理念，抓住商机，讲究策略，善于应变。

策略就是战略，是为实现目标而图谋的方法措施。在服务性的商业保健推拿经营服务策略中有着典型的社会心理学因素，应当认识、重视并研究宾客的心理需求而因势利导，这同文明用语、礼仪服务一样是经营运作的重要理念。当然，讲究策略务必以诚信、明智为前提，切忌欺诈、诱骗、误导，这是商业保健推拿经营服务（包括经营运作和营运销售），特别是在营销活动中应引起高度重视的。

通常可以技能服务（技术实训、督导的规范执行和员工专业素质）、经营服务（运营服务、营销策略的规范管理、员工职业道德、职责行为的规范管理）和环境设施（给宾客感观所产生的心理反应程度）三方面综合作为保健推拿行业层次的评定标准。

第二节　中国保健推拿服务管理模式规范

一、道德守则规范

根据上海市人力资源和社会保障部门制定的相关职业道德标准，结合保健推拿专业实际情况，保健推拿师务必严格遵循以下职业道德规范、岗位守则规范和岗位职责规范。

（一）保健推拿师职业道德规范

1. 严格遵守国家法律、法规及企业内部规章制度。
2. 树立爱岗敬业、诚信奉献的专业思想和道德品质。
3. 倡导文明礼仪，开展超一流水准的保健推拿阳光工程。

（二）保健推拿师岗位守则规范

1. 服从领导安排，遵守企业规章制度和劳动纪律

保健推拿师应遵守钟台制度，准时上班，按时打卡。调休、换班需填写调休单或换班申请。上班期间严禁喧哗、大声聊天、擅自离岗等。

2. 执行值班安全保卫制度，定期打扫清洁卫生

保健推拿师应保持环境优美，爱护设备财物，节约水电资源，做好防火、防盗、防虫、防潮等工作。

3. 重视个人仪表，保持良好形象

保健推拿师应佩戴工牌，不留长发、长指甲、胡须，不穿奇装异服，上班前不得食用或饮用葱、蒜、酒等有异味的食品饮料，工作期间严禁抽烟。

4. 规范执行接待流程

保健推拿师应热情接待宾客，使用文明用语（包括接听电话规范用语），认真做好服务前后各项准备、整理工作（包括播放音乐、调节室温、整理床铺、补充物品、安排预约、礼貌送客）。

5. 严格执行技能实施标准和技能服务规范

保健推拿师应运用规范的手法技能，遵守操作规程。在技能服务过程中不得携带手机、大声说话、随便聊天及做其他与工作无关的事情。

6. 发扬团队互助精神

保健推拿师应做好本职工作，遇到突发或重大事件要及时向上级汇报。

二、岗位职责规范

（一）保健推拿统筹管理基本架构

保健推拿统筹管理基本架构如图 11—1 所示。

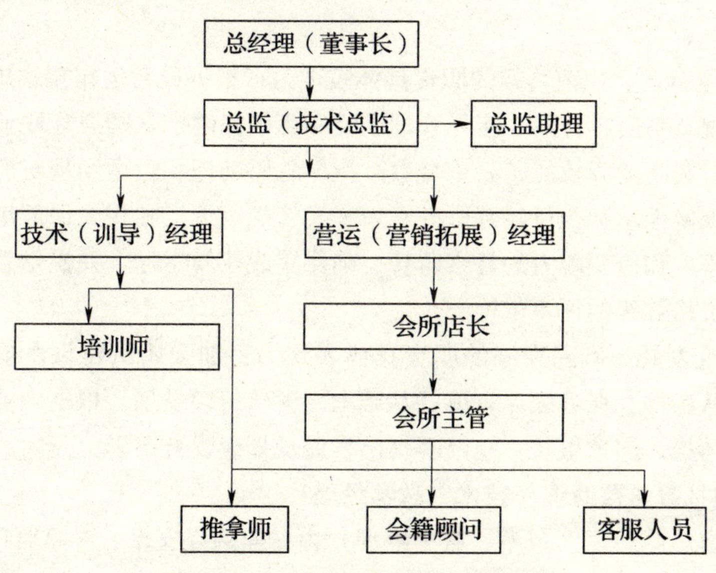

图 11—1 保健推拿统筹管理基本架构

（二）保健推拿经营服务管理人员

1．保健推拿总监（技术总监）

保健推拿总监（技术总监）受董事长、总经理直接聘任，对董事长、总经理负责，应根据构建高层次保健推拿品牌企业、营造超一流保健推拿阳光工程的宗旨，承担保健推拿技能实施、实训教学和经营服务的统筹管理职能，确保企业经济效益和社会效益双盈利。保健推拿总监（技术总监）的岗位职责主要有以下几点：

（1）统筹管理。统筹管理的职责具体表现为：全面负责人事任免、考核评定、营运决策等工作；拟订部门管理模式规范，包括管理人员和各级保健推拿师的岗位职责及相关的规章制度；拟订企业的保健推拿系列技能实施标准、实训教学和经营服务模式规范。

（2）督察技能。督察技能的职责具体表现为：严格督察各级保健推拿师，尤其是中高级保健推拿师，执行保健推拿系列技能实施标准，包括手法基本技能的规范运用和系列常规模式的规范操作，并进行定期考核。

（3）强化实训。强化实训的职责具体表现为：根据保健推拿技能实训教学模式规范要求，制订并实施相关的保健推拿技能实训教学大纲，严格实施教学管理，注重教学人员的道德素养和专业水平，确保各项技能实训的教学质量，为企业培养一批能够胜任保健推拿常规技能实施、教学实训和经营服务管理的中高级保健推拿师。

（4）规范营运。规范营运的职责具体表现为：根据经营运作模式规范要求和企业相关的规章制度，督察、指导管理人员和各级保健推拿师遵守职业道德、履行岗位职责、提高业务技能，着重督察、指导总监助理、营运经理对所属的会所店长及各级保健推拿师执行经营服务管理、实施规范流程和相关保健推拿系列常规模式熟练程度和应变能力的督察监管，确保完成业绩指标，并提供管理人员和保健推拿师资格等级的评审依据。

（5）研究发展。研究发展的职责具体表现为：加强团队建设，提高团队素养，发扬团队精神，在巩固原有成就基础上，谋求持续发展。根据企业发展宏图和市场调研情报，向董事长、总经理提出发展规划建设方案。

2．保健推拿总监助理（技术、教学经理）

保健推拿总监助理（技术、教学经理）由总监领导安排，对总监负责，协助总监完成保健推拿技能实施、实训教学和经营服务等各项管理工作。保健推拿总监助理（技术、教学经理）的岗位职责主要有以下几点：

（1）协助总监对各级保健推拿师执行保健推拿系列技能实施标准（包括手法基本技能规范运用和系列常规模式规范操作）的情况进行督察和考核，做好技能指导，提供评定意见。

（2）协助总监实施保健推拿技能实训教学模式规范，执行各项相关的保健推拿实训教学大纲，做好保健推拿技能实训教学管理、教务实施工作，包括协编教材、协助教务、安排教程、组织讲座、保管档案等事务，并担任一定的实训教学任务。

（3）协助总监、配合营运经理做好对会所的督察监管工作，提高经营业绩。

（4）协助总监做好办公室各项事务工作，遇到突发事件及时处理并汇报。

3．保健推拿营运经理

保健推拿营运经理由总监领导安排，对总监负责，协助总监全面负责保健推拿经营服务业务监察、服务管理、经营宣传和营销策划等工作。保健推拿营运经理的岗位职责主要有以下几点：

（1）督察、指导店长开拓思路、扩大市场，带领员工全面完成经营业务指标。

（2）督察、指导店长精心核算、严格控制经营成本，精打细算、尽量节省经营开支。

（3）严格督导店长做好经营常规事务管理。

（4）严格监管员工的出勤效率和执行规章守则、服务礼仪、仪表规范的情况。

（5）帮助、指导店长提高经营管理业务水平。

（6）及时处理和汇报会所突发事件。

4．保健推拿店长

保健推拿店长由营运经理领导安排，对营运经理负责，全面执行保健推拿会所经营服务管理常规工作。保健推拿店长的岗位职责主要有以下几点：

（1）开拓思路、扩大市场，带领员工全面完成会所经营业务指标。

（2）负责执行经营运作管理的各项事务（包括员工住宿、班次安排）。

（3）负责执行财物申购、财物保管和账目管理。

（4）严格监管员工的出勤效率和执行规章守则、服务礼仪、仪表规范的情况。

（5）及时处理和汇报突发事件。

5．保健推拿主管（店长助理）

保健推拿主管（店长助理）由店长领导安排，对店长负责，协助店长全面执行保健推拿经营服务管理常规工作。保健推拿主管（店长助理）的岗位职责主要有以下几点：

（1）开拓思路、扩大市场，带领员工全面完成经营业务指标。

（2）执行店长交代的经营运作服务管理的各项事务。

（3）协助店长督察员工的出勤效率和执行规章守则、服务礼仪、仪表规范的情况。

（4）兼任教学主管工作，配合总监助理完成各项保健推拿实训教学任务。

（5）协助店长及时处理和汇报突发事件。

（三）保健推拿师

1．初级保健推拿师

（1）严格遵守保健推拿师应有的职业道德规范，明礼诚信、勤奋自强、执著进取、敬业奉献，争创一流业绩。

（2）全面掌握保健推拿基本理论知识和手法技能概论，基本理论知识包括概念、法则、作用、原理等，手法技能概论包括分类规范、完整结构、总体要素、阶段训练、柔刚准则等。

（3）熟练掌握保健推拿常用手法基本技能，着重于一指禅推、虎口推、揉、振、扳、拔等手法的动作、结构、要领、分化、衍变、复合等。

（4）熟练掌握强身养生保健推拿系列常规模式，包括强身养生保健推拿（四十大法）常规模式及精摩养生、手足养生、男子养生、妇女养生、老年养生、小儿养生、运动养生等保健推拿的常规模式。

（5）规范执行接待流程，根据健康测查评估要求，测查宾客的体情、评估亚健康等级，拟定保健推拿处方。严格按照相关的保健推拿系列常规模式实施技能，注重辨证施术，密切观察体情。

2．中级保健推拿师

（1）严格遵循初级保健推拿师的道德规范和技能标准。

（2）全面掌握康复养生保健推拿基本理论，包括既病防变、功能康复的理论概念及保健推拿作用和意义。

（3）熟练掌握康复养生保健推拿系列常规模式，包括既病防变、功能康复保健推拿、运动损伤保健推拿常规模式，着重于头脑安神法、理气和胃法、颈项舒筋法、宽胸行气法、背脊整复法、腰脊整复法、肩袖舒筋法等的操作规程及计时次数。

（4）可以协助承担初级保健推拿师的技能培训、督察指导等工作。

3. 高级保健推拿师

（1）严格遵循初、中级保健推拿师的道德规范和技能标准。

（2）熟练掌握内功养生保健推拿系列常规模式（包括易筋内功三十二式和自身养生保健推拿常规模式），并能承担传授示教和指导带教工作。

（3）可以承担初、中级保健推拿师的技能培训、督察指导等工作。

（四）保健推拿教学人员

1. 教学主管（教学经理助理）

教学主管（教学经理助理）由教学经理领导安排，对教学经理负责，应根据保健推拿技能实训教学模式规范要求和相关的保健推拿技能实训教学大纲，严格执行教学管理工作，完成各项保健推拿技能实训教学任务，确保教学质量。教学主管（教学经理助理）的岗位职责主要有以下几点：

（1）根据各项保健推拿技能实训教程，联系、组织教师学生，安排落实教室教具等。

（2）督察和指导教学辅导员提高教学业务水平。

（3）定期向总监助理汇报教学辅导工作。

（4）及时汇报和处理教学辅导工作中的突发事件。

2. 教学辅导员

教学辅导员由教学主管领导安排，对教学主管负责，应根据保健推拿技能实训教学模式规范要求和相关的保健推拿技能实训教学大纲，严格执行教学辅导工作，完成各项保健推拿技能实训教学任务，确保教学质量。教学辅导员的岗位职责主要有以下几点：

（1）根据各项保健推拿技能实训教程，全面负责实习生思想道德教育和专业技能实训，做好关心生活健康、督察考勤纪律、组织定期辅导、考查手法技能等工作，并就实习生品德评语、成绩考核提出初步意见。

（2）定期向总监助理、教学主管汇报教学辅导工作。

（3）及时汇报和处理教学辅导工作中的突发事件。

第三节 中国保健推拿营运管理模式规范

一、服务流程

（一）服务基本流程

保健推拿服务的基本流程如图 11—2 所示。

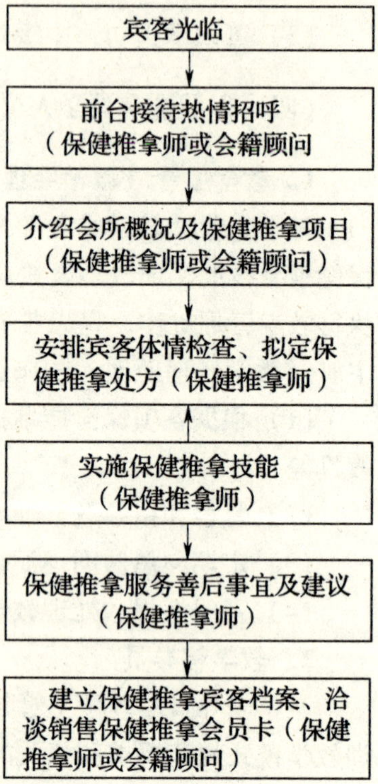

（二）服务准备

1. 规范个人仪容仪表，包括穿着整洁的制服、佩戴员工胸牌、除去首饰手表等。

2. 检查并保证室内卫生整洁、物品齐全有序。

（三）迎宾礼仪

服务人员应在会所门口站立迎宾。宾客进门时应微笑鞠躬并致词欢迎，使用文明用语招呼宾客入座，随后作自我介绍并带领宾客参观会所。

（四）服务介绍

了解宾客服务需求和体情等基本信息后，介绍保健推拿专业特色，解释企业经营服务项目的内容。

（五）健康测查

根据健康测查结果评估宾客的常规要求，拟定保健推拿处方，填写体质和亚健康状态测查评估表（见表 11—1）。

宾客光临
↓
前台接待热情招呼（保健推拿师或会籍顾问
↓
介绍会所概况及保健推拿项目（保健推拿师或会籍顾问）
↓
安排宾客体情检查、拟定保健推拿处方（保健推拿师）
↑
实施保健推拿技能（保健推拿师）
↓
保健推拿服务善后事宜及建议（保健推拿师）
↓
建立保健推拿宾客档案、洽谈销售保健推拿会员卡（保健推拿师或会籍顾问）

图 11—2 保健推拿服务的基本流程

（六）技能实施

在规定的时间内，严格按照相关的保健推拿系列常规模式实施技能服务，注重辨证施术，密切观察体情，随时听取意见。

表 11—1 **体质测查表**

一、体质测查项目

血压		工作精力	
体重		神态情绪	
皮肤		睡眠质量	
肌肉		应变能力	
头发		抗病能力	
牙齿		视力反应	
脉象		生活爱好	
舌苔		不良习惯	

二、亚健康征象自测

1. 乏力怠倦□　常易感冒□　6. 厌倦工作□　反应迟钝□
2. 焦虑抑郁□　烦躁易怒□　7. 体重变异□　纳食不香□
3. 记忆减退□　心算迟钝□　8. 视力模糊□　颈项僵直□
4. 失眠多梦□　眩晕盗汗□　9. 脱发早秃□　神态憔悴□
5. 性欲减退□　尿频腰酸□　10. 舌苔厚腻□　口唇干燥□

三、亚健康状态评估

□Ⅰ级：具有其中 2 ~ 3 项体情征象者。

□Ⅱ级：具有其中 4 ~ 6 项体情征象者。

□Ⅲ级：具有其中 7 项以上体情征象者。

四、疲劳的性质和类属评估

	一般疲劳	过度疲劳
心神疲劳		
体力疲劳		
眼神疲劳		
嗓音疲劳		
房事疲劳		

（七）善后事宜

询问宾客的体情反应并解答疑问，征求服务意见，预约随访时间后热情送客出门。

（八）整理设施

及时更换物品，整理器械设备，保持室内整洁。

二、营销策略

（一）商业保健推拿营销概述

营销是一种社会经济活动，是企业开拓现实市场需求的行为，其目的在于满足社会的需要，实现社会目标。可以认为营销也是有着质量、服务和价值内涵并为宾客谋取福利的一门艺术，并不是短期的销售行为，而是长期的投资行为，是以企业的“感情投资”换取宾客的“货币投资”。所以从事营销活动必须研究和运用心理学、社会学、组织行为学等理念，必须具备市场意识，具有竞争求胜、开拓创新、培训提升等观念。营销管理的职能在于分析、计划、实施及建立、控制完善的服务体系。有效的营销方案应把所有营销组合因素融入一个协调计划之中，通过向宾客提供有一定价值的服务和产品，实现企业的市场营销目标。

从事商业保健推拿的营销，应通过市场调查，研究、分析并判断各种目标市场，提供相宜的技能服务（产品），拟定可行的营销计划，实施合理的工作安排，组织广泛的新老客源，推行优惠的项目卡种。商业保健推拿营销应在企业所有活动中展现出来。要做好营销工作，必须发挥企业自身优势，依靠优秀的专业技术人才和较高水平的科学管理，重视软件与硬件的密切结合，充分发掘潜在需求，树立强烈的社会责任感。另外必须勇于开拓创新，把住客源，注意扩展新市场、招揽新客户、完善新技能（产品）、改进新方法。营销形式上不能局限于有形的各项促销活动，也应当重视无形的隐性促销行为，着力于尊重、吸引、留住新老宾客。

在营销规划中不排除设置专职营销人员（又称咨询师）。应当明白，营销的基础是人才，是员工的全心投入、人人参与。商业保健推拿企业要努力开发、培养员工的智慧和才能，促进技能通才和营销专才的完善结合。

（二）商业保健推拿营销策略方法

商业保健推拿营销大致分为接待介绍、发放资料、依托媒体、开展宣教、推行促销、营造品牌和提升环境等方式。具体工作要点可归纳为：

1. 注重优质的服务态度

营销时应做到接待流程规范热情，仪容仪表端庄靓丽，使用文明用语，富有亲和力，给宾客愉悦的心理感受和精神享受。

2. 注重顶级的服务质量

提供技能服务和经营服务时应讲究高标准、严要求，为宾客提供良好的服务成果。

3. 营造优秀的品牌口碑

应重视员工的信誉、名声，树立良好的企业形象，产生积极的社会效益。

4. 加强广泛的宣传力度

应利用各种社会媒体，采取投放广告、发放企业资料、举办宣教讲座等方法拓展社会影响。

5. 推行适时的促销活动

运用社区志愿服务、企业促销体验、节日折扣优惠等方法，把握机会，扩大客源。

6. 建立友好的宾客关系

服务、营销人员应成为宾客的朋友，通过各种方式留住宾客，培养宾客的忠诚度。

7. 完善硬件设施，提升企业文化

优良的硬件设施和生动的企业文化能够为宾客营造优美的环境氛围，有利于营销工作。

8. 提高员工的道德修养、文化素质和专业技能水平。

三、营销互动训练模式（模拟示教）

实践表明，优秀的保健推拿师应该具备精良的手法技能、扎实的专业知识、贴心的服务态度和良好的沟通能力。保健推拿师在提供技能服务的同时，可以运用社会心理学基本原则和方法技巧，充分施展自身的营销能力。以下提出经营服务中营销互动训练的一般模式，其中省略号的部分是同宾客沟通的重点，也是吸引宾客的关键词，在实践运用中应因人而异，注意方法技巧。常见的营销互动谈话模式介绍如下：

（一）向宾客做自我介绍，说明自己所学专业和所在院校，同时要做到服务热情周到，手法技能娴熟。

【目的】

让宾客对保健推拿师产生信任，觉得物有所值。

【例句】

“您好！我叫……，很高兴为您服务。我毕业于……学校……专业，在推拿的过程中，您如果觉得重或是轻，请及时跟我讲，我会随时帮您调整力度”。

“现在给您做的是𢶏法，它分为……，它有……的功效，特别适合用在……部位”。

（二）了解宾客是否做过推拿，为什么会去推拿，多久做一次推拿，推拿的场所，现在是否有会员卡，会员卡的价格，了解宾客是居住在附近还是工作在附近。

【目的】

了解宾客在此推拿是否方便，价格上能不能承受，是不是特别喜欢推拿，宾客对推拿的认识停留在什么基础上。

【例句】

“请问您以前做过推拿吗?”

“您为什么会想到去推拿呢?”

“您多久会做一次推拿，您通常做一次的价格是多少?”

“您办的会员卡需要多少钱?”

“您住这附近还是在这附近上班?”

（三）清楚准确地了解宾客的职业、健康状况，并让宾客意识到自己的健康处在什么状况，给宾客一些专业性的建议。

【目的】

让宾客觉得保健推拿师的专业性很强，而且的确是从健康的角度去帮助他的。

【例句】

“通过刚刚您对自身健康的描述，我想给您一些建议，希望能对您的健康有所帮助。您可以……”

（四）帮助宾客建立健康意识，树立未病先防、既病防变的观念，告知宾客推拿的作用功效，同时进行体质和亚健康状态测查。

【目的】

让宾客意识到应该关心自己的健康了，推拿可以增强体质，来做推拿非常必要。

【例句】

“我觉得现在像您这样有很强健康意识的人并不多。我们的身体健康需要……，推拿可以……，所以您应该……”

（五）告诉宾客康复保健推拿一次是解决不了问题的，需要阶段性或较为长期的过程，才能改变亚健康状态。

【目的】

使宾客了解推拿不可能一次解决问题，需要阶段性或较为长期的过程才可以解决问题，但一定要详细说明为什么一次解决不了问题。

【例句】

“您的身体已经处于亚健康状态，这样的状况不是一天形成的，所以一次推拿也不可能解决问题，如果您能……，一段时间后，您的身体状况将会有非常大的改善。”

（六）帮助宾客提高改善亚健康状态和功能康复的信心，使宾客对身体机能的恢复充满期待。

【目的】

让宾客觉得保健推拿师是真心实意想帮助他，如果他积极配合，身体状况会得到很大改善。

【例句】

“如果您不重视……，健康状况会……，可是如果您能重视……，将获得……”

（七）谈宾客感兴趣的话题，把宾客当自己的朋友，多关心和体贴。因为每个人性格都不一样，谈话时不要千篇一律，应多欣赏、多赞美、多肯定、多鼓励，营造轻松快乐的氛围。

【目的】

让宾客感觉轻松和愉快，获得心理、精神上的欣慰和享受。

【例句】

“和您聊天真开心！感觉您是特别健谈的人，您让我学到了很多东西。”

（八）向宾客详细介绍企业推出的卡种，并告之每一卡种的优势，找出特别适合他的卡种，重点推荐（可根据其经济能力判断，也可根据宾客自身特别感兴趣的卡种向上推荐）。

【目的】

让宾客找到自己可以承受的心理价位，并对自己的养生强身、保障健康有个合理的打算。

【例句】

“我们这里的卡种特别多，我相信一定有适合您的卡，您可以听我仔细帮您介绍。其中，单价最便宜的是……卡，如果您一周做……，您可以享受……”（重点介绍两种宾客特别感兴趣的卡种，其他不做重点介绍）。

如果宾客很有意向办卡，保健推拿师可以这样讲：

“您觉得哪一种卡更适合您呢?”（让宾客自己选择）

“我觉得这种卡最适合您了!”（我们帮宾客选择）

“您是买钻石卡呢，还是买翡翠卡呢？我帮您办一下手续。”（二选一）

（九）学会运用 ABC 法则，在自己谈单发生障碍时，介绍第三方帮助完成谈单，第三方可以是自己的同事，也可以是自己的上级。

【目的】

让自己在谈单时可进可退，也让宾客觉得保健推拿师对他的需求是十分重视的，是在尽全力让他获得最大的利益。

【例句】

“这是我权限范围内可以做到的，我已经给了您最大的优惠。要不这样，我帮您介绍我们的……，您还有什么疑问，他一定可以帮助到您的。”

（十）如果宾客带的钱不够支付所售卡种的价格，可要求其支付定金，并在相应的时间内支付余额。

【目的】

宾客良好的感觉和对健康的危机感是在推拿的过程中产生的，一旦离开这个环境，这些感觉就慢慢消失了，会觉得金钱比健康重要，所以再想买卡的兴趣也就没有了。而他一旦付了定金，就会制约他，他不愿放弃定金，更不愿做一个不诚信的人。大部分人的消费心理都属于冲动型消费，所以最好是在第一时间抓住宾客，如果实在抓不住（还没考虑好或确实身上钱不够），可先让他付定金，如果定金也不愿付，也不用担心，只要他不明确拒绝，我们就还有机会。

【例句】

“要不这样，您既然感觉非常好，可今天并没准备来办卡，您可以先付一部分定金，在……之前付完余款就可以了，我们可以帮您把优惠的名额保留。”

（十一）给宾客名片，留下宾客的资料，在两天内进行电话回访（了解第一次推拿后的感觉，并预约下次推拿时间，推荐其他特色项目）。

【目的】

留名片是让宾客还能想到我们，可以很快和我们联系上。电话跟进的目的是让宾客延续推拿后的良好感觉，并为下一次推拿和销售做好铺垫。电话回访一定要在两天内进行，因为我们和宾客建立起来的感情和信任感会随着时间的推移而慢慢消退，时间相隔越长，感情就会越淡。电话跟进的过程中要多从关心宾客健康的角度去谈话，尽量不谈价格，否则会让谈话的过程产生对抗。

【例句】

“总之只要您能过来，您一定可以享受最优惠的价格”。

（十二）定期向有意向购卡的宾客发一些优惠促销活动的信息，并叮嘱其注意健康。

【目的】

加强宾客对我们的印象，一旦有需求，他会第一时间考虑我们。

【例句】

“我们这里新推出的活动有……”。

后 记

我有幸成为第一代出身科班的传人，步入中国推拿殿堂已经整整50年了，蓦然回首，感慨万千。20世纪60年代初，我曾在华东医院担任国家高级干部医疗保健推拿工作。在复旦大学华山医院任职期间，特别是改革开放以后，我又为众多外宾、侨胞从事保健推拿，还开办过不同类型的保健推拿培训班。20世纪90年代初，我的专题教学片《中国保健推拿》（中央电视台摄制）和专著《实用推拿保健学》（上海医科大学出版社出版）相继问世，对中国保健推拿基本理论、手法技能和实践应用进行了一次较为系统的整理和总结。

21世纪初，我从工作40多年的中医推拿医疗、教学、科研岗位上退休。不久，一兆韦德（上海）健身管理有限公司董事长金宇晴先生特聘我为该公司中国保健推拿总监，这家作为当今中国健康保障领军企业所构筑的平台及其凝聚的团队，为我潜心探索和规范践行中国保健推拿提供了良好的契机。3年多来，为适应国家倡导的治未病健康工程发展和高层次保健推拿市场需求，我通过实践不断研究，提出以消除疲劳、延缓衰老、调整体质偏颇、改善亚健康状态和促进功能康复为主体的保健推拿新理念，不同群体强身养生、康复养生和内功养生保健推拿系列的常规新思路，以及集保健推拿技能实施、教学实训和经营服务为一体的统筹管理新模式。于是，我萌发了在原有专著基础上作重新编著的写作激情。

我谨以拙著表达对国家的报效之心、对先慈的怀念之情和对前辈的感恩之意。

本书奉用已故著名书法家胡铁生先生赠予的墨宝“中国保健推拿”作为封面书名题字，对此，也深表敬慕与怀念。

在本书编写过程中，还得到上海中医药大学继续教育学院院长金卫东先生协编撰稿（中医体质学及亚健康状态理论概述部分），另外，参与编写和提供资料的有朱胤（易筋内功三十二式及功法摄影部分）、赵伟（自身养生法功法摄影部分）、许盛杨（经营服务管理部分）、印赠（经营营销互动训练模拟示教部分）等学生，杨恩军先生参与易筋内功和自身养生法功法摄影。为此，均表感谢！

范立伟

2008年10月12日